王士贞
耳鼻喉医案精选

主 审 王士贞

主 编 邱宝珊 刘春松

SPM 南方传媒 | 广东科技出版社 全国优秀出版社

· 广州 ·

图书在版编目（CIP）数据

王士贞耳鼻喉医案精选 / 邱宝珊，刘春松主编. —广州：广东科技出版社，2024.11

ISBN 978-7-5359-8319-0

Ⅰ.①王… Ⅱ.①邱… ②刘… Ⅲ.①耳鼻咽喉病—中医临床—经验—中国—现代 Ⅳ.①R276.1

中国国家版本馆CIP数据核字（2024）第076359号

王士贞耳鼻喉医案精选
Wang Shizhen Erbihou Yi'an Jingxuan

出 版 人：严奉强

责任编辑：邹　荣

封面设计：彭　力

责任校对：曾乐慧　李云柯

责任印制：彭海波

出版发行：广东科技出版社

（广州市环市东路水荫路11号　邮政编码：510075）

销售热线：020-37607413

https://www.gdstp.com.cn

E-mail：gdkjbw@nfcb.com.cn

经　　销：广东新华发行集团股份有限公司

排　　版：创溢文化

印　　刷：广州一龙印刷有限公司

（广州市增城区荔新九路43号1幢自编101房　邮政编码：511340）

规　　格：787mm×1 092mm　1/16　印张19.5　字数390千

版　　次：2024年11月第1版

　　　　　2024年11月第1次印刷

定　　价：98.00元

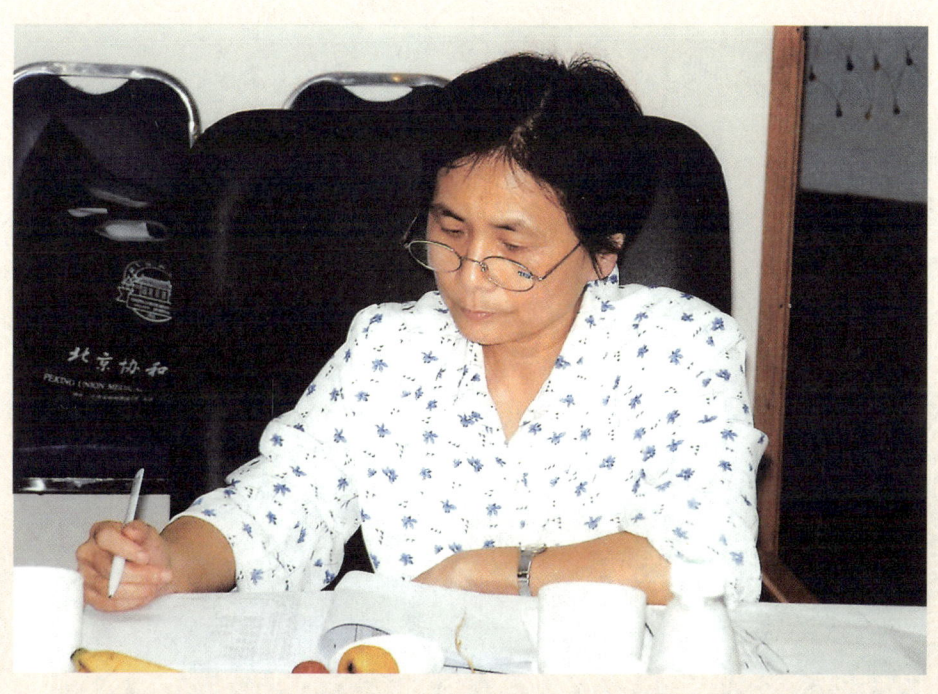

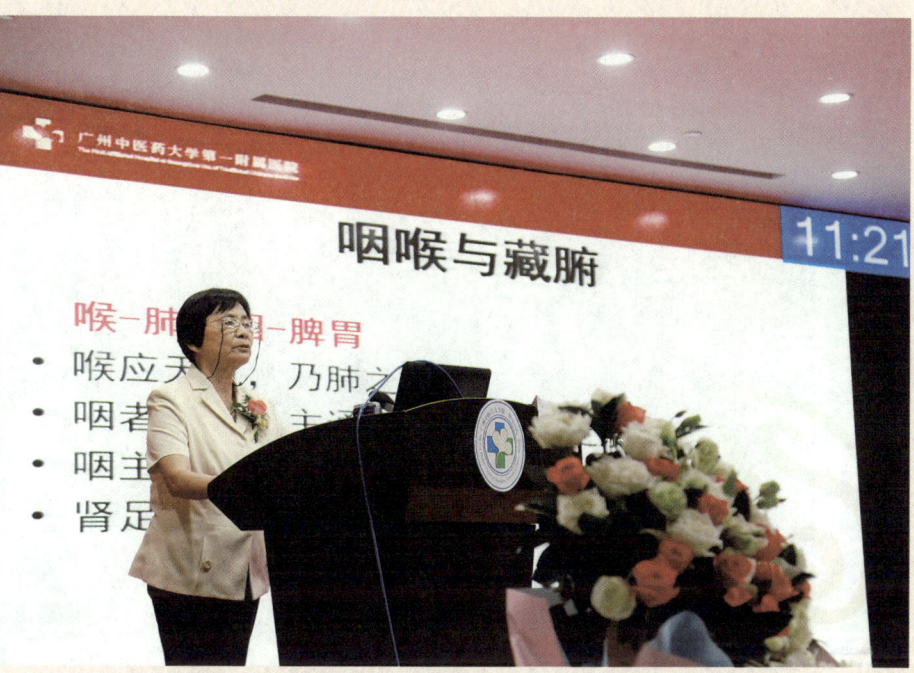

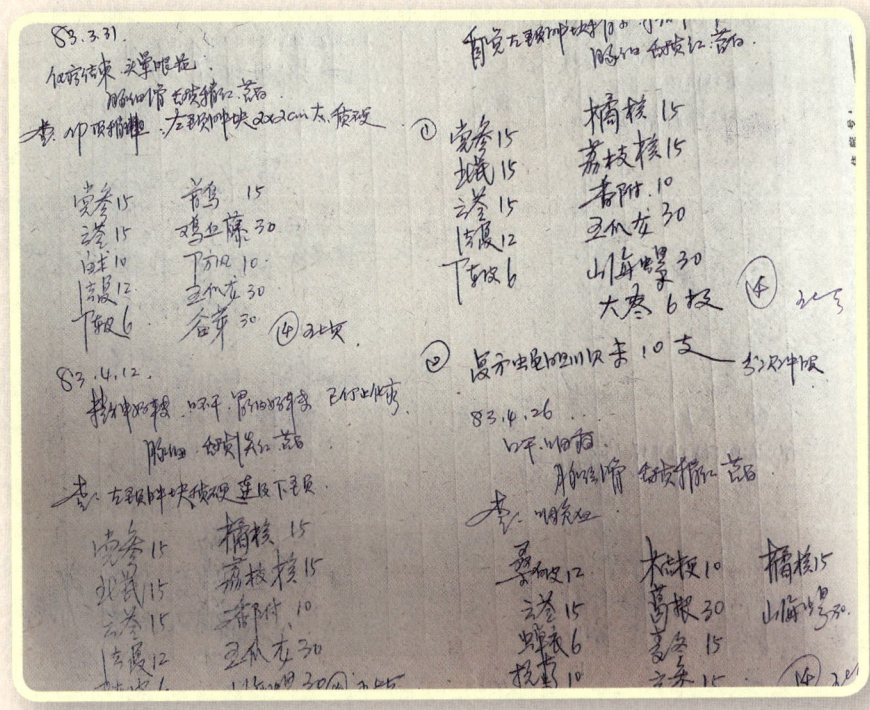

第六节 鼻槁　　　　　　(P45)

一、概念：

鼻槁，相当于萎缩性鼻炎，是一种发展缓慢的常见病。在《难经·三十八难》："毛发焦，鼻槁"，已经提出了"鼻槁"这一症状。槁通藁，即干枯的意思。鼻槁，即鼻内干槁。本节所讲鼻槁的主要特点是指鼻粘膜干燥、萎缩，故也称"鼻干燥"。如鼻内伴有恶臭，另称为"臭鼻症"。

二、病因病理：

阴虚师燥 ——
　　肺阴亏损，失于清润
　　津液枯涸，不能上养 →鼻窍失于濡养
脾气虚弱 ——
　　脾土为师金之母，运达化水谷
　　脾虚，水谷精微不能上输命 →鼻窍失于濡养
　　　　　　　　　　　　　复受邪毒的侵袭　病署

肺络 → 久郁化火 → 蒸灼鼻窍，腐蚀肌膜。

《现代医学认为，本病病因目前尚不十分清楚，分萎缩性和继发性，有的分泌失调、细菌感染、遗传学说、营养不良学说，亦有局部因素引起。其病理早期表现为慢性炎性改变，继而发展为萎缩性。粘膜与骨部的血管逐渐发生闭塞性动脉内膜炎和小血管炎使得有关。血管壁结缔组织增生肥厚，血管腔狭窄闭塞，血液循环不良》

三、主要临床症状：

1、鼻、咽干燥感：由于腺体萎缩，分泌减少，长期用口呼吸。

2、鼻塞：脓痂堵塞鼻腔所致，或因鼻腔神经感觉迟钝。

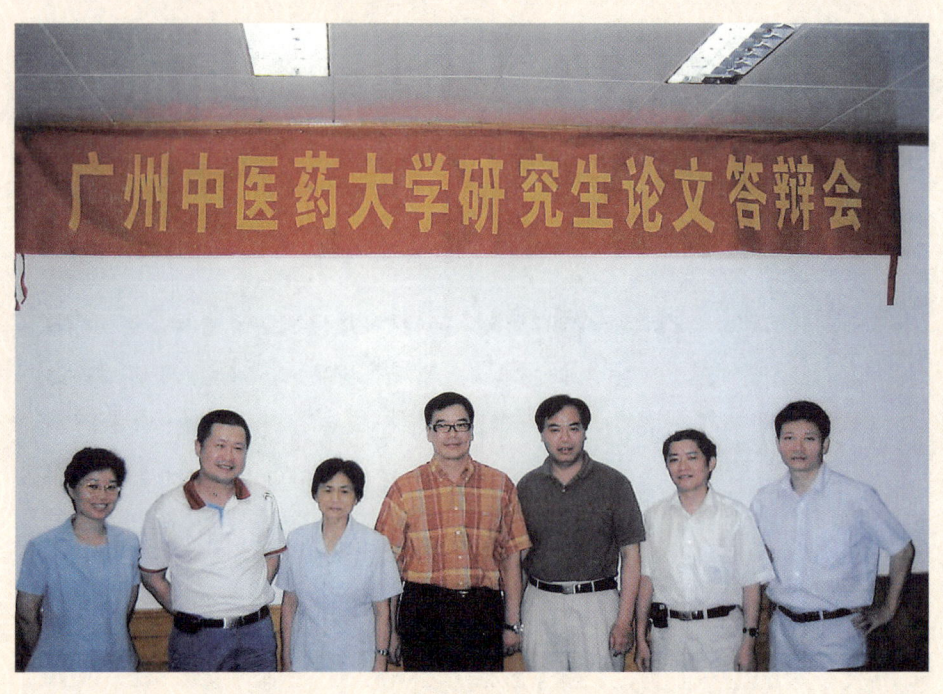

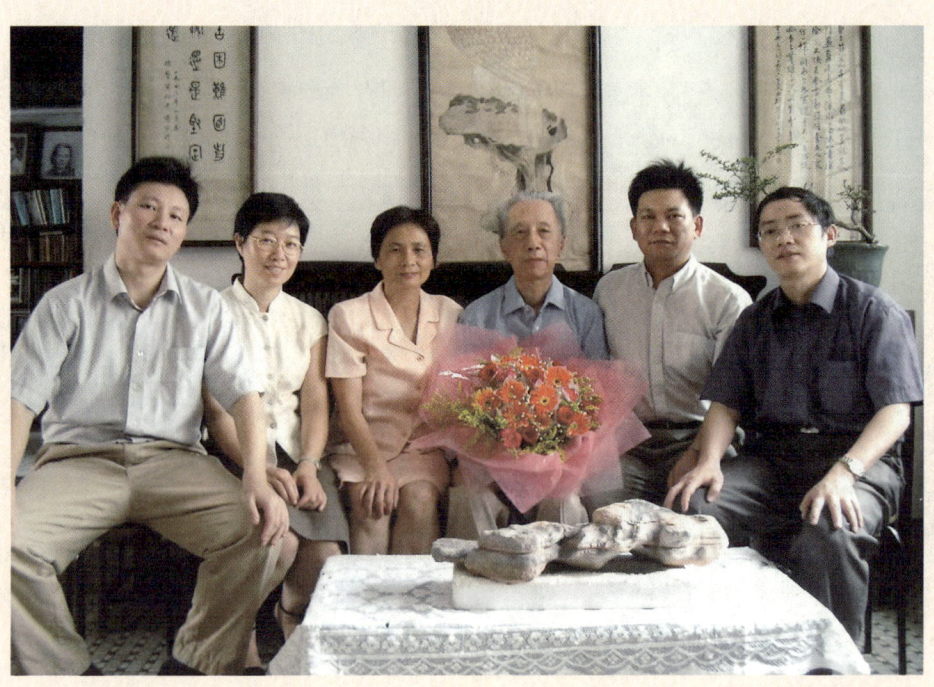

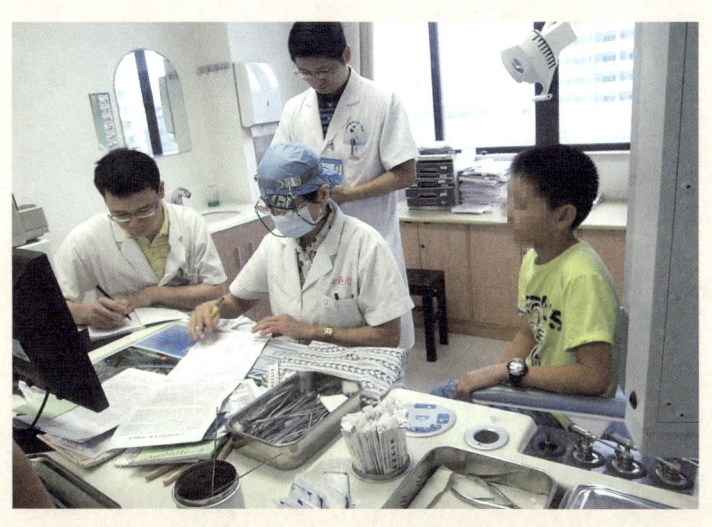

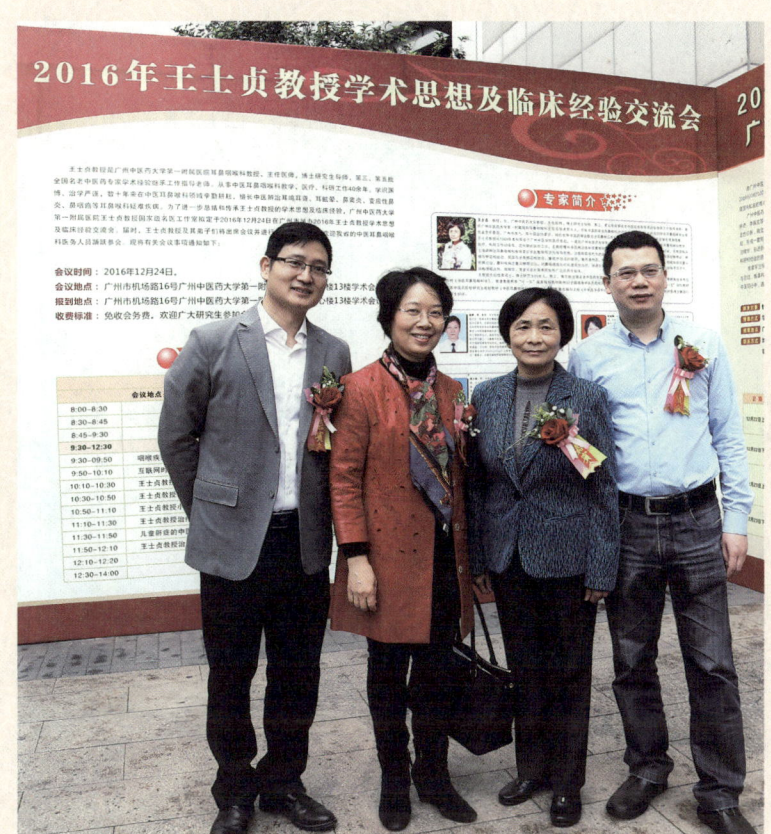

序一

岐黄千载，源远流长；古今医家，精进继承；完善补缀，各显其长。士贞先生，为人为学，端正以真，勤于临证，沿袭传统，创新立说，培育后学，铺路为石，今见其著，受益匪浅。其中之道，明理通达；其中之术，可供之校；其中心血，以示后者；学风流派，可见一斑。

岭南之名，始于贞观，岭南乃为：越城、都庞、萌渚、骑田、大庾之南。岭南医学，涵盖宽泛，所见之病，异于他处；岭南之地，炎热多湿，地处卑下，植被繁茂，瘴疠虫蛇，皆为病因。士贞先生，身处粤地，深谙四时，着眼患者，紧扣病机，处方给药，合乎时宜，沿袭经典，汲取新知，古今相参，以中为用，衷中参西，融会贯通，内服外治，效如桴鼓。

自古以来，流派众多，门派之见，固守家技，乏大医相。今见所著，妙法真传；毕生所得，和盘与众；经验效方，倾心相送。急则治标，缓则治本；标本兼治，内外兼顾；脏腑枢机，解其因果；虽为孔窍，其脏所属。细观案例，共有三章，病及廿种，病名分类，求经遵典，不乏新见。病因病机，详析细琢；理法方药，环环相扣；遣方选药，特色显著；岭南毛桃，彰显奇效。耳病鼻疾，咽喉口齿，审病求因，纤毫无差。忠言告诫，五官之窍，相互通连，一窍有病，相传他处，临证之时，一旦马虎，针石无效，处处教诲，不一而足。

吾与先生，相识日久，仰其学识，慕其真诚，相处之时，每每受益，今为之序，荣幸之至！

北京中医药大学东方医院耳鼻喉科主任医师、教授、博士生导师
首都名中医
刘大新谨识
壬寅初秋

序二

　　中医学是将一门理论与实践经验相结合，以研究人体生命现象及健康与疾病转化规律为主的综合学科。很多学科会出现天才，但中医天才极少，中医大家、名家都是有数十年临床经验的长者，国医大师要求有50年临床经验，从这点可以看出，没有长时间临床经验积累很难成为一名优秀中医临床医生。中医学也是传承性很强的学科，年轻医生除了自身刻苦学习外，还必须在有经验的老师指导下才能进步快。除了跟身边老师学习外，阅读学习名家医案，从中吸取经验也是提高临床水平的有效途径。

　　医案是临床实践的真实记录，一般的医案是把临床表现、舌脉写出后列出治法、方药、服用方法及调护等，是理、法、方、药的具体运用。《史记·扁鹊仓公列传》记载的医案，当为医案的起源。随着学科的发展，中医学对医案越来越重视，有些医案对后世影响很大，如明代江瓘《名医类案》、清代叶天士《临证指南医案》、近代丁甘仁《丁甘仁医案》等，对中医学传承发展起了积极作用。我读本科时，《中医内科学》有些章节后面会有医案介绍，其中印象最深的是丁甘仁的医案，字数不多，但把病机和用药要点说得很明白，对年轻医学生和医生很有帮助。

　　王士贞教授是我的老师，和杨志仁、王德鉴等是岭南中医耳鼻喉科学代表性人物，尤其在全国高等院校教材建设方面作出了很大贡献，在全国中医耳鼻喉学界有很大影响力。王老师在20世纪60年代末大学毕业，从事临床工作50多年，积累了丰富临床经验，备受患者称誉。王老师作为全国名老中医药专家学术经验继承工作指导老师指导和带教了很多学生，她和她的学生在临床实践过程中收集了很多病例，历经5年时间，由邱宝珊和刘春松等学生编辑成《王士贞耳鼻喉医案精选》。王老师的医案很有特点，它是围绕病种而写，每个病先把它的病机临床特点及王老师临床诊疗体会进行简单介绍，然后介绍数个病案，充分体现王老师的诊疗思维，相信对后辈尤其是年轻医生会大有帮助。

"德无术不行，术无德不远"，我们在学习王老师的中医诊疗思维的同时，更应该学习她良好的医德，只有德艺双馨的医生才是老百姓喜欢的医生。

中华中医药学会耳鼻喉科分会主任委员

阮岩

广州

2022.8.10

序三

　　中医耳鼻喉科是一门古老而又新兴的学科，其理论基础源自《黄帝内经》，而正式被确立为中医临床学科之一是在20世纪70年代。广州中医药大学王士贞教授为国内著名的中医耳鼻喉科专家，从事中医耳鼻喉科临床、教学、科研工作50余载，亲身见证中医耳鼻喉科作为一门新兴的中医临床学科从诞生到发展，具有丰富的临床经验，桃李满门。她为人谦和，淡泊名利，对待工作兢兢业业、一丝不苟，对中医耳鼻喉科有独特的情怀。21世纪初曾主编普通高等教育"十五""十一五"国家级规划教材《中医耳鼻咽喉科学》《中华医学百科全书·中医耳鼻咽喉口腔科学》等，并曾担任世界中医药学会联合会耳鼻喉口腔科专业委员会第二、第三届会长等重要学术职务，为中医耳鼻喉专科的建设与发展作出了重大贡献。本人有幸成为王士贞教授的学生，跟从王士贞教授在中医耳鼻喉科领域学习、工作30余年，在为人处世及事业上均受益匪浅。

　　《王士贞耳鼻喉医案精选》的出版，给读者提供了一个管窥王士贞教授丰富临床经验的窗口。本书从王士贞教授多年来亲自诊治的大量临床医案中精心选取了具有代表性的百余个完整的典型案例，分门别类，按现代病历的格式详细记载了主诉、现病史、既往史、检查所见、中医诊断、辨证分型、治法、处方、外治法及医嘱要求，并记载了每次的复诊情况及最终转归，每个医案之后用"医案分析"的方式对该医案的诊治要点进行归纳总结，便于读者了解王士贞教授的诊治及辨证用药思路。尤其值得关注的是，本书不仅完整记载了诊治用药经过，大部分医案中还记载了外治法及调养护理的医嘱，如"嘱患者忌食生冷及肥甘厚腻，注意保暖""忌食生冷及高蛋白食物，注意保暖，适当体育锻炼，避免异气、粉尘刺激""嘱其忌食生冷及发物，注意避风寒，防感冒，避异气异物及多尘环境""嘱患者坚持做鼻熏蒸疗法"等，这些细节不仅展现了王士贞教授重视内外同治、治养结合的学术思想，还体现了王士贞教授严谨、细致、一丝不苟的工作作风。阅读每一个鲜活的案例，宛如亲见一个具有亲和力的长者在与患者话家常，患者在轻松愉快的氛围中，疾病得以痊愈。

本书不仅适合初学中医者学习，更适合具有一定临床经历的中、西医耳鼻喉科同道阅读。

世界中医药学会联合会耳鼻喉口腔科专业委员会会长

刘蓬

2022.7.25

前言

　　医案古称"诊籍"，至今已有两千多年的历史。中医的医案不仅是医家临床诊疗过程的真实记录，也是反映医家临床思维活动的载体。历代中医医案的积累是中医药宝库的重要组成部分，是后人学习中医的必读书籍。当代老中医药专家的学术思想和临床经验是中医药宝库中的新财富，应及时加以整理，以传承和发扬中医。本书通过对王士贞教授临床医案的整理，总结其诊疗经验，以飨读者。

　　王士贞教授1945年2月出生，福建省厦门市人，广州中医药大学教授、主任医师，博士研究生导师，第三、第五批全国名老中医药专家学术经验继承工作指导老师，世界中医药学会联合会耳鼻喉口腔科专业委员会荣誉会长、广东省中医药学会终身理事。曾任广州中医药大学第一附属医院耳鼻咽喉科主任及学术带头人、世界中医药学会联合会耳鼻喉口腔科专业委员会会长、中华中医药学会耳鼻喉科分会学术顾问、广东省中医药学会耳鼻咽喉科专业委员会主任委员，广州市第九、第十届政协委员。

　　王士贞教授是我国著名的中医耳鼻喉学家，她自1969年本科毕业于广州中医学院医疗系后，在广州中医药大学第一附属医院从事中医耳鼻咽喉科教学、医疗、科研工作50余载。她融古贯今，形成了具有现代中医特色的学术思想和临床经验，中医辨治各种耳鼻咽喉科疑难疾病，疗效显著。她一贯主张对耳鼻咽喉科疾病的诊治应以中医整体观念为指导思想，同时注重运用现代先进检查手段诊察耳鼻咽喉深邃部位，认为其是中医四诊的延伸。辨证上强调辨病与辨证相结合，局部与全身辨证相结合；治疗上主张内外合治，治养结合，在辨证施治的基础上配合应用通窍药，重视合理选用特色外治法。对耳鸣、耳聋注重从肝脾肾论治，对鼻科疾病注重从脾胃论治，对鼻咽癌放疗、化疗后患者的治疗强调正气为本。主持和参与研制的启窍治聋丸、加味苍耳子丸、岗梅清咽合剂、咽喉饮、清金开音片等本院制剂广泛应用于临床。主持完成了多项国家中医药管理局、广东省科技厅、广东省中医药管理局课题，并获得了多项科学技术奖。其中变应性鼻炎的中医药治疗系列研究，在2006年获得广州中医药大学科学技术进步二等奖，2015年获得中华中医药学会科学技术进步三等奖。在教材编写和学术研究上，王士贞教授主编普通高等教育"十一五"国家级规划教材《中医耳鼻咽喉科学》、卫生部"十一五"规划教材全国高等中医药院校研究生规划教材《中医耳鼻咽喉科临床研究》、国家重点编写工程《中华医学百科全书·中医耳鼻咽喉口腔科学》等著作，培养硕士、博士研究生20余人，学术经验继承人3人。50余载的教学和临床带教，培养了大批的耳鼻喉科专业人才，学生遍布全国各地，及东南亚等地区。

2016年，国家中医药管理局批准建设"全国名老中医药王士贞传承工作室"，开展名老中医药学术经验的传承工作，并且予以基金支持。经工作室全体人员的努力，2021年传承工作室通过了国家中医药管理局的评审验收。《王士贞耳鼻喉医案精选》为传承工作室建设项目的重要成果之一，总结了王士贞教授独特的学术思想和临床经验，每一例医案都是王士贞教授学术思想在临床实践中的具体体现。

王士贞教授在临床中积累了大量的医案，每个原始医案资料都详细地记载了患者的个人基本情况、病史、理法方药、特色外治法，其诊疗过程记录详尽，字体秀丽工整，成为我们跟师书写病例的范本。本书精选了王士贞教授在耳鼻咽喉口腔疾病诊疗中较有代表性的医案，其中有些医案是王士贞教授早年在临床中诊疗病例的记载，部分医案是弟子们在跟师中所收集。书中所选取的病案均通过王士贞教授反复筛选，具有一定代表性。医案的收集、整理到完稿均得到了王士贞教授的精心指导和审阅修改。本书分为三章，分别为耳科、鼻科、咽喉口齿科，共选取常见耳鼻喉科疾病20种，典型医案百余例。每个疾病前言部分介绍了王士贞教授对该病的定义、病因病机、辨证诊疗思路、临床经验、特色经验方药，尤其是岭南特色用药和外治法。医案是本书的精华所在，记载了王士贞教授关于耳鼻喉疾病的中医临床诊疗思维，理法方药的具体应用，利用现代医学技术的检查结果对疾病诊断的补充，病证结合，优势互补。每个医案从诊疗过程中病历的完整记载到分析总结，王士贞教授都给予了全面的审核和指导，有师徒面对面的答疑解惑，也有从微信到邮件或手写稿子的直接修改。王士贞教授言传身教，孜孜不倦，让弟子们受益匪浅。

　　本书的整理工作历经5年时间终于完稿，感谢恩师王士贞教授对本书的精心指导和批改！希望本书的整理和出版能够为更多的读者奉上王士贞教授的学术经验，助力名医学术经验的传承和发扬。整理过程中错漏之处，恳请读者批评指正。

广东省名中医

教授

主任中医师

王士贞国家级名中医工作室负责人

邱宝珊

2023.3

目 录

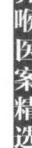

第一章

耳科医案

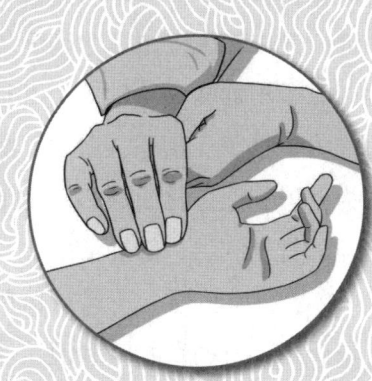

第一节　耳胀

耳胀指以耳内有胀闷堵塞感为主要特征的疾病。在古代医学文献中，耳胀指的是症状，而非病名，如在古医籍中的风聋、耳闭、耳聋等病证的描述中，可找到与本病类似症状的记载。古代医家对耳胀病因病机的认识，主要集中在外邪侵袭、脏腑气厥、脏腑虚损、气滞血瘀等方面。现代中医认为耳胀病因病机多由实邪痹塞耳窍，或脾虚不能运化水湿，湿浊困阻耳窍而致，临床上可分为风邪外袭、痹塞耳窍，肝胆湿热、上蒸耳窍，脾虚失运、湿浊困耳，邪毒滞留、气血瘀阻四种证型。

根据耳胀的临床症状特点，西医学的分泌性中耳炎、气压创伤性中耳炎、粘连性中耳炎等均可归属耳胀的范畴，可按耳胀进行中医辨证治疗。分泌性中耳炎为临床常见病和多发病，目前西医学对分泌性中耳炎的治疗主要是清除中耳积液，改善咽鼓管通气引流的功能，并对病因进行综合性治疗。治疗方式包括抗生素和糖皮质激素的使用、咽鼓管吹张、鼓膜穿刺抽液、鼓膜切开或置管术等。

王士贞结合岭南地区特点及多年的临床经验，将耳胀的病因病机简化为两大类，一为风邪外袭证；二为脾虚湿困证，其中脾虚湿困证为临床最常见的类型。脾虚湿困型耳胀常以五指毛桃四君子汤加味为基础方。五指毛桃四君子汤方药组成：五指毛桃、党参（或太子参）、茯苓、白术、防风、薏苡仁、炒扁豆、灯心草、甘草。功效为健脾利湿，化浊通窍，主治脾虚湿困之耳胀。本方重用五指毛桃健脾补肺，行气利湿，舒筋活络，补而不燥，而为君药；党参补中益气，白术、茯苓健脾祛湿，防风祛风胜湿，共为臣药；薏苡仁利湿消积液，炒扁豆健脾胃，灯心草甘淡利湿，共为佐药；甘草益气和中，调和诸药为使药。对于小儿耳胀的用药，强调益气健脾而不过燥，利湿化痰而不伤脾。

而对于风邪外袭型耳胀，治疗宜疏风祛邪，常用蔓荆子汤（《本草汇言》）加减。蔓荆子汤方药组成：柴胡、菊花、辛夷花、蔓荆子、地龙干、蝉蜕、灯心草。有疏风散邪、通利耳窍的功效，主治风邪外袭之耳胀。

王士贞指出，耳鼻咽喉诸窍之间相互连通，一窍有病可传至他窍，故在治疗本病时，强调耳、鼻、咽、喉诸病并治，通过治疗耳部及其相关疾病，达到彻底治愈耳胀的目的。

在外治方面，注重疏通局部经气，使邪有出路，并结合病情，选用滴鼻、鼻熏蒸疗法、穴位贴敷、耳鼻熨法等中医特色疗法。

验案举例

● 病案一

李某，男，7岁。

2017年8月3日初诊。主诉：双耳听力下降1月余。患儿平时易患感冒，于1月余前患感冒后，出现听力下降，即到某西医院诊治。行鼻内镜检查，结果示：双中鼻道、嗅裂见脓性分泌物。腺样体堵塞后鼻孔约50%。纯音测听结果示：双耳呈传导性耳聋。声导抗检查结果示：双耳呈"B"型鼓室图。医生告知需做手术，因其母惧怕手术，前来门诊请求中医治疗。来诊时症见：双耳听力较差，鼻塞，鼻流涕黏黄，口不甚干，胃纳欠佳，二便尚调，脉细，舌质淡红，舌苔白。专科检查：双耳鼓膜潮红，稍外凸。双鼻腔见黏涕，咽后壁见脓性分泌物附着。

中医诊断：耳胀（双耳）；鼻渊。

辨证分型：脾虚肺弱，湿困耳窍。

治法：益气固表，健脾利湿。

处方：五指毛桃10克、党参10克、茯苓10克、白术8克、辛夷花8克、白芷8克、蝉蜕5克、地龙干10克、扁豆花10克、灯心草1克、浙贝母10克、薏苡仁15克、益智仁10克、甘草3克，7剂，每日1剂，水煎服。

外治法：①复方辛夷滴鼻液（本院制剂）1支，滴鼻。

②粗盐炒热布包，熨双耳周，每日1～2次。

③穴位贴敷：天灸1次。

调护：嘱忌食生冷、肥甘厚腻及过甜食物；注意避风寒，防外感为要。

2017年8月10日二诊。其母代诉：双耳听力仍差，鼻涕较前减少，口不干，夜睡汗较多，胃纳一般，二便尚调。脉细，舌质淡红，舌苔白。专科检查：双耳鼓膜潮红。双下鼻甲淡红，微肿胀，未见分泌物引流。咽后壁无分泌物附着。

处方：五指毛桃10克、党参10克、茯苓10克、白术8克、防风8克、辛夷花8克、白芷8克、扁豆花10克、泽泻10克、糯稻根30克、白芍10克、陈皮3克、益智仁10克、蔓荆子10克、谷芽20克，7剂，每日1剂，水煎服。

外治法：同2017年8月3日诊。

2017年8月17日三诊。其母代诉：感觉患儿听力有提高，精神佳，偶有喷嚏，清涕少，胃纳、二便调，脉细，舌质淡红，舌苔白。诉说因不放心又于8月15日带小孩到某西医院复查，复查听力检查，结果示：双耳听力曲线正常；声导抗检查结果示：双耳呈"A"型鼓室图。其医生说基本恢复正常，不必手术治疗。专科检查：双耳鼓膜稍潮红。双下鼻甲淡红，微肿，无引流。

处方：五指毛桃10克、党参10克、茯苓10克、白术8克、防风8克、辛夷花8克、白芷8克、蝉蜕5克、地龙干10克、糯稻根30克、益智仁10克、炒扁豆10克、灯心草1克、谷芽30克、甘草3克，14剂，每日1剂，水煎服。

2017年8月31日四诊。感觉听力已恢复正常，遇冷仍有少许鼻塞、流涕，胃纳、二便调。脉细，舌质淡红，舌苔白。专科检查：双鼻腔通畅，双耳鼓膜正常。复查纯音测听结果示：双耳听力曲线正常；声导抗检查结果示：双耳呈"A"型鼓室图。

处方：取2017年8月17日方10剂，每日1剂，水煎服。

2017年9月29日随访。双耳听力正常，无鼻塞流涕。再次复查纯音测听、声导抗，两项检查结果均正常。

病 案 分 析

患儿于1月余前患感冒后出现听力下降，伴有鼻塞、流黄黏涕等鼻部的症状，可见，患儿除了患了耳胀病外，还患有鼻渊。正如《静香楼医案》曰："肺之络，会于耳中，肺受风火，久而不清，窍与络俱为之闭，所以鼻塞不闻香臭，耳聋耳鸣不闻音声也。"因患儿肺脏娇嫩，病之始为风邪所伤，风邪外袭，首先犯肺，至鼻塞流涕，耳窍闭塞。来诊时症见胃纳差，脉细，舌淡，苔白等脾虚的表现，说明患儿素体脾虚，脾气虚弱不能运化水湿，湿浊困阻耳窍而致听力下降久而不愈。故辨证为脾虚肺弱，湿困耳窍。

治疗重在益气固表，健脾利湿。初诊方中党参、茯苓、白术、甘草，为四君子汤之组方，以益气健脾，和中渗湿；五指毛桃、益智仁加强方中暖脾肾，收敛止涕之功；辛夷花、白芷芳香通耳鼻之窍；蝉蜕、地龙干善于通行经络，走窜通窍；灯心草、薏苡仁、扁豆花甘淡利湿而通窍；浙贝母降泻肺气，清热化痰。二诊时患儿母亲述孩子夜睡汗多，加入防风、糯稻根固表止汗；谷芽健脾消食；陈皮理气健脾。全方健脾益肺，并配以芳香、利湿、走窜等通窍之品，以加强通耳鼻之窍。临证时，王士贞还考虑到患儿年幼，脏腑娇嫩，形气未充，故处方用药强调了补气健脾而不温燥，利湿化痰而不伤脾。

局部治疗注重疏通局部经气，使邪有出路。如滴鼻法、耳部熨法及穴位贴敷等法，均为中医耳鼻喉特色外治法，老师在诊疗中还告知患儿家长做滴鼻治疗时要注意正确的滴鼻方法。耳部熨法，有悠久历史，晋代《肘后备急方·卷六》记载："若卒得风，觉耳中怳怳者，急取盐七升，甑蒸使热，以耳枕盐上，冷复易。亦疗耳卒疼痛，蒸熨。"用盐热熨耳部，一是盐有清热泻火的作用；二是盐借助热力能迅速达于局部肌肤使经络疏通而起到治疗的作用。

老师在临证中，辨证求因，审因论治，辨证治疗环环相扣，内治与外治相结合，取得了显著的疗效，很有启迪意义，值得深入探讨。

（刘春松 欧芹 整理）

● 病案二

蔡某，男，4岁。

2015年1月21日初诊。主诉：双耳听力下降约2个月。患儿2个月前开始出现双耳听力下降，曾用西药（具体药物不详）治疗后，听力未见明显提高，平时经常有鼻塞，夜睡鼾声大，张口呼吸，夜睡不安，现为求进一步治疗来诊。来诊时症见：患儿耳内有堵塞感，双耳听力稍差，咳嗽有痰声，口不甚干，胃纳欠佳，大便干结（2～3天解1次），舌质淡红，苔薄白，脉细。

专科检查：双耳鼓膜潮红、浑浊，标志不清，双下鼻甲淡红、微肿，鼻腔有少许黏涕，咽喉壁有少许分泌物附着。

辅助检查：纯音测听结果提示双耳轻度传导性耳聋，听力损失30分贝。声导抗检查提示右耳"C"型鼓室图；左耳"B"型鼓室图。2014年12月12日在广州妇女儿童医疗中心珠江新城院区行纤维鼻咽喉镜检查示：腺样体增生堵塞后鼻孔约2/3。

中医诊断：耳胀（双耳）；鼻渊。

辨证分型：脾虚湿困。

治法：健脾益气，祛浊通窍。

处方：拟四君子汤合玉屏风散加减。五指毛桃10克、党参10克、茯苓10克、白术8克、防风8克、蝉蜕5克、地龙干10克、灯心草1克、炒扁豆10克、谷芽10克、薏苡仁10克、甘草3克，7剂，每日1剂，水煎服。

外治法：大椎、双肺俞、双风池穴位贴敷，双耳超短波理疗。嘱回家后配合中药蒸气熏鼻，每日1～2次。

2015年2月5日二诊。诉耳内仍有堵塞，听力仍差，鼻微塞，夜睡鼾声大，夜睡不安，偶有咳嗽，口不干，胃纳一般，大便仍较干结。专科检查：鼻腔见有少许黏涕，右耳鼓膜可见光锥，左耳鼓膜潮红。

处方：仍守上方加瓜蒌仁10克，以加强滑痰通便之力。

外治法：予穴位贴敷，在当地医院行双耳超短波理疗，回家配合中药蒸气熏鼻。

2015年2月26日三诊。诉服药10剂后，鼻塞减轻，夜睡鼾声明显减轻，夜睡安宁，其母感觉患儿听力有提高。专科检查：双耳鼓膜稍潮红，光锥短。

处方：五指毛桃10克、党参10克、茯苓10克、白术8克、防风8克、辛夷花8克、白芷8克、浙贝母10克、猫爪草10克、炒扁豆10克、蝉蜕5克、地龙干10克、谷芽10克、独脚金5克、甘草3克，7剂，每日1剂，水煎服。

外治法：予穴位贴敷，嘱回家后配合中药蒸气熏鼻。

2015年3月4日四诊。其母诉感觉患儿听力较前有提高，夜睡安宁，鼾声少，口不干，胃纳、二便调，舌质淡红，苔白，脉细。专科检查：双耳鼓膜正常，双鼻腔干净。复查纯音测听示：双耳听力曲线正常。声导抗检查示：右耳"AS"鼓室图；左耳"A"型鼓室图。

处方：守2015年2月26日方去猫爪草，加益智仁10克，7剂，以巩固疗效。

2015年4月15日随诊。双耳听力正常，无明显不适，胃纳、二便调。

病 案 分 析

患儿来诊时，患耳胀已2个月，双耳听力下降，伴有鼻及鼻咽病变（鼻渊、鼾眠），体质较虚弱。全身症见纳差、大便结、夜睡不安、舌淡、苔白、脉细，为脾虚之证，治疗重在益气固表，健脾利湿，用四君子汤合玉屏风散加减。方中五指毛桃有健脾补肺，行气利湿，舒筋活络的作用，对肺脾气虚有湿者常用。用炒扁豆以健脾胃；辛夷花、白芷以芳香化浊，通耳鼻；蝉蜕、地龙干以散邪利湿，加强祛邪通窍之力；灯心草、薏苡仁以甘淡利湿；独脚金以消积健食，护肝养脾，常与谷芽、麦芽等消食健胃药同用。处方用药强调健脾补气而不过燥，利湿化痰而不伤脾，并注重芳香通窍、利湿通窍药的运用。本例治疗以专方为主，随症加减，并配合穴位贴敷、耳超短波理疗、中药蒸气熏鼻，内外治疗相结合，取得显著疗效。

（郭华民 高健莹 整理）

● 病案三

余某，女，10岁。

2003年3月7日初诊。主诉：双耳胀闷堵塞感、听力下降1月余。患儿1月余前感冒后出现双耳听力下降，双耳堵塞感，自觉自己说话声音很大，但听别人说话声音很小，平时有鼻塞、流涕，曾在当地医院治疗（具体用药不详），未见明显好转而来诊。来诊时症见：双耳胀闷堵塞感，双耳听力差，有自听增强现象，鼻塞，流涕，口微干苦而不欲饮，胃纳差，二便尚通调，舌质淡红，苔薄黄，脉弦细略滑数。

专科检查：患儿神清，发育中等，形体偏瘦，面色苍白，无发热，呼吸平稳，各鼻窦区无明显压痛，双鼻腔黏膜充血，双侧下鼻甲肿大，右侧中鼻道可见脓性引流，双侧外耳道耵聍较多，清洁外耳道后见双耳鼓膜潮红（橘红色）、标志不清，咽后壁有少许分泌物附着。

辅助检查：纯音测听提示双耳中度传导性耳聋；声导抗检查提示双耳"B"型鼓室图。

中医诊断：耳胀（双耳）；鼻渊。

辨证分型：脾虚湿困。

治法：祛浊散邪，健脾利湿，芳香通窍。

处方：柴胡10克、菊花10克、蔓荆子10克、辛夷花10克、白术10克、蝉蜕5克、地龙干10克、茯苓15克、白芷10克、泽泻15克、五指毛桃10克、甘草5克，7剂，每日1剂，水煎服。

外治法：1/5000呋喃西林溶液500毫升双侧鼻腔负压置换1次；复方辛夷滴鼻液（本院制剂）1支，滴鼻，每日3～4次；煎煮中药时翻渣再煎，蒸气熏鼻，每日1～2次（嘱患者回家自做，注意勿烫伤）；双耳部超短波理疗1次，每次15分钟。

2003年3月14日二诊。患儿自觉听力提高，鼻塞、流涕症状减轻，胃纳一般，舌质淡红，苔薄白，脉细略滑。专科检查：右侧中鼻道内仍见脓性引流，双耳鼓膜呈橘红色。

处方：上方去五指毛桃，加蒲公英15克、石菖蒲10克，蝉蜕改为10克，以增强祛湿浊、通清窍之力。共14剂，每日1剂，水煎服。外治法同初诊。

2003年3月28日三诊。患儿自觉听力明显提高，仍有鼻塞，流涕症状，纳食仍稍差。专科检查：双耳鼓膜仍潮红，光锥欠清晰，双下鼻甲稍大，右中鼻道少许引流，舌质淡红，苔白，脉细。

处方：太子参、茯苓、白术、防风、辛夷花、地龙干、石菖蒲、蝉蜕、蒲公英各10克、白芷5克、薏苡仁15克、甘草5克，7剂，每日1剂，水煎服。外治法同初诊。

2003年4月4日四诊。患儿右耳仍有堵塞感，听力较前提高，鼻塞明显减轻，流涕减少，口不干，纳食正常。专科检查：双耳鼓膜潮红呈橘红色，双鼻腔黏膜充血，双下鼻甲肿大，鼻道内未见引流，舌质淡红，苔白，脉细滑。复查纯音测听提示左耳听力基本正常，右耳听力较前提高约10分贝。

处方：拟2003年3月28日方7剂再服1周，继续滴鼻。

2003年4月11日五诊。患儿双耳胀闷感减轻，听力稍好转，鼻塞不明显，但有黏涕色白，量多。专科检查：双鼻道内有引流。

处方：守前方，去白芷、甘草，加佩兰10克、桑白皮10克。共7剂，每日1剂，水煎服。外治法：滴鼻药物同前。

2003年4月18日六诊。患儿双耳轻微堵塞感，听力好转，已无鼻塞流涕。专科检查：双耳鼓膜轻度潮红，双下鼻甲稍肿大，鼻道内未见引流，舌质淡红，苔白，脉细。

处方：守2003年4月11日方14剂。继续应用复方辛夷滴鼻液滴鼻。

2003年5月16日随访。患儿自觉双耳听力恢复正常，堵塞感消失，无鼻塞流涕，纳食可，二便调。专科检查：双耳鼓膜完整，珍珠样光泽，标志清晰，双鼻腔黏膜色红润，下鼻甲无肿大，鼻道内无引流。复查纯音测听提示双耳听力曲线正常。

2003年10月31日再随访。患儿全身情况良好，有轻度鼻塞，流涕，双耳无不适感觉。双耳鼓膜完整，珍珠样光泽，标志清晰，双鼻腔黏膜色红润，双下鼻甲稍肿大，鼻道内少许引流。复查纯音测听提示双耳听力正常；声导抗检查提示：双耳"Ａ"型鼓室图。

病 案 分 析

初诊及二诊，患儿鼓膜潮红，流涕黄稠，舌苔微黄，脉弦略数，说明湿浊余邪较盛，故处方用药以祛邪为主，重点是祛湿浊，散余邪，并兼以健脾利湿。方中柴胡、菊花、蔓荆子疏风清热散余邪，升清阳而祛湿浊；辛夷花、白芷、蝉蜕、地龙干散邪化浊通窍；五指毛桃、茯苓、白术、泽泻、防风以益气固表，健脾利湿。从三诊到六诊，患儿鼻塞流涕症状渐减轻，耳胀堵塞感渐减，听力逐渐提高，说明湿浊余邪渐除，故治以健脾利湿、芳香通窍为主，意在扶正祛邪，托邪外出。基础方是太子参、茯苓、白术、防风、蝉蜕、地龙干、辛夷花、白芷、薏苡仁、藿香、蒲公英、甘草。此方以四君子汤合玉屏风散加减，加蒲公英、薏苡仁利湿消积液；辛夷花、白芷、藿香三药芳香化湿通窍；蝉蜕、地龙干祛邪通窍。综观全方则健脾利湿而不燥，祛邪通窍而不伤正。在此方的基础上，或加佩兰与藿香同用，以加强芳香化浊之力；或用桑白皮以加强宣肺祛邪之力。除内服中药外，配合外治法也是关键的一环。本例未做鼓膜穿刺抽液术，但始终配合滴鼻、中药蒸气喷鼻等治疗，并根据病情予负压置换、局部超短波理疗等治疗，而取得满意疗效，故在辨证治疗过程中应根据病情积极地配合外治法。

（邱宝珊　整理）

● 病案四

谭某，女，6岁。

2019年12月13日初诊。主诉：患儿左耳内堵塞不适，听力下降约1周。患儿1周前感冒发热，经治疗后热退，近1周来孩子诉左耳堵塞感，并发现其听力较差，鼻塞，流涕，偶有咳嗽，有痰，晨起有喷嚏，流涕明显，口不甚干，胃纳欠佳，大便2～3天1次。患儿平时较易感冒，出汗较多。脉细，舌质淡红，舌苔白。专科检查：双耳鼓膜潮红，双下鼻甲淡红，微肿，双鼻腔未见明显分泌物引流。纯音测听结果提示：左耳传导性听力下降，右耳正常。声导抗提示：左"B"型鼓室图，右"A"型鼓室图。

中医诊断：耳胀（左耳）。

辨证分型：肺脾气虚。

治法：益气健脾，宣通肺窍。

处方：五指毛桃10克、太子参10克、茯苓10克、白术8克、防风10克、辛夷花8克、白芷8克、扁豆花10克、生薏苡仁10克、益智仁10克、诃子10克、毛冬青10克、浙贝母10克、甘草3克、陈皮3克、谷芽10克、甜叶菊1克，7剂，每日1剂，水煎服。

外治法：嘱热敷包加热熨耳周，每日1～2次。

调护：嘱忌食生冷及肥甘厚腻，注意保暖，增强体质，预防感冒。

2019年12月20日二诊。患儿服药后症状稍有改善，仍有左耳堵塞感，鼻塞轻，流涕少，夜间咳嗽有痰声，少许鼾声，口不甚干，胃纳一般，大便2～3天1次。脉细，舌质淡红，舌苔白。专科检查：双耳鼓膜潮红。复测纯音测听结果提示：左耳传导性听力下降，右耳正常。声导抗检查提示：左"B"型鼓室图，右"A"型鼓室图。检查结果与首诊比较变化不大。

处方：五指毛桃10克、太子参10克、茯苓10克、白术8克、防风10克、辛夷花8克、白芷8克、扁豆花10克、生薏苡仁10克、诃子10克、法半夏8克、陈皮3克、益智仁10克、瓜蒌仁10克、枇杷叶10克、甘草5克，7剂，每日1剂，水煎服。

外治法：嘱热敷包加热熨耳周，每日1~2次。

2019年12月27日三诊。患儿服药后症状改善明显，左耳堵塞感消失，自觉听力有提高，无鼻塞、流涕，咽喉不利，时有"吭喀"，有痰，夜间鼾声不明显，胃纳欠佳，大便干结。脉细，舌质淡红，舌苔白。专科检查：双下鼻甲淡红，微肿，双鼻腔未见分泌物引流；双耳鼓膜标志清楚。纯音测听结果提示：双耳听力曲线正常。声导抗检查提示：左"B"型鼓室图，有波峰，右"A"型鼓室图。

处方：五指毛桃10克、党参10克、茯苓10克、白术8克、防风10克、辛夷花8克、白芷8克、法半夏8克、陈皮3克、炒扁豆10克、生薏苡仁10克、谷芽20克、益智仁10克、瓜蒌仁10克、甜叶菊1克，10剂，每日1剂，水煎服。

外治法：嘱热敷包加热熨耳周，每日1~2次。

病案分析

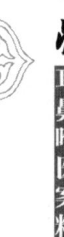

患儿因平素体质较虚弱，肺气虚，卫表不固，风邪乘虚而袭，首先犯肺，致耳窍经气痞塞，导致耳胀。鼻塞流涕，咳嗽有痰，为体虚余邪未清，湿浊内困。胃纳欠佳，脉细，舌淡苔白，为脾虚之象。大便干结是胃阴不足。故辨证为肺脾气虚。

治疗以健脾益气为主，兼宣通肺窍。初诊方中五指毛桃、太子参、茯苓、白术、甘草、防风，健脾益气固表；益智仁暖脾肾，增强方中补气健脾之功；辛夷花、白芷芳香通耳、鼻之窍；生薏苡仁、扁豆花利水渗湿；诃子、毛冬青宣肺利气；浙贝母、陈皮理气化痰；谷芽健脾消积滞，全方健脾益气，利湿化痰，宣肺通窍。二诊，大便仍较干结，咳嗽痰多，故加瓜蒌仁、枇杷叶清肺止咳化痰。药后耳堵塞感已除，听力恢复正常，三诊继续健脾益气之剂调理。

王士贞通过整体辨证，调理脏腑，使清气上濡清窍而达到通耳窍的目的。在外治法上，注重疏通局部经气，灵活运用熨法，使邪有出路。内治与外治相结合，本例患儿取得了非常好的疗效。

（郭华民 欧芹 整理）

● 病案五

杨某，男，11岁。

2018年3月1日初诊。其母代诉：发现患儿双耳听力下降20余天。患儿于20余天前曾患感冒，经当地卫生院治疗后感冒症状好转，但发现其听力差而来诊。来诊时症见：双耳听力差，少许耳堵塞感，咳嗽，痰稠黄，鼻微塞，口不干。脉细滑，舌质淡红，舌苔白。专科检查：双下鼻甲稍红，微肿，双中鼻道未见引流。咽黏膜无明显充血。双耳鼓膜潮红，标志不清。纯音测听结果示：双耳听力曲线呈传导性耳聋。声导抗检查结果示：双耳"B"型鼓室图。

中医诊断：耳胀（双耳）。

辨证分型：余邪未清，湿邪困耳。

治法：疏解余邪，利湿通窍。

处方：柴胡10克、黄芩10克、法半夏10克、陈皮6克、蔓荆子10克、薏苡仁20克、毛冬青10克、扁豆花10克、石菖蒲10克、甘草6克、辛夷花10克、白芷10克、益智仁10克、浙贝母10克、枇杷叶10克，7剂，每日1剂，水煎服。

外治法：①复方辛夷滴鼻液（本院制剂）1支，滴鼻。

②粗盐炒热，布包，熨双耳周，每日2次。

针灸疗法：双耳穴贴压1次。

调护：嘱忌食生冷、煎炒炙煿及肥甘厚腻等食物，忌用力擤鼻。

2018年3月8日二诊。双耳听力仍差，咳嗽痰稠，鼻塞有涕黏稠，口不干，胃纳一般，二便尚调。脉细滑，舌质淡红，舌苔白。专科检查：双鼻腔见脓涕，咽后壁有分泌物附着。

处方：五指毛桃10克、茯苓10克、白术10克、防风10克、辛夷花10克、白芷10克、法半夏10克、陈皮3克、浙贝母10克、蔓荆子10克、薏苡仁20克、灯心草1克、石菖蒲10克、毛冬青10克、甘草3克，7剂，每日1剂，水煎服。

外治法：同2018年3月1日。

2018年4月27日三诊。自感觉双耳听力有提高，已无鼻塞流涕，无咳嗽，口不干，胃纳、二便调。脉细滑，舌质淡红，舌苔白。专科检查：双鼻腔干净。双耳鼓膜稍潮红，光锥短。纯音测听结果示：右耳呈传导性耳聋，左耳听力曲线正常。声导抗检查结果示：右耳呈"B"型鼓室图，左耳呈"AS"型鼓室图。

处方：五指毛桃10克、茯苓10克、白术10克、防风10克、辛夷花10克、白芷10克、法半夏10克、陈皮3克、浙贝母10克、蔓荆子10克、瓜蒌仁10克、扁豆花10克、甘草3克、枇杷叶10克、龙脷叶10克，14剂，每日1剂，水煎服。

针灸疗法：双耳穴位贴敷1次。

2018年6月8日随诊。自感觉双耳听力已恢复正常，身体无不适。专科检查：双耳鼓膜标志正常。复查纯音测听结果示：双耳听力曲线正常。声导抗检查报告示：双耳呈"AS"型图。

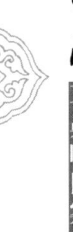

病案分析

患儿因"双耳听力下降伴耳堵塞感20余天"来诊，中医诊断为"耳胀"。患儿感冒后，体虚不能托邪外出，余邪在肺经及半表半里而未能完全疏解，肺失宣降，津液不布，聚为痰湿，痰浊停积于耳窍，而发生耳胀。余邪壅滞鼻窍，故见鼻塞；余邪日久化热，炼化痰湿，故见咳嗽、痰稠黄。故辨证为余邪未清，湿浊困耳。

治以疏解余邪，利湿通窍为法，方用小柴胡汤合二陈汤加减。初诊方中以柴胡、黄芩疏解半表半里之余邪，兼清肺热；法半夏配伍陈皮，取二陈汤之义，燥湿化痰，理气和中，法半夏得陈皮之助，气顺而痰自消，陈皮得法半夏之辅，痰除而气自下。蔓荆子清散头面之邪，清利头目；辛夷花、白芷芳香化浊，通耳鼻窍；枇杷叶、浙贝母、毛冬青以清肺化痰止咳；扁豆花、薏苡仁、石菖蒲健脾化湿，灯心草利小便，使湿邪从下焦而出；患者为小儿，脾常不足，故加益智仁暖肾温脾；甘草调和诸药。二诊，患儿虽双耳听力仍差，咳嗽痰稠，鼻塞有涕黏稠，专科检查见双鼻腔见脓涕，咽后壁有分泌物附着，说明用药后邪有出路，从鼻窍而出，此时应健脾渗湿为主，补托排脓，兼以散邪利湿。方用四君子汤合二陈汤、玉屏风散加减。方中以五指毛桃、茯苓、白术健脾益气；法半夏、陈皮燥湿化痰；防风、蔓荆子、辛夷花、白芷疏风化浊以通鼻窍；浙贝母、毛冬青清肺化痰而止咳；薏苡仁、灯心草健脾利湿；石菖蒲和中化湿，聪耳通窍。三诊，患儿双耳听力有提高，已无鼻塞流涕，无咳嗽。专科检查见双鼻腔干净，双耳鼓膜稍潮红，纯音测听和声导抗检查结果提示左耳积液已经消除，右耳积液未消，说明耳窍渐通，故效不更方，治则仍以健脾利湿，散邪通窍为法，守前方去薏苡仁、灯心草、石菖蒲、毛冬青，加枇杷叶、瓜蒌仁、龙脷叶清润肺脏，开提肺气而化痰湿，以治水道之上源，扁豆花健脾化湿，以治水道之中源，而终获良效。除内服中药外，配合外治法也是关键的一环，始终配合滴鼻、粗盐炒热布包熨双耳周、双耳穴贴压等中医特色疗法，旨在调气行血，促进血气的运行，疏通耳、鼻窍道。

本例小儿耳胀的治疗，内治与外治相结合，并重视对患儿的调护，因而取得满意疗效。

（郭华民　整理）

● 病案六

陈某，男，37岁。

2003年5月16日初诊。主诉：反复左耳堵塞感2月余。缘患者于今年3月下旬患感冒后出现左耳胀闷堵塞感，听力下降，曾到某西医院诊治，口服抗生素、激素等药，并行咽鼓管吹张通气等治疗，症状反复，效果欠佳。来诊时症见：近三四日又觉左耳胀闷堵塞感，自听增强，听力差，间有鼻塞，无喷嚏流涕，胃纳一般，睡眠尚可，大便干结。舌尖边红，舌苔微黄略厚，脉弦滑。专科检查：左耳鼓膜潮红、凹陷。鼻中隔稍偏右，双下鼻甲肿胀充血，双中鼻道未见引流。鼻咽检查欠合作。纯音测听结果示：左耳混合型耳聋。声导抗检查结果示：左耳呈"B"型鼓室图。

中医诊断：耳胀（左耳）。

辨证分型：风邪郁滞，痞塞耳窍。

治法：疏风散邪，清肺通窍。

处方：柴胡10克、菊花10克、蔓荆子10克、辛夷花10克、白芷10克、法半夏10克、黄芩10克、路路通15克、土茯苓15克、川芎10克、石菖蒲10克、甘草5克，7剂，每日1剂，水煎服。

中成药：防风通圣丸1瓶，每次6克，每日2次。

外治法：①复方辛夷滴鼻液（本院制剂）1支，滴鼻。

②左耳微波理疗1次。

调护：嘱其饮食清淡，忌用力擤鼻，锻炼身体，预防感冒。

2003年5月21日二诊。左耳仍觉胀闷堵塞感，听力差，时有脓涕，大便稍干，胃纳、小便正常。舌质红，舌苔白，脉弦滑。专科检查：双下鼻甲充血肿胀。左耳鼓膜潮红，可见液平面。电子鼻咽喉镜检查结果示：双中鼻道见少许分泌物引流，鼻咽、喉部未见异常。

处方：柴胡10克、菊花10克、蔓荆子10克、辛夷花10克、白芷10克、路路通15克、川芎10克、蝉蜕10克、地龙干10克、白蒺藜15克、毛冬青15克、薏苡仁15克、甘草5克，7剂，每日1剂，水煎服。

中成药：防风通圣丸1瓶，每次6克，每日2次。

外治法：①左耳鼓膜穿刺抽液，抽出0.2毫升淡黄色液体。

②左耳微波理疗1次。

③复方辛夷滴鼻液1支，滴鼻。

④熨法：粗盐炒热，布包，熨耳周，每日2次（患者回家自做）。

2003年5月28日三诊。左耳堵塞感减轻，自觉听力有提高，口不干，胃纳一般，大便稍干。舌质淡红，舌苔白，脉弦细。专科检查：双下鼻甲稍充血肿胀，双中鼻道无引流，左耳鼓膜潮红，少许血痂附着。

处方：柴胡10克、菊花10克、蔓荆子10克、辛夷花10克、白芷10克、路路通15克、法半夏10克、黄芩15克、土茯苓15克、赤芍15克、甘草5克，7剂，每日1剂，水煎服。

中成药：防风通圣丸1瓶，每次6克，每日2次。

外治法：①复方辛夷滴鼻液1支，滴鼻。

②自行做熨法，每日2次。

2003年6月6日四诊。左耳堵塞感已明显减轻，自觉听力又有提高，晨起稍有鼻塞，清涕少许，胃纳、二便调。舌质淡红，舌苔白，脉弦细滑。专科检查：双下鼻甲稍红微肿，双中鼻道无引流。左耳鼓膜轻度充血、稍凹陷。

处方：柴胡10克、菊花10克、蔓荆子10克、辛夷花10克、白芷10克、白术10克、泽泻15克、藿香10克、佩兰10克、甘草5克，7剂，每日1剂，水煎服。

中成药：加味苍耳子丸（本院制剂）2瓶，每次6克，每日2次。

外治法：嘱患者继续自行做耳周熨法。

2003年6月19日五诊。左耳已无堵塞感，自觉听力正常，偶有少许鼻塞，胃纳、二便调。舌质淡红，舌苔白，脉弦细。专科检查：双下鼻甲淡红微肿，双耳鼓膜稍潮红，标志清楚。取中成药，巩固疗效。予补中益气丸2瓶。

2003年6月30日随访。左耳无堵塞感，双耳听力正常。

病案分析

患者因"反复左耳堵塞感2月余"就诊，中医诊断为"耳胀"。缘患者患感冒后，风邪未解，郁滞于半表半里之间，久而化热，炼津为痰湿，积于耳窍，发为耳胀。风邪壅滞鼻窍，故见鼻塞；邪气蒙蔽清窍，故见听力差；热盛伤津，故见大便干结。因此辨证为风邪郁滞，痞塞耳窍。

治以疏风散邪，清肺通窍为法。初诊方中以柴胡、法半夏、黄芩疏解滞留于半表半里之余邪，清热宣肺，和胃降逆；蔓荆子、菊花合柴胡，三药气轻上浮，疏散余邪，清利头目；辛夷花、白芷芳香化浊，通耳鼻窍；川芎性善疏通，上升头面，疏风行血通窍；路路通祛风通络，利水除湿；

石菖蒲通窍化湿，以明耳目；土茯苓加强方中清热利湿之功；甘草调和诸药。全方疏解半表半里之邪，疏风通络，利湿通窍。二诊，患者仍觉左耳胀闷堵塞感，听力差，时有脓涕，专科检查见左耳鼓膜潮红，可见液平面，双中鼻道见少许分泌物引流，舌苔转白。痰湿仍郁滞于内，守前方去黄芩、法半夏、土茯苓等药，加蝉蜕祛风、地龙干散邪利湿，走窜通络，白蒺藜祛风通窍，解郁除滞，毛冬青活血通络，薏苡仁健脾利湿，并行鼓膜穿刺抽液，使湿浊之邪排出。三诊，患者觉左耳堵塞感减轻，自觉听力提高，大便稍干。双下鼻甲仍充血肿胀，左耳鼓膜潮红。痰湿之邪已大祛，仍有邪热未清，故守初诊方，去川芎、石菖蒲，加赤芍散邪，行血中之滞。四诊，患者左耳堵塞感已明显减轻，自觉听力进一步提高，晨起稍有鼻塞，清涕少许。左鼓膜轻度充血、稍凹陷，舌质淡红，舌苔白，脉弦细滑。提示仍有痰湿之邪未清，而脾为生痰之源，故守前方去路路通、法半夏、黄芩、土茯苓、赤芍，加白术、泽泻（《金匮要略》之泽泻汤）健脾行水，加藿香、佩兰芳香化浊。五诊，患者已无耳堵塞感，听力正常。专科检查见鼓膜标志清楚。虽历经1月，终痊愈告终。

在治疗过程中，王士贞灵活运用通窍药，如疏风通窍用柴胡、菊花、蔓荆子，芳香通窍用辛夷花、白芷，利湿通窍用土茯苓、薏苡仁、路路通，活血通窍用川芎、毛冬青，还有走窜通窍的蝉蜕、地龙干等，很受启发。前三诊中，为何给予患者口服中成药防风通圣丸？王士贞曰："防风通圣丸为表里同治之剂，古代医家王旭高说'此为表里、气血、三焦通治之剂，汗不伤表，下不伤里，名曰通圣，极言其用之妙耳'（中医学院试用教材《方剂学》），本例患者外有邪未解，又困郁于半表半里，用之可协同主方，加强祛风散邪，除湿祛浊，通利耳窍的作用。"

外治方面，配合鼓膜穿刺、滴鼻、熨法，旨在疏通经气，使邪有出路，达到通窍聪耳的目的。

（邱宝珊 郭华民 整理）

● 病案七

姚某，女，34岁。

2003年12月31日初诊。主诉：左耳堵塞不适感，耳内鸣响，听力下降约1个月。患者于1月前感冒后，出现左耳堵塞不适感，耳内鸣响，听力下降，曾在某西医院就诊，行鼓膜穿刺抽液后耳部症状有减轻，但仍反复发作。来诊时症见：左耳胀闷堵塞感，耳鸣，听力下降，夜间交替鼻塞，口干，胃纳一般，大便干结。舌质稍红，舌苔白，脉弦细滑。患者有鼻鼽病史多年。专科检查：左耳鼓膜浑浊、内陷，见一小穿孔，有血痂附着。双下鼻甲淡红，微肿，双中鼻道无分泌物引流。外院电子鼻喉纤维镜检查结果示：鼻咽黏膜充血，未见新生物，双声带充血肥厚。纯音测听结果示：左耳中度传导性耳聋。

中医诊断：耳胀（左耳）。

辨证分型：风邪湿浊，痞塞耳窍。

治法：疏风散邪，利湿通窍。

处方：柴胡10克、菊花15克、蔓荆子10克、辛夷花10克、白芷10克、蝉蜕10克、地龙干10克、薏苡仁15克、白术10克、泽泻15克、藿香10克、甘草5克，3剂，每日1剂，水煎服。

外治法：①复方辛夷滴鼻液（本院制剂）2支，滴鼻。

②左耳超短波理疗1次。

③熨法：嘱患者用粗盐炒热，布包，熨左耳周，每日2次。

调护：嘱患者清淡饮食，忌用力擤鼻。

2004年1月4日二诊。左耳仍觉堵塞感，低音调耳鸣，听力无明显提高，无鼻塞，口微干，胃纳一般，大便稍干。舌质淡红，舌苔白，脉弦细。专科检查：左耳鼓膜紧张部见小穿孔，上附血痂。

处方：守2003年12月31日方，7剂，每日1剂，水煎服。

外治法：同2003年12月31日诊。

2004年1月14日三诊。左耳堵塞感明显减轻，自觉听力有提高，近日间流清涕，口微干，胃纳、二便调。舌质淡红，舌苔白，脉细。专科检查：左耳鼓膜浑浊凹陷，紧张部有少许血痂。

处方：柴胡10克、菊花10克、蔓荆子10克、辛夷花10克、白芷10克、蝉蜕10克、地龙干10克、白术10克、泽泻15克、五指毛桃20克、防风10克，10剂，每日1剂，水煎服。

外治法：嘱患者继续自行做熨法。

2004年1月24日四诊。左耳仍有轻微耳堵塞感，间有鼻塞流涕，畏冷，汗较多，胃纳一般，二便尚调。舌质淡红，舌苔白，脉弦细滑。专科检查：左耳鼓膜有少许血痂附着，光锥稍短。纯音测听结果示：左耳听力曲线基本正常。

处方：五指毛桃20克、茯苓15克、白术10克、防风10克、辛夷花10克、白芷10克、白芍15克、泽泻15克、糯稻根30克、白蒺藜15克、甘草5克，10剂，每日1剂，水煎服。

外治法：复方辛夷滴鼻液（本院制剂）2支，滴鼻。

2004年2月18日五诊。左耳无堵塞感，听力已恢复正常，近两日晨起鼻鼽发作，口微干，胃纳、二便正常。舌质淡红，舌苔白，脉细。专科检查：左耳鼓膜完整，标志清楚，双下鼻甲淡红肿胀，双鼻腔少许清涕。

处方：五指毛桃20克、茯苓15克、白术10克、防风10克、辛夷花10克、白芷10克、蝉蜕5克、地龙干10克、益智仁15克、诃子10克、五味子10克、甘草5克，10剂，每日1剂，水煎服。

2004年3月31日随诊。告知：左耳无堵塞感，听力正常，间有鼻塞流清涕，喷嚏少。

病案分析

患者因"左耳堵塞不适感，耳内鸣响，听力下降约1个月"就诊，诊断为"耳胀"。缘患者1月前感冒后，风湿浊邪循少阳经上犯耳窍，经气不通，故令耳胀塞、耳鸣、听力下降；患者有鼻鼽病史多年，体质素虚，易感外邪，虽在他院治疗，但因体虚未能托邪外出，外邪与湿浊交结，困郁于耳窍，致耳胀反复发作难愈。邪浊郁久化热，灼伤津液，故见口干、大便结，舌质红；邪气壅滞鼻窍，故见鼻塞、鼻甲微肿；湿浊壅盛，故见苔白、脉弦滑。因此辨证为风邪湿浊，痞塞耳窍。

治疗方面，遵《景岳全书》所言，"解其邪而闭自开也"，治法以疏风散邪，利湿通窍为法，初诊方中柴胡善疏散少阳半表半里之邪热，合菊花、蔓荆子，三药疏风散邪，清余邪以增强利头目之力；辛夷花、白芷芳香化浊，宣利肺气，升阳明清气，通利耳鼻之窍尤胜；蝉蜕、地龙干宣散发透，通行经络；薏苡仁、白术、泽泻、藿香健脾渗湿；甘草调和诸药。全方疏解少阳，散风邪除湿滞。二诊，虽耳部症状未减轻，但口干、便结有所缓和，舌质红转为淡红，说明邪热大清，效不更方。三诊，患者觉左耳堵塞感明显减轻，自觉听力有提高，但间流清涕，脉细，说明患者原肺脾不足之征渐显，守前方去薏苡仁、藿香，加五指毛桃、防风以健脾补肺，益卫固表，取玉屏风散之义。四诊，患者有轻微耳堵塞感，间有鼻塞流涕，畏冷，汗较多，舌质淡红，舌苔白，脉弦细滑。提示邪热已清，脾虚肺弱之征凸显，用玉屏风散加味治之。方中以五指毛桃、白术、防风补益卫气以固表；茯苓、泽泻健脾渗湿；辛夷花、白芷通窍；白芍柔肝敛阴，防利湿过度而致阴亏；糯稻根养阴止汗；白蒺藜泻湿祛风；甘草调和诸药。五诊，患者耳部症状已消，无多汗，晨起鼻鼽发作，予益气固表，健脾补气之剂调理之，以巩固疗效。

本例患者的治疗，针对患者素体虚弱（肺卫不固，脾气虚弱），在整个治疗过程中，充分体现了中医辨证治疗的优势。

（邱宝珊 郭华民 整理）

第二节 脓耳

脓耳是指以鼓膜穿孔、耳内流脓、听力下降为主要特征的耳病。古代医家多认为本病发病与肾、肝、心、脾四脏功能失调有关,心、肺之脏受邪亦有描述,其主要的致病因素为风热邪毒、火毒、湿毒等,既有从耳道进入者,亦有循经上攻耳窍者。现代医家继承了其中部分认识,但已无从心经论治本病的论述,主要从肺、肝胆、脾、肾的脏腑功能失调认识本病,辨证论治亦出于病因病机不同而略有差别。从古至今,对于脓耳的辨证论治,有一个逐渐完善的过程。明代孙一奎编撰的《赤水玄珠》,既详于辨证,又有治法方药的论述,其主要出现的证型有肾气热结证、肝胆火盛证、肾元亏损证、风热外侵证、脾虚胃湿证等。虽然古今医家对脓耳的辨证分型有多种认识,但基本是从肺、肝胆、脾、肾脏腑之功能失调,风、热、湿、痰饮、瘀血等因素致病方面进行辨证治疗。

西医学的急、慢性化脓性中耳炎及乳突炎属于脓耳的范畴,可按脓耳进行中医辨证治疗。西医治疗化脓性中耳炎,多采取抗生素及手术等方式治疗。但随着抗生素的广泛及不合理应用,耐药菌如今已大量产生,且常以多重耐药为特点。手术对中耳乳突和外耳道的正常解剖结构严重破坏,造成术后遗留大术腔,术腔上皮化时间长而导致干耳时间漫长、不可避免的各种途径造成术腔的反复感染,这些问题依旧没有得到很好的解决。中医对脓耳的治疗积累了丰富的经验,尤其是对不干耳、术后粘连、硬化等治疗难题取得了可喜的成绩,疗效肯定。

王士贞对脓耳的辨证,强调抓住一个"脓"字,耳内脓液的色、质、量、味是辨证的重要依据。脓液色黄多属湿热,色红多属火毒,色白多属脾虚；脓液黏稠多属湿热，清稀多属脾虚湿盛；脓液量多者湿盛，量少者或因湿浊排泄欠畅，或为病情得到控制，趋向好转；脓液气味臭秽，多是湿浊久郁生热，血肉骨质腐败之征。临证时还需结合全身兼证和舌象、脉象，辨其寒热虚实。临床上不少脓耳患者长期耳内流脓，脓液较清稀，使用抗生素无效，这类患者多属脾虚、湿浊内困，王士贞运用健脾利湿、托毒排脓之剂进行治疗，往往可以达到干耳的目的。

常用托里消毒散合五指毛桃四君子汤为基础方，气虚者合玉屏风散加减治疗。托里消毒散合五指毛桃四君子汤药物组成：五指毛桃、党参（或太子参）、茯苓、白术、防风、薏苡仁、炒扁豆、陈皮、皂角刺、白芷、甘草、金银花。本方补中有消。五指毛桃、党参（或太子参）、白术、茯苓、甘草同用，健脾补气，以增强托毒外出之功；陈皮理气健脾燥湿，皂角刺、白芷清热排脓，佐金银花疏风清热，芳香上行。诸药合用，补中有消，共奏健脾渗湿，托脓外出之功。临床加减：若干耳缓慢，可加土茯苓、黄柏、苦参、白鲜皮、地肤子等清热燥湿之品。

对于病久属肾阴亏虚证或肾阳亏虚证的患者，治宜补肾培元，祛腐化湿，王士贞常以知柏地黄丸或肾气丸为基础方，配伍祛湿化浊或者活血祛腐之品，如鱼腥草、皂角刺、板蓝根、金银花、桃仁、红花、乳香、没药、泽兰等。

局部治疗：在内服中药的基础上，可根据病情选用耳浴、滴鼻、耳部熨法、耳或鼻局部理疗、耳穴敷贴等外治法配合治疗，提高疗效。

验 案 举 例

● **病案一**

伍某，成年女性。

2012年10月24日初诊。因"左耳流脓1周"来诊。患者1周前感冒后左耳流脓，现左耳流脓，跳痛，瘙痒，胀闷堵塞感，口不干，胃纳、二便调。舌质淡红，苔白，脉细滑。专科检查：左耳鼓膜充血，有少许分泌物，穿孔待排。耳后完骨无压痛。耳内镜检查：鼓膜充血水肿，未见明显穿孔。

中医诊断：脓耳（左耳）。

辨证分型：风热外侵。

治法：疏风清热，解毒消肿。

处方：蔓荆子散加减。柴胡10克、菊花10克、蔓荆子10克、黄芩15克、桔梗10克、甘草6克、赤芍15克、夏枯草15克、白蒺藜15克、连翘15克、薄荷6克（后下）、土茯苓15克，7剂，每日1剂，水煎服。

中成药：小柴胡颗粒，每次1包，每日3次。

外治法：盐酸洛美沙星滴耳液行左耳浴，每日3次。

2012年11月1日二诊。已无左耳疼痛，但觉有回音，耳内痒，夜睡梦多。胃纳可，二便调。专科检查：左耳鼓膜潮红，外耳道干洁。舌质淡红，苔白，脉细。

治法：疏风通窍，活血化湿。

处方：柴胡10克、白芍15克、葛根15克、石菖蒲10克、川芎10克、香附10克、益智仁15克、五指毛桃15克、党参15克、毛冬青15克、当归10克、甘草6克，7剂，每日1剂，水煎服。

病 案 分 析

脓耳发病外因多为风热湿邪侵袭，内因多数肺、肝胆、脾、肾脏腑功能失调。此例患者有外感病史，左耳流脓1周，伴跳痛，胀闷堵塞感，专科检查见左耳鼓膜充血，有少许分泌物，为脓耳初期，属实证、热证，辨证为风热外侵，可以蔓荆子散作为基础方加减治疗。方中蔓荆子散疏风清热，解毒消肿，佐以小柴胡颗粒，以助疏肝和解少阳之力。并配合盐酸洛美沙星滴耳液进行局部治疗，内外治相结合，取得较好疗效。

（徐慧贤　整理）

● 病案二

徐某，女，40岁。

2014年6月25日初诊。因"左耳流脓1周"来诊。患者有反复双耳流脓史20余年，现症见：左耳流脓，无疼痛，但觉头痛，咽不适，口不干，胃纳、二便调。舌质淡，苔白，脉细。专科检查：双耳鼓膜中央型大穿孔，有分泌物，咽部未见异常。

中医诊断：脓耳（双耳）。

辨证分型：脾虚湿困。

治法：健脾渗湿，托毒排脓。

处方：五指毛桃四君子汤加减。五指毛桃30克、党参20克、茯苓15克、白术10克、生薏苡仁20克、防风10克、白芷10克、蔓荆子10克、陈皮6克、益智仁15克、辛夷花10克、野菊花10克、桔梗10克、甘草6克，7剂，每日1剂，水煎服。

外治法：盐酸洛美沙星滴耳液行左耳浴，每日3次。

2014年7月2日二诊。左耳流脓减轻，但右耳又有流脓，双耳内瘙痒，口不干，咽部不适，觉有痰，胃纳一般，二便调。舌质淡，苔白，脉细。

处方：五指毛桃30克、党参20克、茯苓15克、白术10克、防风10克、辛夷花10克、白芷10克、蔓荆子10克、柴胡10克、益智仁15克、生薏苡仁20克、野菊花10克、桔梗10克、甘草6克，7剂，每日1剂，水煎服。

外治法：盐酸洛美沙星滴耳液行双耳浴，每日3次。

病 案 分 析

患者来诊时，双耳反复流脓已20余年，体质较虚弱，脾失健运，湿浊内生，加之正不胜邪，邪毒滞留，与湿浊困结耳窍，以致脓耳缠绵难愈，反复发作，故辨证为脾虚湿困。采用补法为主、消法为辅进行治疗，治宜健脾渗湿，托毒排脓，以五指毛桃四君子汤作为基础方加减治疗。方中，五指毛桃、党参、茯苓、白术补益脾气；生薏苡仁、陈皮、益智仁健脾化湿；防风、白芷、蔓荆子、野菊花托毒排脓；辛夷花、桔梗通窍升阳。配合盐酸洛美沙星滴耳液进行耳浴以提高疗效。二诊时，患者左耳流脓改善，右耳又有流脓，按上方亦取效。

（邱宝珊　林玲玲　整理）

● 病案三

黄某，女，63岁。

2018年6月6日初诊。主诉：右耳流脓1月余。患者自幼有右耳流脓史，近10余年来右耳无流脓史。1月余前因耳痒挖耳后右耳流脓，来诊时症见：右耳时流黏白脓液，耳内胀痛麻木感，无头痛眩晕。口不干，胃纳、二便调，患者面色苍白，形体虚胖。脉细滑，舌质稍红，舌苔微黄略厚。专科检查：右耳鼓膜潮红，中央型穿孔，少许黏白分泌物附着。左耳鼓膜浑浊。右耳后完骨无压痛。纯音测听结果示：双耳听力曲线呈混合型耳聋。

中医诊断：脓耳（右耳）。

辨证分型：脾虚湿蕴。

处方：防风10克、白芷10克、当归10克、陈皮6克、炙甘草6克、赤芍15克、五指毛桃30克、皂角刺15克、金银花10克、益智仁15克、柴胡10克、蔓荆子10克，7剂，每日1剂，水煎服。

外治法：①嘱患者用粗盐炒热布包熨耳周，每日1～2次。

②氧氟沙星滴耳液1支，滴耳，每日2次。

针灸疗法：右耳穴位贴压1次。

调护：嘱患者少食肥甘厚腻及鱼腥发物，忌污水入耳，注意预防感冒。

2018年6月14日二诊。右耳流脓明显减少，无胀痛感，自觉听觉较前清晰，口微干，胃纳、二便调。脉细滑，舌质稍红，舌苔白略厚。专科检查：右耳鼓膜中央型穿孔，稍充血，少许湿润。

处方：防风10克、白芷10克、当归10克、陈皮6克、炙甘草6克、赤芍

15克、五指毛桃30克、皂角刺15克、薏苡仁15克、柴胡10克、益智仁15克、蔓荆子10克、金银花10克，7剂，每日1剂，水煎服。

外治法及针灸疗法：同2018年6月6日。

2018年6月29日三诊。右耳已无流脓，无耳内胀痛，精神爽朗，口微干，胃纳、二便调。脉细滑，舌质淡红，舌苔白。专科检查：右耳鼓膜中央型穿孔，干净无分泌物。

处方：防风10克、白芷10克、当归10克、陈皮6克、赤芍15克、金银花10克、五指毛桃30克、益智仁15克、柴胡10克、皂角刺15克、麦冬15克、浮小麦30克，7剂，每日1剂，水煎服。

患者告知，如无流脓等不适，暂不再复诊。

病案分析

患者自幼耳窍流脓，邪滞耳内，脏腑虚损，正气不足，无力托毒，邪毒内蕴，阻塞经脉气血运行，化腐成脓而致耳内流脓反复发作。其证虚实夹杂。治宜清热解毒，托毒排脓，以仙方活命饮加减。仙方活命饮出自宋代陈自明《外科精要》，为治阳证疮疡初起的代表方，前人称本方为"疮疡之圣药，外科之首方"，通治一切阳证疮疡肿毒，具有脓未成者即散，脓已成者即溃之效，有"疮门开手攻毒第一方"之美称。方中金银花功善清热解毒，既能清气分热毒，又能解血分热毒，且芳香透达，为治阳证疮疡之要药；当归、赤芍活血散瘀止痛；陈皮理气健脾，化痰燥湿；防风、白芷辛散疏透，疏散壅滞以散其结，使热毒向外透解，白芷又长于消肿排脓；柴胡、蔓荆子轻清上行，清利头目；皂角刺消肿托毒，溃坚排脓；益智仁、五指毛桃补益脾肾，托毒外出；炙甘草调和诸药。以上诸药合用，共奏清热解毒，托毒排脓之功。初诊清利耳窍之湿热兼健脾托里，二诊及三诊，患者耳内已无肿痛，脓液逐渐减少，加薏苡仁健脾渗湿，浮小麦除热、养心除烦，用以善后。

（邱宝珊 林玲玲 整理）

附：脓耳术后病案三例

● 病案一

陈某，男，18岁。

2005年8月15日初诊。主诉：左耳反复流脓伴听力下降5年。缘患者于5年前左耳出现流脓，色黄，黏稠，量时多时少，味腥臭，此后听力逐渐下降，无耳鸣，无眩晕。曾在当地多家医院服中西药治疗，效果欠佳。2005年8月6日到我科门诊就诊，8月9日本院颞骨CT结果示：双侧慢性中耳炎，合并双侧胆脂瘤形成，疑双侧鼓膜穿孔。由门诊医师收入院进一步治疗。查房时症见：神清，精神可，左耳流脓，腥臭味，量时多时少，色黄质稠，左耳听力下降，无耳鸣，无眩晕，无头痛，无恶心呕吐，右耳听力可，无流脓，纳眠可，二便调。舌质淡红，舌边有齿印，脉细滑。专科检查：左外耳道潮湿，见多量淡黄色脓液堵塞，鼓膜未及，右外耳道及乳突腔见少量淡黄色分泌物附着。颞骨CT结果示（2005年8月9日）：双侧慢性中耳炎，合并双侧胆脂瘤形成，疑双侧鼓膜穿孔。

中医诊断：脓耳（双耳）。

辨证分型：脾虚湿困。

治法：健脾益气，利湿化浊。

处方：太子参15克、黄芪15克、白术10克、泽泻15克、土茯苓20克、薏苡仁30克、枳实10克、甘草5克、谷芽30克、白扁豆30克、红花5克，3剂，每日1剂，水煎服。

计划2005年8月18日行手术治疗。

调护：做好术前准备。嘱患者饮食清淡，注意休息。

2005年8月19日第二次查房。患者已于8月18日行左耳鼓室成形术并改良乳突根治术，次日为术后第1天。患者精神疲倦，感觉头晕不适，术区疼痛，无面瘫，进食半流质，眠可，停留尿管通畅，大便未解。专科检查：左耳伤口敷料少量淡红色渗液，切口对合良好，无红肿，切口皮肤有少量渗血。舌质淡红，边有齿印，苔白，脉细滑。

处方：太子参30克、茯苓15克、白术10克、薏苡仁15克、山药15克、陈皮10克、法半夏10克、砂仁6克（后下）、石菖蒲10克、黄连6克、蒲公英15克、甘草10克，3剂，每日1剂，水煎服。

2005年8月22日第三次查房。术后第4天，患者神志清，精神较前佳，头晕稍减轻，但觉头痛，术区疼痛，无面瘫，胃纳一般，可进半流饮食，睡眠可，二便调。舌质淡红，边有齿印，舌苔白，脉细滑。专科检查：伤口敷料少量渗液，切口对合良好，无红肿，切口皮肤无渗液及渗血。

处方：太子参30克、土茯苓30克、白术10克、薏苡仁15克、柴胡10克、怀山药15克、炒扁豆15克、泽泻15克、蒲公英15克、甘草5克，4剂，每日1剂，水煎服。

2005年8月26日第四次查房。术后第8天，患者神志清，精神可，术区无疼痛，无头痛头晕，无面瘫，可进饭食，二便调。舌质淡红，边有齿印，舌苔白。专科检查：伤口敷料少量渗液，切口愈合良好，无渗血，无红肿，无硬结。

处方：太子参30克、土茯苓30克、白术10克、薏苡仁15克、柴胡10克、怀山药15克、炒扁豆15克、泽泻15克、蒲公英15克、甘草5克，3剂，每日1剂，水煎服。

● 病案二

陈某，女，57岁。

2005年11月19日查房。主诉：右耳反复流脓伴听力下降20余年，加重2年。缘患者于20余年前右耳出现流脓，色黄黏稠，量时多时少，无异味，听力无明显下降，当时自行服用清热消炎药物后症状好转。之后多年未流脓，但时有右耳痒痛，听力逐渐下降，未行诊治。近两年来右耳流脓清稀、量多，曾在当地诊治，未见好转，遂来我院门诊就诊。2005年6月颞骨CT检查结果示：考虑右耳慢性化脓性中耳炎合并胆脂瘤。纯音测听结果示：右耳中重度混合性聋。声导抗检查示：双鼓室稍负压。2005年11月

15日由门诊医师收入院进一步治疗。入院时症见：神清，精神可，右耳无流脓，听力下降，嗅觉减退，无耳痒痛，无耳鸣，无眩晕，无头痛，无恶心呕吐，无鼻塞流涕，无鼻痒打喷嚏，纳眠可，二便调。舌质淡红，舌苔薄白，脉细。专科检查：右外耳道潮湿，鼓膜紧张部完整，松弛部极度内陷，未见明显穿孔，左外耳道及鼓膜未见异常。外鼻无明显畸形，鼻中隔向右偏曲，双下鼻甲稍大，双中鼻道见引流，右侧钩突息肉样变，左侧筛泡息肉样变，双嗅裂见息肉及引流。

中医诊断：脓耳（右耳）；鼻渊。

辨证分型：脾虚湿困。

治法：健脾益气，利湿通窍。

处方：五指毛桃30克、茯苓15克、白术15克、泽泻10克、薏苡仁30克、石菖蒲12克、柴胡10克、蔓荆子10克、菊花15克、甘草6克、草果仁8克，5剂，每日1剂，水煎服。

外治法：复方辛夷滴鼻液（本院制剂）2支，滴鼻。

调护：做好术前准备，饮食清淡，预防感冒。

计划2005年11月24日行手术治疗。

2005年11月25日第二次查房。患者11月24日在全麻下行右耳鼓室成形术并乳突根治术，次日为术后第1天。患者精神可，诉头晕不适，恶心欲呕，时有视物旋转，术区疼痛，无面瘫，眠差，小便可，大便未解。舌质淡红，舌苔薄白，脉细。专科检查：伤口敷料少量渗液，切口对合良好，无红肿，切口皮肤有少量渗血。

处方：太子参30克、茯苓15克、白术10克、薏苡仁15克、山药15克、陈皮10克、法半夏10克、砂仁6克（后下）、石菖蒲10克、黄连6克、蒲公英15克、甘草10克，3剂，每日1剂，水煎服。

调护：嘱患者适当活动，少食多餐，进食易消化食物。按时换药，注意加压包扎。

2005年11月28日第三次查房。术后第4天，患者精神可，无面瘫，无耳鸣，头晕减轻，无视物旋转，术区无疼痛，咽干，微咳，无鼻塞流涕，无发热恶寒，纳眠可，小便可，大便调。舌质淡红，舌苔薄白，脉细。专科检查：伤口敷料少量渗液，切口对合良好，无红肿，切口皮肤有少量渗血。

处方：党参15克、茯苓15克、白术10克、炙甘草6克、薏苡仁15克、蒲公英15克、泽泻15克、毛冬青15克、郁金10克、麦冬15克、浮小麦30克，4剂，每日1剂，水煎服。

● 病案三

何某，女，55岁。

2004年12月13日初诊。主诉：左耳反复流脓5年，加重3个月。缘患者于5年前因在本地医院挖耳时致鼓膜穿孔，后感染致左耳流脓，其后左耳经常有清稀分泌物流出，未影响听力，患者未在意。5个月前患者左耳流脓性分泌物，其后2个月有血性分泌物流出，到我院门诊诊治，耳内窥镜检查见左耳鼓膜松弛部穿孔。由门诊医师拟"慢性化脓性中耳炎"于2004年12月10日收入院。查房时症见：左耳流脓黏稠无臭味，无耳痛，无眩晕，听力无明显下降。近几天腹痛，大便溏。舌质淡红，苔白略厚，脉细略滑。专科检查：双外耳无畸形，左外耳道有少量脓血性分泌物，无臭味，左鼓膜松弛部有一穿孔，见肉芽样新生物。右侧外耳道干洁，鼓膜稍内陷。音叉检查示，RT：左耳（-），右耳（+）；韦伯试验偏向左耳；ST：左耳（+）。病理检查示：左耳肉芽组织增生。

中医诊断：脓耳（左耳）。

辨证分型：脾虚湿困。

治法：健脾益气，利湿化浊。

处方：五指毛桃30克、白术10克、泽泻15克、火炭母15克、土茯苓15克、薏苡仁15克、桔梗10克、甘草5克、柴胡10克、白芍15克、毛冬青15克、砂仁5克（后下），2剂，每日1剂，水煎服。

调护：做好术前准备，饮食清淡，注意休息，预防感冒。

计划2004年12月16日行手术治疗。

2004年12月17日第二次查房。患者于12月16日行左鼓室成形术并乳突根治术，次日为术后第1天，左耳部轻胀痛，腹胀，胃纳差，二便调。舌质淡红，苔白，脉弦滑。专科检查：左耳部敷料有血性渗出物。

处方：柴胡10克、白芍15克、石菖蒲10克、薏苡仁30克、茯苓15克、毛冬青15克、牡丹皮10克、蒲公英15克、佛手10克、砂仁6克（后下）、白术10克、泽泻15克，3剂，每日1剂，水煎服。

调护：可适当活动，饮食易消化食物。

2004年12月20日第三次查房。左耳渗出物减少，精神佳，胃纳、二便调。舌质淡红，舌苔薄白，脉细。

处方：太子参30克、薏苡仁30克、茯苓15克、毛冬青15克、丹参15克、川芎10克、蒲公英15克、白术10克、泽泻15克、砂仁6克（后下），6剂，每日1剂，水煎服。

2004年12月27日第四次查房。术后第11天，伤口愈合良好，近日大便稍溏，胃纳一般，口不干，舌质稍红，苔白略厚，脉细。专科检查：左耳道口有少量分泌物。

处方：太子参30克、薏苡仁30克、茯苓15克、蒲公英15克、白术10克、泽泻15克、砂仁6克（后下）、谷芽30克、火炭母15克，6剂，每日1剂，水煎服。

病 案 分 析

以上三例脓耳患者，耳内流脓缠绵日久，耗伤正气，正不胜邪，湿浊邪毒久积耳窍，耳内脓液排出不畅，致鼓膜穿孔经久不愈合，并发胆脂瘤或肉芽、息肉，根据病情需要予手术治疗。手术前可配合中药辨证治疗，有利于手术顺利进行。以健脾益气，利湿化浊为法，以黄芪（或五指毛桃）、白术、泽泻、薏苡仁、土茯苓、甘草组成基础方，方中黄芪（或五指毛桃）补气健脾；白术、泽泻、薏苡仁健脾利水；土茯苓清热解毒利湿，全方健脾利湿，消肿排脓。若患者胃纳较差，可选加谷芽、山药、扁豆等益气健脾药；若有鼻塞流涕，可选加柴胡、菊花、蔓荆子、石菖蒲、藿香等，以通耳鼻之窍；若脓多可加桔梗、火炭母清热排脓。

术后患者出现头晕头痛，精神疲倦，胃纳差，或恶心欲呕，术区疼痛等，舌淡，苔白，脉细，为术后元气耗伤，气阴亏虚之表现。术后伤口肿胀、渗血渗液，为创伤后局部气血瘀滞所致，故治法宜益气养阴，消肿止痛，王士贞常选用参苓白术散或者四君子汤加减。基础方由太子参（或五指毛桃，或党参）、茯苓、白术、薏苡仁、甘草、山药、法半夏、陈皮、砂仁组成，该方太子参（或五指毛桃，或党参）、茯苓、白术、山药、甘草益气健脾；茯苓、薏苡仁健脾利湿，消肿排脓，补气而不留邪；法半夏、陈皮理气和中止呕；砂仁化湿醒脾。临证加减用药，可加蒲公英、黄连清热解毒以防染毒；用藿香、佩兰芳香化浊，醒脾化湿；火炭母为广东地区常用草药，清利湿热，用于术后脾虚湿滞之证，配合化湿醒脾药物，协同起到化湿去滞的功效。石菖蒲醒脑通窍；柴胡、菊花、蔓荆子轻清上行，清利头目效佳；手术创伤、术口渗血渗液，以丹参、毛冬青、川芎活血化瘀生新，促进术后创面愈合。对于脓耳术后用药，王士贞强调用药以甘淡为主，健脾补气而不过燥，利湿化痰而不伤脾，并注意芳香通窍药、活血止血、化瘀生新药物的运用，达到复元气、祛湿浊、消肿胀、止疼痛，促进术后康复的目的。

（邱宝珊　林玲玲　整理）

附：大疱性鼓膜炎病案一例

何某，女，53岁。

2018年4月25日初诊。主诉：左耳深部疼痛，堵塞感，听力下降1周。曾到附近卫生院诊治，医师告知鼓膜有血疱，当即刺破血疱，未给予服药。来诊时症见：左耳深部胀痛，堵塞感，听力下降，左侧头胀痛，口微干。平时偶有胃痛，胃纳、二便调。有鼻衄病史，喷嚏、流清涕时作。脉细滑，舌质淡红，舌苔白略厚。专科检查：左耳鼓膜呈暗红色，肿胀，有血痂。双下鼻甲淡红，微肿，未见分泌物引流。

诊断：大疱性鼓膜炎（左耳）。

辨证分型：卫表不固，邪犯少阳。

治法：清解少阳，益气祛邪。

处方：柴胡10克、黄芩15克、法半夏10克、陈皮6克、蔓荆子10克、赤芍15克、五指毛桃20克、白术10克、防风10克、辛夷花10克、砂仁6克（后下）、柿蒂15克、诃子10克、毛冬青15克、甘草6克，5剂，每日1剂，水煎服。

外治法：嘱患者用粗盐炒热布包，熨左耳周，每日2次。

5剂药后，患者电话告知：左耳疼痛及堵塞感已消失，听力已恢复正常。

2018年7月19日前来诊治鼻鼽，告知：5剂药后，左耳诸症尽解。专科检查：双耳鼓膜正常。

病 案 分 析

患者体质虚弱，平时鼻鼽时发，肺卫不固，受风热时邪侵袭，邪入少阳，邪热循经郁于耳窍，燔灼耳膜，而致耳内疼痛、堵塞，鼓膜充血肿胀见疱疹，听力下降。患者口不甚干，舌淡苔白，平时胃脘不适，鼻鼽时作，说明患者体质虚弱，为体虚邪实，虚实夹杂之证。故辨证为卫表不固，邪犯少阳。

治法予清解少阳，益气固表。方用小柴胡汤合玉屏风散加减运用。小柴胡汤清解少阳之邪热，加辛夷花、蔓荆子祛邪通窍，清利头目；加赤芍、毛冬青清热凉血，消肿止痛。因患者体质虚弱，肺气虚弱，卫表不固，鼻鼽不止，故用玉屏风散益气固表，托邪外出。又患者胃脘不适，加砂仁、柿蒂健脾化湿，行气宽中。王士贞指出：本例大疱性鼓膜炎，虽邪热壅盛，但患者体质虚弱，故治疗时要注意顾护患者体质，清解热邪不可过于苦寒，益气固表以助托邪外出。外治用热盐熨耳周，有疏通经脉，消肿止痛的作用。

（高健莹　整理）

附：外伤性鼓膜穿孔病案一例

陈某，女，31岁。

2003年1月8日初诊。主诉：右耳受伤后疼痛、听力下降8天。患者于8天前因与人争吵，被用手掌击伤右耳后，出现双耳疼痛，双耳听力下降，即到当地诊所诊治（用药不详），效果欠佳，遂今天前来我院门诊诊治。来诊时症见：8天来右耳疼痛，双耳胀闷堵塞感，听力下降，耳鸣如蝉，头胀痛不适。捏鼻鼓气时右耳有漏气感，烦躁不安，神情焦虑，夜睡欠佳，口微干，胃纳、二便尚调。脉弦，舌质淡红略胖，舌苔白略厚。患者形体偏瘦，面色苍白。专科检查：右耳鼓膜充血，血痂附着，松弛部见两个不规则小穿孔，左耳鼓膜未见明显穿孔，标志清晰。纯音测听结果示：双耳呈中度传导性耳聋。

诊断：外伤性鼓膜穿孔（右耳）。

辨证分型：血瘀耳窍。

治法：活血祛瘀，益气散邪。

处方：柴胡10克、菊花10克、蔓荆子10克、黄芩10克、牡丹皮10克、郁金10克、白芍15克、蝉蜕10克、地龙干10克、太子参15克、甘草6克，7剂，每日1剂，水煎服。

中成药：丹七片1盒，每次2片，每日3次。

外治法：熨法，嘱患者用煎煮后药渣，趁热用布包后熨右耳周。

调护：①忌污水入耳，忌用药水滴耳，避免用力擤鼻。

②注意调整心态，心情舒畅，饮食清淡为宜。

2003年1月15日二诊。右耳仍疼痛，双耳仍鸣，但双耳堵塞感有减轻，听力如前，头微胀痛，夜睡较前好转，口不干，胃纳、二便调。舌质淡红略胖，舌苔白略厚。专科检查：右耳鼓膜仍充血，有血痂附着，松弛部见两个不规则小穿孔；左耳鼓膜未见明显穿孔，标志清晰。

处方：党参15克、丹参15克、郁金10克、柴胡10克、白芍15克、毛冬青15克、葛根15克、瓜蒌仁10克、茯苓15克、蝉蜕10克、地龙干10克、甘草6克，6剂，每日1剂，水煎服。

中成药：丹七片1盒，每次2片，每日3次。

外治法：继续熨右耳周。

2003年1月22日三诊。感觉右耳疼痛明显减轻，只是在说话时有右耳疼痛不适，双耳仍有耳鸣，听力有提高，心情较前舒畅，夜睡尚好，口不干，胃纳、二便常。脉弦细，舌质淡红，舌苔白。专科检查：右耳鼓膜后下方有少许血痂，右耳鼓膜两个松弛部穿孔较前缩小；左鼓膜未见明显穿孔，标志清晰。

处方：仍守2003年1月15日方3剂，每日1剂，水煎服。

外治法：继续熨右耳周。

2003年1月24日四诊。右耳偶然感觉疼痛，双耳仍感堵塞感及耳鸣，听力仍差，口不干，胃纳、二便调。脉弦细，舌质淡红，舌苔白。专科检查：右耳鼓膜小穿孔，后下方有少许血痂。

处方：守2003年1月22日方，去瓜蒌仁，加当归10克。7剂，每日1剂，水煎服。

中成药：丹七片2盒。嘱汤药7剂服完后，继续服中成药。

外治法：继续用药渣热熨右耳周。

2003年4月16日五诊。患者时隔3个月再来诊，问及原因，告知：因药后已无明显疼痛，自觉问题不大，故未来诊。至2003年3月底，曾到某西医院复查，被告知鼓膜穿孔需做鼓膜修补手术，因惧怕手术，故又前来中医诊治，希望有补救方法。现已感觉听力稍有提高，双耳仍觉堵塞感，耳鸣如蝉，睡眠佳，胃纳、二便调。脉细，舌质淡红，舌苔薄白。专科检查：右耳鼓膜小穿孔。

处方：党参15克、当归10克、益智仁15克、川芎10克、葛根15克、石菖蒲10克、丹参15克、柴胡10克、白芍15克、甘草6克，10剂，每日1剂，水煎服。

嘱其坚持配合治疗。

2003年5月30日六诊。双耳堵塞感及耳鸣均明显减轻，感觉听力仍稍

王士贞耳鼻喉医案精选

差。胃纳、二便调。脉细，舌质淡红，舌苔薄白。专科检查：右耳鼓膜穿孔愈合，标志清晰。

处方：党参15克、当归10克、益智仁15克、茯苓15克、白术10克、白芍15克、柴胡10克、石菖蒲10克、甘草6克，10剂，每日1剂，水煎服。

2003年8月29日来诊。嘱患者来诊复查，患者告知右耳偶有堵塞感，无耳鸣，听力恢复正常。专科检查：右耳鼓膜正常，标志清晰。

病案分析

患者因与人争吵被人掌击伤右耳，有明确的外伤病史，来我院就诊时，已是外伤后第8天，但仍有右耳疼痛，双耳胀闷堵塞感，双耳听力下降，耳鸣如蝉，头胀痛不适等症状，由此可见，患者当时遭受了较大的暴力撞击，其撞击力已波及同侧和对侧耳窍深部，血脉已伤，气血不通，不通则痛，故右耳疼痛尤甚，头胀痛不适；震荡伤及中耳、内耳，损伤脉络，阻塞传音通道，故双耳胀闷堵塞感，双耳听力下降。本病辨证属血瘀耳窍，以活血祛瘀治其标。患者面诊时见形体偏瘦，面色苍白，烦躁不安，神情焦虑，夜睡欠佳，舌质淡红略胖，舌苔白略厚，脉弦，四诊合参，提示患者平素身体虚弱，脾土不运，内有水湿，加之与人争吵，被掌击后，情志不遂，木失条达，肝气郁结，经气不利，更克脾土，故后期的治疗以健脾补气为主以治其本。

因血瘀耳窍，兼有肝气不舒，脾土不运，治法宜活血祛瘀，益气散邪。

王师答疑 没有外邪侵袭，为什么要"散邪"？

王士贞回答："这里'散邪'之意是指祛邪防染毒，对于外伤导致鼓膜穿孔，从治疗到调护，都必须强调防染毒。再者，祛瘀阻、利湿浊、散滞气，以期瘀去肿消，从而达到治愈的目的。"

王士贞的理念体现在其遣方用药中。初诊方中柴胡、菊花、蔓荆子，三药均入肝经，清轻上浮，疏解少阳半表半里之邪，通耳窍之力显著；柴胡与黄芩配伍，使枢机得以和畅，具有较好的和解少阳、疏散肝胆郁热的作用；柴胡与白芍相配伍，疏肝而不伤阴血，敛肝而不郁滞气机。白芍与甘草配伍，既可起到缓急止痛，又能养肝敛阴血。牡丹皮、郁金活血散瘀止痛，郁金兼能行气解郁。蝉蜕宣散发透，地龙性走窜，两药合用，走窜通络止痛之功尤胜；太子参益气健脾，顾护正气。全方用药和缓，祛瘀散邪通经络而不伤正，扶正而不留邪。二诊、三诊时患者情绪较前稳定，夜睡较前好转，但其舌质淡红略胖，舌苔白略厚，说明患者体虚，体内湿邪仍盛，故加党参以健脾益气，茯苓以淡渗利水、宁心安神，葛根解肌升阳通耳窍，瓜蒌仁利气宽胸，丹参、毛冬青以加强活血祛瘀之效。四诊时可见右耳疼痛已基本缓解，右耳鼓膜两个松弛部穿孔较前缩小，说明患者体内瘀血、湿邪渐去，病情好转，疗效显现。患者因症状缓解，自行停药3个月，到某西医院复查，被告知鼓膜穿孔需做鼓膜修补手术。分析患者鼓膜穿孔难以愈合的原因，除了中断治疗外，主要是体质虚弱，气血不足而不能生肌。故五诊、六诊，以扶正为主，益气养血生肌，促进鼓膜的修复愈合，体现了中医辨证论治的优势。此外，在治疗过程中，配合熨法，用药渣热熨耳周，有温通气血，散瘀消肿的作用，不失为简、便、廉之中医特色外治法。

　　王士贞指出，本例患者因其本虚，整个治疗过程，要根据人的体质及疾病的不同阶段辨证用药，虽为血瘀之证，但不宜用桃仁、红花之类过于攻破的活血化瘀药，而需徐徐图之，方可攻邪而不伤正，扶正而不留邪，最终取得疗效。

（邱宝珊　黄晓萍　整理）

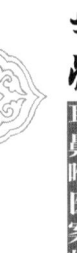

第三节　耳鸣

　　耳鸣指患者自觉耳中鸣响而周围环境中并无相应的声源。它可发生于单侧，也可发生于双侧，有时患者自觉鸣声来自头颅内部，可称为"颅鸣"或"脑鸣"。在中医古籍中还有聊啾、苦鸣、蝉鸣、耳数鸣、耳虚鸣、暴鸣、渐鸣等不同的名称。耳鸣与耳聋临床上常常同时或先后出现，但是也不尽然，耳鸣既是多种耳科疾病乃至全身疾病的一种常见症状，有时也可单独成为一种疾病。耳鸣病机有虚实之分，实者多因外邪或脏腑实火上扰耳窍，抑或瘀血、痰饮蒙蔽清窍；虚者多为脏腑虚损、清窍失养。

　　王士贞认为耳鸣是临床常见的顽疾之一，目前尚缺乏公认的具有确切疗效的治疗手段，中医药疗法治疗耳鸣有一定的优势，应立足于整体调节以达到治疗的目的。准确辨证用药、针灸、按摩导引与心理疏导、饮食指导等无疑是有效的。王士贞认为治疗耳鸣，不应拘泥于《灵枢·脉度》中的"肾气通于耳，肾和则耳能闻五音矣"之说，仅以填精益髓为法，而应当四诊合参，审证求因。王士贞经过多年的临床实践和观察，认为耳鸣的发生与肝脾两脏功能失调密切相关。《素问·六元正纪大论》云："木郁之发，……甚则耳鸣眩转。"耳司听觉，主平衡，但其功能的发挥有赖于肝血之奉养与肝气之条达。肝气虚，精血不足，耳失所养，或肝阴不足，肝阳上亢，则耳的功能失司，产生耳鸣、耳聋、耳眩晕。肝气实，疏泄不畅，气机失调，或肝火上犯，亦致耳鸣。脾为后天之本，如果饮食不节，损伤脾胃，或劳倦过度，或思虑伤脾，致脾胃虚弱，清阳不升，浊阴不降，宗脉空虚，则引起耳鸣。《素问·通评虚实论》就说："头痛耳鸣，九窍不利，肠胃之所生也。"《灵枢·口问》中也说："耳者宗脉之所聚也，故胃中空则宗脉虚，虚则下溜，脉有所竭者，故耳鸣。"肝脾两脏生理上相互协调，相互为用。肝只有对脾加以正常之疏泄，脾才不壅不滞，健运如常，称之"肝木疏脾土"。反之，肝之疏泄条达又有赖于脾运化水谷之精以滋养，方能刚柔相济，体阴而用阳，称之"脾土营肝木"。如肝失疏泄导致脾失健运者，称木横侮土，若脾失健运，气滞湿阻，而影响肝气疏泄者，则称为土壅侮木。

王士贞分析了大量的耳鸣病例后认为：虽然耳鸣临床上症状不一，但经过仔细辨证分析后不难发现，大多数耳鸣患者除了耳鸣本身症状外，还有情志不宁和脾胃功能紊乱等症状，且情志不遂多是耳鸣发生和反复的诱因。情志失调致脏腑受累，腑气不畅，清窍失养，故生耳鸣。正如《丹溪心法·六郁》中提出："气血冲和，万病不生，一有怫郁，诸病生焉，故人身诸病，多生于郁。"耳鸣容易使人产生烦躁、恐怖、忧郁等肝郁症状。因而情志因素可导致耳鸣，耳鸣反过来又影响情志，从而使该病形成一个恶性循环。由于肝脾两脏密切相关，故多数耳鸣责之于肝脾，王士贞在临床上多从肝脾论治耳鸣。

王士贞在长期的临床摸索中发现，柴胡、白芍、葛根、石菖蒲、香附、川芎六味药合用治疗耳鸣，疗效堪奇，故常以此为基础方，加用五指毛桃（或黄芪）、党参、茯苓、甘草等健脾益气之品治疗耳鸣。

绝大部分就医的耳鸣患者都存在不同程度的心理问题，对于耳鸣现象的不理解而产生烦躁、恐惧、焦虑、忧郁等心理症结，故王士贞在诊治过程中，特别注重心理疏导，鼓励患者，让患者调整好心态，减轻心理负担，耐心治疗，树立治疗信心。

验 案 举 例

● 病案一

付某，男，37岁。

2015年2月6日初诊。主诉：双耳鸣1年余。患者于1年多前因心理压力大出现双耳鸣，右耳鸣较甚，安静环境时较明显，自觉双耳听力无明显下降，心烦易怒，夜睡欠佳，需服安眠药（地西泮1粒）方能入睡，平时或有胃脘不适，嗳酸打嗝。脉细，舌质淡红，苔白。专科检查：双耳鼓膜正常。纯音测听结果示：双耳听力曲线正常。

中医诊断：耳鸣（双耳）。

辨证分型：肝郁脾虚。

治法：疏肝柔肝，健脾聪耳。

处方：柴胡10克、白芍15克、葛根15克、石菖蒲10克、川芎10克、香附10克、益智仁15克、五指毛桃30克、党参20克、远志15克、法半夏10克、陈皮6克、夜交藤30克、合欢皮15克、甘草6克，7剂，每日1剂，水煎服。

按摩导引：嘱患者坚持自做"鸣天鼓"及"营治城廓"，每日1～2次。

调护：嘱患者饮食清淡，按时起居，注意调整心态。

2015年2月13日二诊。仍双耳鸣，时有头昏头重，嗳酸打呃，夜睡欠佳（需服安眠药），时有头痛头胀，胃纳、二便调。脉细，舌质淡红，苔白。

处方：柴胡10克、白芍15克、葛根15克、石菖蒲10克、川芎10克、香附10克、益智仁15克、党参30克、砂仁6克（后下）、法半夏10克、陈皮6克、远志15克、夜交藤30克、浮小麦30克、炙甘草6克，7剂，每日1剂，水煎服。

2015年2月25日三诊。仍有双耳鸣，时有头重不适，饱食后胃脘胀，夜睡较前好转（安眠药减量，服地西泮半粒）。脉细，舌质淡红，苔白。

处方：柴胡10克、白芍15克、葛根15克、石菖蒲10克、川芎10克、香附10克、益智仁15克、党参30克、砂仁6克（后下）、法半夏10克、陈皮6克、远志15克、浮小麦30克、蔓荆子10克、合欢皮15克、炙甘草6克，7剂，每日1剂，水煎服。

2015年3月6日四诊。左耳已不鸣，右耳仍鸣，近2天稍有头晕（头部转动时感觉头晕），畏冷，口不干，夜睡较好（服安眠药半粒），胃纳一般，二便调。脉细滑，舌质淡红，苔白。

处方：柴胡10克、白芍15克、葛根15克、石菖蒲10克、川芎10克、香附10克、桂枝10克、五指毛桃20克、党参20克、茯苓15克、白术10克、砂仁6克（后下）、法半夏10克、陈皮6克、天麻15克，7剂，每日1剂，水煎服。

2015年3月13日五诊。右耳仍鸣但较前减轻，偶有头晕感，前额胀不适，夜睡较前佳（已不必服安眠药），口不干，胃纳、二便调。脉细，舌质淡红，苔白。

处方：柴胡10克、白芍15克、葛根15克、石菖蒲10克、川芎10克、香附10克、益智仁15克、桂枝10克、五指毛桃30克、党参20克、茯苓15克、法半夏10克、陈皮6克、砂仁6克（后下）、蔓荆子10克、炙甘草6克，7剂，每日1剂，水煎服。

2015年3月20日六诊。自觉右耳鸣减轻，偶头胀头重不适，夜睡尚可，已不必服安眠药，胃纳、二便调。脉细，舌质淡红，苔白。

处方：柴胡10克、白芍15克、葛根15克、石菖蒲10克、香附10克、桂枝10克、白芍15克、茯苓15克、五指毛桃30克、党参30克、白术10克、法半夏10克、陈皮6克、砂仁6克（后下）、天麻15克、蔓荆子10克、甘草6克，14剂，每日1剂，水煎服。

2015年4月17日七诊。右耳鸣已明显减轻，偶有头胀，精神爽朗，夜睡可（或有夜睡梦多），口不干，胃纳、二便调。脉细，舌质淡红。

处方：柴胡10克、白芍15克、葛根15克、石菖蒲10克、川芎10克、香附10克、益智仁15克、五指毛桃20克、党参20克、夜交藤30克、怀牛膝15克、桑寄生30克、蔓荆子15克、天麻15克、远志15克、甘草6克，14剂，每日1剂，水煎服，

2015年10月30日随访。近半年来，注意调整心态，坚持做"鸣天鼓"和"营治城廓"，耳鸣轻，白天无耳鸣，只感觉夜间安静时少许耳鸣，不

影响睡眠，精神爽朗。

病 案 分 析

患者出于工作繁忙及晋升等原因，心情不舒，累及肝脾。肝郁气滞，升降失调，导致耳鸣；肝气横逆犯脾及思虑伤脾，致脾胃虚弱，清阳不升，亦导致耳鸣。肝郁化火，内扰心神，则烦躁不安，夜睡不宁；肝失疏泄，气机郁滞，胃失和降，则胃脘不适，嗳酸打呃。故本例耳鸣辨证为肝郁脾虚。

治法宜疏肝健脾。初诊方中柴胡、白芍、葛根、石菖蒲、川芎、香附、合欢皮疏肝柔肝，升阳通耳；合陈夏六君、香砂养胃健脾益气；五指毛桃、益智仁加强方中益气健脾，暖脾肾之功；远志、夜交藤、浮小麦养心安神；蔓荆子清利头目。以后数诊均在初诊方基础上加减用药，至五诊患者耳鸣已明显减轻，夜睡已不必服安眠药。六诊、七诊，耳鸣轻，夜睡佳、精神爽朗，经2月余调治，耳鸣已渐愈。在治疗过程中，配合导引按摩，疏通耳窍脉络，并给予患者心理疏导，释疑解惑，医患相互配合，取得满意疗效。

本例耳鸣，从肝脾论治，疏肝柔肝解郁滞，使肝气冲和条达，脾胃健运有力，气血生化有源，清气上升濡养耳窍，耳鸣得愈。

（何伟平 高健莹 整理）

● 病案二

王某，女，57岁。

2016年9月8日初诊。主诉：左耳鸣3月余。患者诉说3个多月前因好友突然生病离世，情绪受到极大影响后发生耳鸣。来诊时左耳鸣甚，鸣声嘈杂，左耳内堵塞感，自觉无明显听力下降，转动头部时有轻微眩晕，心烦不安，汗多，夜睡欠佳（难入睡、梦多易醒），形体消瘦，面色苍白，胃纳一般，二便尚调，舌质淡红，舌苔薄白，脉细滑。专科检查：双耳鼓膜完整，凹陷。曾于2016年8月6日在外院做听力功能检查，纯音测听结果示：双耳听力曲线正常；声导抗检查示：双耳"A"型鼓室图。

中医诊断：耳鸣（左耳）。

辨证分型：肝郁气滞，心脾两虚。

治法：疏肝健脾，补益心脾。

处方：柴胡10克、白芍15克、葛根15克、石菖蒲10克、川芎10克、香附10克、益智仁15克、黄芪20克、党参20克、桂枝10克、砂仁6克（后下）、干姜10克、大枣10克、夜交藤30克、珍珠母30克（先煎），14剂，每日1剂，水煎服。

针灸疗法：左耳穴贴压1次。取穴：内耳、神门、内分泌、肾上腺、肝、脾、心。

按摩导引：行"鸣天鼓"，早晚各1次。睡前用热水泡脚。

调护：嘱患者调整心态，起居有常，饮食清淡。

2016年9月22日二诊。左耳鸣仍甚，左耳堵塞感减轻，已无发作眩晕，口不干，胃纳、二便调，时有心烦不安，头汗多，夜睡较前好转。舌质淡红，舌苔白，脉细略滑。

处方：柴胡10克、白芍15克、葛根15克、石菖蒲10克、川芎10克、香附10克、益智仁15克、五指毛桃20克、党参20克、桂枝10克、干姜6克、合欢皮15克、浮小麦30克、蔓荆子10克、大枣10克，14剂，每日1剂，水煎服。

其他治疗同2016年9月8日。

2016年10月13日三诊。感觉左耳鸣较前减轻，嘈杂声变小，时轻时重，已无耳堵塞感，烦躁减少，无眩晕，仍出汗较多，口不干，胃纳、二便调。舌尖边稍红，苔白，脉细滑。

处方：柴胡10克、白芍15克、葛根15克、石菖蒲10克、川芎10克、香附10克、益智仁15克、五指毛桃30克、党参20克、桂枝10克、干姜6克、大枣10克、浮小麦30克、蔓荆子10克、远志15克，15剂，每日1剂，水煎服。

其他疗法同2016年9月8日。

2016年10月27日四诊。自觉左耳鸣又有明显减轻，偶有轻微耳鸣声，无堵塞感，无眩晕，活动时头汗较多，胃纳、二便调。舌质稍红，舌苔薄白，脉弦细滑。

处方：柴胡10克、白芍15克、葛根15克、石菖蒲10克、川芎10克、香附10克、益智仁15克、桂枝10克、五指毛桃30克、党参20克、浮小麦30克、大枣10克、远志15克、炙甘草6克，15剂，每日1剂，水煎服。

其他治疗：嘱患者继续坚持每天自行做"鸣天鼓"，早晚各1次；夜睡前热水泡脚。

病案分析

本例患者因情志不畅而致耳鸣，来诊时耳鸣声嘈杂，耳内有堵塞感，烦躁不安，为肝郁气滞之证，又面色苍白，形体消瘦，汗多、夜睡欠佳，舌质淡、苔白、脉细，为心脾血虚之证，故治疗以疏肝柔肝，补益心脾。初诊方中柴胡、白芍、葛根、石菖蒲、川芎、香附疏肝柔肝；益智仁、五指毛桃、党参健脾益气，暖脾肾；桂枝、干姜温经通阳，增强方中补益之效；远志、浮小麦、大枣养心安神；蔓荆子清利头目，并引诸药上行。以后数诊均在初诊方的基础上，加减用药。辨证治疗是关键。

除口服中药外，配合穴位贴压、按摩导引等法，并予心理疏导及饮食指导，而取得满意临床疗效。

（高健莹　整理）

● 病案三

孙某，女，54岁。

2012年3月23日初诊。主诉：右耳鸣约5个月。诊见：右耳鸣，安静环境鸣甚，耳鸣如洗衣机声，自觉听力无明显下降，偶左耳也鸣，无眩晕，口不干，痰少，烦躁不安，夜间难以入睡，胃纳、二便调。脉细滑，舌质淡，齿印，苔白干。专科检查：双耳鼓膜正常。2012年3月13日在某西医院纯音听力测试结果示：双耳高频听力下降。双耳畸变产物耳声发射

（DPOAE）通过。

中医诊断：耳鸣。

辨证分型：肝气郁结。

治法：疏肝理气，养心安神。

处方：柴胡10克、白芍15克、葛根15克、益智仁15克、川芎10克、香附10克、石菖蒲10克、合欢皮15克、浮小麦30克、夜交藤30克、龙眼肉10克、远志10克、炙甘草6克，7剂，每天1剂，水煎服。

中成药：天王补心丹、七叶神安片口服。

针灸疗法：右耳穴贴敷1次。

按摩导引：嘱患者每天早、中、晚各行"鸣天鼓"1次。睡前热水泡脚和听轻音乐。

调护：嘱患者饮食清淡，心情舒畅。

2012年3月30日二诊。患者自觉右耳鸣声减少，夜睡仍较差，无眩晕，口微干，胃纳一般，二便调。脉细，舌质淡暗、苔白。专科检查：双耳鼓膜正常。

处方：在前方基础上加生龙骨（先煎）、生牡蛎（先煎）各30克，7剂，每天1剂，水煎服。

2012年4月6日三诊。右耳仍鸣（曾有1天无耳鸣），夜睡欠佳，胃纳佳，二便调。脉细，舌质淡暗、苔白。专科检查：双耳鼓膜正常。

处方：上方去远志、浮小麦、合欢皮，加酸枣仁、山萸肉各10克，7剂，每天1剂，水煎服。

2012年4月20日四诊。自觉右耳减轻，时轻时重，痰少，胃纳一般，夜睡尚可（耳鸣减轻则睡眠佳）。脉细，舌质淡、苔白。专科检查：双耳鼓膜正常。

处方：守前方7剂，每天1剂，水煎服。

2012年4月27日五诊。右耳鸣仍时轻时重，耳鸣时烦躁，眠差。脉细，舌质淡，苔白。专科检查：双鼓膜正常。

处方：党参10克、黄芪20克、茯苓15克、白术10克、当归10克、远志

10克、木香10克、龙眼肉10克、大枣10克、合欢皮15克、益智仁15克、夜交藤30克、生龙骨30克（先煎）、生牡蛎30克（先煎）、炙甘草6克，7剂，每日1剂，水煎服。

2012年5月4日六诊。右耳鸣减轻较多，睡眠欠佳，白天不觉耳鸣，上半夜偶无耳鸣。脉细，舌质暗红，苔白。专科检查：双耳鼓膜正常。

处方：守前方7剂，每日1剂，水煎服。

2012年5月11日七诊。近一周已无明显耳鸣，但有堵塞的感觉，夜睡一般，胃纳、二便调。脉细，舌质淡红，苔白。专科检查：双耳鼓膜正常。

处方：继续守前方7剂。

八至十诊，患者偶有耳鸣，在噪声环境下稍有右耳鸣，睡眠一般，胃纳、二便调，脉细，舌质稍淡暗、齿印、苔白。专科检查：双耳鼓膜正常。在上方基础上稍有加减，以巩固疗效。十一诊时患者耳鸣甚轻，情绪佳，精神爽利，面色红润，已无明显烦躁、忧郁之征。后患者外出旅游，未再就诊。

随访：3个月后电话随访，患者未再有明显耳鸣。

病 案 分 析

患者因耳鸣于2021年3月23日至6月8日在王士贞门诊诊治，服中药调理。治疗过程大致分为三个阶段。

第一阶段是初诊至四诊，为疏肝理气阶段。初诊时患者耳鸣较甚，影响正常生活和工作，特别是影响睡眠，心情烦躁，神情忧郁，欲哭、流泪，为肝郁气结之征；舌质淡、齿印、脉细为心脾亏虚之征，但以肝气郁滞症状较为突出，故治疗以疏肝柔肝为主，重点在疏肝理气通耳窍，佐以养心安神。柴胡、川芎、香附、合欢皮以疏肝理气通窍，白芍、炙甘草以养肝柔肝，葛根、石菖蒲以升清阳，醒神通窍，浮小麦、夜交藤、远志、龙眼肉以养心安神，益智仁以暖脾温肾，配合天王补心丹、七叶神安片以养心神，助睡眠。二诊时患者自觉右耳鸣声减少，夜睡仍较差，脉细，舌质淡暗、苔白，故在前方的基础上加生龙骨、生牡蛎以重镇潜阳，引阳入阴，由寤转寐。三诊时患者右耳仍鸣（曾有1天无耳鸣），夜睡欠佳，但患者情绪较前明显好转，治疗信心增加，心情较前开朗，故在上方去远志、浮小麦、合欢皮，加酸枣仁、山萸肉以柔肝养肝、补肾阴。

第二阶段是五诊至七诊，为补益气血阶段。四诊后耳鸣已明显减轻，睡眠较前好转，情绪已走出低谷，肝气较前舒畅，但患者精神较疲倦，面色萎黄，脉细、舌质淡、苔白，肝气横逆犯脾，气血亏虚之征较突出，故治疗重在补益气血，予归脾汤加减。黄芪、党参、白术、当归、茯苓、大枣、炙甘草以益气健脾，补益气血；木香以理气，防止补益气血之品过于滋腻碍胃；益智仁、龙眼肉、远志、合欢皮、夜交藤以养血安神益智；生龙骨、生牡蛎重镇潜阳而止鸣。

第三阶段是八诊至十一诊，为巩固治疗阶段。患者耳鸣轻微，在噪声环境下右耳仍有少许不适，故在上方基础上加减，以巩固疗效。3个月后电话随访患者，已无明显耳鸣。

本例耳鸣的治疗时间较长，期间证型也有变化，应认真辨证，针对患者出现不同的证，辨证处方用药，才能取得良好的治疗效果。

配合耳穴贴敷、"鸣天鼓"、睡前热水泡脚等中医传统特色疗法，达到疏通经络、调整脏腑功能的作用。对耳鸣患者，应做好心理疏导及饮食指导，让患者调整好心态，放下包袱，树立信心，积极配合治疗也是非常重要的。

（黄晓萍　整理）

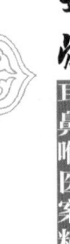

● 病案四

李某，男，39岁。

2019年3月13日初诊。主诉：左耳鸣3月余。患者曾于3个多月前耳鸣发作时发生1次眩晕，到当地医院治疗后缓解。3个多月来持续性耳鸣，安静时耳鸣加重，自觉无明显听力下降。平时有稀白痰，胃脘偶有不适，嗳酸打嗝，夜睡欠佳，精神疲倦，烦躁不安，畏风怕冷，口不干，胃纳一般，二便尚调。脉弦细滑，舌质淡暗，舌苔白略厚。患者从事教师工作，家庭及工作压力大，经常熬夜，平时饮食基本有节。专科检查：双耳鼓膜标志正常。双下鼻甲淡红，不大，双中鼻道无分泌物引流。电子鼻咽喉镜检查结果示：鼻咽、喉部正常。纯音测听检查结果示：双耳听力曲线正常。

中医诊断：耳鸣（左耳）。

辨证分型：脾虚气弱。

治法：健脾益气，理气和中。

处方：五指毛桃20克、党参20克、茯神20克、柴胡10克、白芍15克、桂枝10克、蔓荆子10克、益智仁15克、法半夏10克、陈皮6克、石菖蒲10克、远志15克、夜交藤30克、砂仁5克（后下）、干姜6克，7剂，每日1剂，水煎服。

针灸疗法：左耳穴贴敷1次。

按摩导引：嘱患者坚持每天自行做"鸣天鼓"，每日1～2次。

调护：嘱患者调整心态，放松心情，早睡早起。

2019年4月24日二诊。因工作繁忙未能坚持来诊，只能网诊。仍左耳鸣，鸣声不大，不影响工作，但于上周发作致眩晕1次，精神较疲倦，有少许白黏痰，稍有烦躁，口不干，胃纳、二便调。脉细滑，舌质淡红略暗，舌苔白略厚。

处方：黄芪20克、党参20克、茯神20克、柴胡10克、白芍15克、桂枝10克、蔓荆子10克、益智仁15克、法半夏10克、陈皮6克、升麻15克、砂仁6克（后下）、干姜6克、钩藤15克、白术10克、珍珠母30克（先煎）、桑寄生30克，7剂，每日1剂，水煎服。

嘱患者要持续来诊，坚持服药。

2019年5月15日三诊。仍左耳鸣，鸣声时大时小，近两天因家中小孩生病，熬夜后耳鸣声大，头昏不适，烦躁不安，口不干，胃纳一般，大便稍溏。脉细滑，舌质淡暗，舌苔白略厚。

处方：柴胡10克、白芍15克、葛根15克、石菖蒲10克、川芎10克、香附10克、益智仁15克、五指毛桃20克、党参20克、蔓荆子10克、茯神20克、桂枝10克、干姜6克、远志15克、浮小麦30克，12剂，每日1剂，水煎服。

2019年6月5日四诊。自感左耳鸣有减轻，耳鸣声音变小，精神较前清爽，口不干，痰少，胃纳、二便调。脉弦细略滑，舌质淡红，舌苔薄白。

处方：柴胡10克、白芍15克、葛根15克、石菖蒲10克、川芎10克、香附10克、益智仁15克、五指毛桃20克、党参20克、茯神20克、远志15克、夜交藤30克、桂枝10克、干姜6克、蔓荆子10克，20剂，每日1剂，水煎服。

2019年7月10日五诊。左耳鸣明显减轻，只在安静环境感到有少许耳鸣，不影响工作和睡眠，精神爽朗，口不干，胃纳、二便调。脉弦细，舌质淡红，舌苔薄白。

处方：柴胡10克、白芍15克、葛根15克、石菖蒲10克、川芎10克、香附10克、益智仁15克、五指毛桃20克、党参20克、远志15克、夜交藤30克、砂仁6克（后下）、茯神20克、桂枝10克、干姜6克、蔓荆子10克、炙甘草6克，7剂，每日1剂，水煎服。

病 案 分 析

患者因教师工作繁忙，常思虑、熬夜，损伤脾胃；又因孩子小，家庭压力较大，心情不舒，肝郁气滞，肝气横逆犯脾，导致脾虚失运，清阳不升，浊阴不降，宗脉空虚，耳失濡养而致眩晕、耳鸣。如《四圣心源》谓："耳病者，浊阴之上填也。阳性虚而阴性实，浊阴下降，耳窍乃虚，虚则清澈而灵通，以其冲而不盈也。"表现出胃脘不适，嗳酸打嗝，痰稀白，精神疲倦，舌淡苔白厚等一派脾胃虚弱症状，故辨证为脾虚气弱。

治疗宜健脾益气，理气和中为法。方中以五指毛桃（或黄芪）、党参、益智仁补气健脾暖脾；法半夏、陈皮、砂仁、桂枝、干姜理气和中，助阳化气；远志、夜交藤通心窍，散郁气，定神志；石菖蒲、蔓荆子清利头目，通耳窍；柴胡、白芍疏肝柔肝之力尤强。二诊后随证加减，如患者烦躁不安，加浮小麦益气除烦，或加珍珠母重镇安神、止眩止鸣。患者坚持2个月余调治，耳鸣已明显减轻，工作与生活质量均提高，患者深感满意。

本例耳鸣，从脾论治兼以疏肝，健脾益气，清气上濡聪耳窍，疏肝理气，肝脾调和耳鸣止。

（高健莹　整理）

● 病案五

梁某，男，30岁。

2018年6月28日初诊。主诉：发现双耳鸣1月余。近1个多月来因找工作不顺，心情不舒，又于2018年6月19日因看足球赛熬夜后双耳鸣加重，前来就诊。来诊时症见：双耳鸣，左耳鸣较甚，耳鸣呈高音调，自觉听力无明显下降。头胀不适，烦躁不安，夜睡稍差，口干，胃纳一般，二便调。脉细滑，舌质暗红，苔微黄略厚。专科检查：双耳鼓膜大致正常。

中医诊断：耳鸣（双耳）。

辨证分型：肝气郁结。

治法：疏肝解郁，行气通窍。

处方：柴胡10克、白芍15克、葛根20克、石菖蒲10克、川芎10克、香附10克、蔓荆子10克、五指毛桃20克、黄柏10克、远志15克、夜交藤30克、浮小麦3克、陈皮6克、甘草6克，7剂，每日1剂，水煎服。

针灸疗法：双耳穴位贴敷1次。

调护：嘱患者按时作息，心情舒畅，忌生冷及肥甘厚腻食物。

2018年7月4日二诊。自觉双耳鸣稍减轻，耳鸣音调较缓和，时有时无，无头胀，时有鼻塞流清涕，口干，痰多微黄，胃纳及二便调。专科检查：双耳鼓膜大致正常，双下鼻甲淡红，微肿，无异常分泌物引流，咽部未见明显异常。

处方：柴胡10克、白芍15克、葛根20克、石菖蒲10克、川芎10克、香附10克、益智仁15克、五指毛桃20克、升麻15克、白术10克、防风10克、陈皮6克、法半夏10克、甘草6克、砂仁6克（后下），7剂，每日1剂，水煎服。

针灸疗法：双耳穴位贴敷1次。

2018年7月13日三诊。感觉前一日下午耳鸣较甚，精神较疲倦，口干，胃纳一般，二便调。脉细，舌质稍暗红，苔白。专科检查：双耳鼓膜大致正常。

处方：柴胡10克、白芍15克、葛根15克、石菖蒲10克、川芎10克、香附10克、益智仁15克、黄芪20克、党参20克、升麻15克、蔓荆子10克、砂仁6克（后下）、远志15克、夜交藤30克、甘草6克，10剂，每日1剂，水煎服。

针灸疗法：双耳穴位贴敷1次。

2018年8月2日四诊。上周左耳鸣有减轻，但有反复，4天前晚上又开始耳鸣，精神稍有疲倦，口干，胃纳一般，二便调，大便溏，夜寐可。脉弦细滑，舌质暗红，苔黄略厚。专科检查：双耳鼓膜大致正常。

处方：黄芪20克、党参20克、升麻15克、葛根10克、蔓荆子10克、石菖蒲10克、白术10克、法半夏10克、陈皮6克、藿香10克、柴胡10克、白芍15克、桂枝10克、炙甘草6克、益智仁15克，7剂，每日1剂，水煎服。

针灸疗法：双耳穴贴敷1次。

2018年8月22日五诊。耳鸣减轻，早晚少许耳鸣，口干引饮，胃纳、二便调。脉弦细滑，舌质暗红，苔白。专科检查：双耳鼓膜大致正常。

处方：黄芪20克、党参20克、升麻15克、葛根15克、蔓荆子10克、石菖蒲10克、茯神10克、法半夏10克、陈皮6克、麦冬15克、柴胡10克、白芍15克、浮小麦30克、桂枝10克、香附10克，7剂，每日1剂，水煎服。

针灸疗法：双耳穴位贴敷1次。

2018年8月29日六诊。2天前晚上因休息不好，右耳鸣声突然增大，鸣后精神疲倦，来诊时双耳微鸣，无眩晕，胃纳一般，大便稍溏。脉细滑，舌质暗红，苔白。专科检查：双耳鼓膜大致正常。

处方：柴胡10克、白芍15克、葛根15克、石菖蒲10克、川芎10克、香附10克、益智仁15克、五指毛桃20克、党参20克、升麻15克、蔓荆子10克、珍珠母30克（先煎）、桂枝10克、白术10克、防风10克，10剂，每日1剂，水煎服。

针灸疗法：双耳穴位贴敷1次。

2019年9月25日随访。患者来看牙齿疼痛，问及2018年诊治耳鸣后的情况，告知：六诊药后耳鸣已消失，平时注意饮食起居，1年来无耳鸣发生，身体无明显不适。

病案分析

本例患者因找工作不顺心，心情不舒，熬夜后发生耳鸣，为肝气郁结，气机阻滞，升降失调而致。头胀不适，烦躁不安，口干，舌质暗红，舌苔微黄均为肝郁化火的表现。心烦，夜睡不宁，为郁火内扰心神。故辨证为肝气郁结型耳鸣。

治法以疏肝解郁，行气通窍。初诊方中柴胡、白芍、葛根、石菖蒲、川芎、香附，疏肝柔肝通耳窍；蔓荆子体轻性浮，善于散风清热，清利头目，以舒缓头胀；远志、夜交藤、浮小麦，宁心安神，解郁除烦；黄柏清下焦之热，除湿浊；五指毛桃、陈皮，补气益中，健脾理气。

王师答疑 患者辨证为肝气郁结，且并无脾虚症状，为什么要加五指毛桃等补气药？

王老师回答："你还记得哪一本经典著作，记载了一句很有指导意义的名句吗？《金匮要略·脏腑经络先后病脉证第一》'见肝之病，知肝传脾，当先实脾'。"

老师的指点使我顿悟。全方疏肝解郁而不过于苦寒，健脾理气以防肝气横逆犯脾，同时，养护心神，从而达到止鸣的目的。以后数诊在初诊之基础上灵活加减用药，如三诊、四诊耳鸣逐渐减轻，但有反复，则加强健脾益气，合益气聪明汤升清阳之气，加益智仁补脾肾，桂枝助阳化气以聪耳窍。

本例耳鸣，从肝论治，老师在辨证治疗过程中不是一味追求疏肝解郁，清泻肝火，而是在疏肝柔肝之中，加以顾护脾胃，通过灵活辨证用药，取得佳效，很受启迪。

（陈扬　整理）

● 病案六

彭某，男，45岁。

2019年8月16日初诊。主诉：右耳鸣约3个月，伴有听力下降。患者于2019年5月中旬突然右耳鸣，伴听力下降及眩晕，曾在当地（湛江）医院住院治疗。来诊时右耳鸣，听力稍差，偶有眩晕，表现为晃动感。形体偏瘦，精神较疲倦，烦躁不安，痰不甚多，口微干，胃纳、二便调。因做生意，工作压力较大，经常熬夜，平时饮食基本清淡。脉弦细滑，舌质稍红，舌苔微黄略厚。专科检查：双耳鼓膜大致正常，稍潮红。纯音测听结果示：双耳呈轻度感音神经性聋。声导抗检查鼓室图示：右"A"型，左"AD"型。眼震电图结果分析：变位试验未见明显眼震。

中医诊断：耳鸣（右耳）。

辨证分型：脾气虚弱，清阳不升。

治法：益气健脾，升阳通窍。

处方：五指毛桃20克、太子参20克、升麻15克、葛根15克、蔓荆子10克、白芍15克、石菖蒲10克、法半夏10克、陈皮6克、天麻15克、白术10克、麦冬15克、浮小麦30克、甘草6克，10剂，每日1剂，水煎服。

针灸疗法：右耳穴位贴敷1次。

调护：嘱其注意起居有常，心情舒畅为要。

2019年8月30日二诊。自觉药后右耳鸣明显减轻，无眩晕，口微干，偶感觉心悸心慌，胃纳一般，大便稍干，夜睡尚可。脉弦细滑，舌质稍红，舌苔白。

处方：五指毛桃20克、太子参20克、茯苓15克、白术10克、白芍15克、升麻15克、葛根15克、蔓荆子10克、柴胡15克、石菖蒲10克、浮小麦

30克、香附10克、甘草6克，10剂，每日1剂，水煎服。

针灸疗法：右耳穴位贴敷1次。

2019年9月27日三诊。感觉右耳鸣声小，偶夜间心悸心慌，有时头重不适，胃纳、二便调。脉弦细滑，舌质稍红，舌苔白略厚。

处方：五指毛桃20克、党参20克、升麻15克、葛根15克、蔓荆子10克、白芍15克、法半夏10克、陈皮6克、柴胡10克、石菖蒲10克、浮小麦30克、珍珠母30克（先煎）、制何首乌15克、甘草6克，10剂，每日1剂，水煎服，

针灸疗法：右耳穴贴敷1次。

2019年10月11日四诊。耳鸣声很小，无眩晕，精神佳，偶有心慌，胃纳、二便调。脉弦细滑，舌质红，舌苔白。

处方：五指毛桃30克、党参20克、升麻15克、蔓荆子10克、葛根15克、白芍15克、法半夏10克、陈皮6克、柴胡10克、桂枝10克、丹参15克、浮小麦30克、珍珠母30克（先煎）、制何首乌15克、炙甘草6克，15剂，每日1剂，水煎服。

2019年10月25日五诊。自觉已无耳鸣，听力基本恢复正常，口微干，精神佳，胃纳、二便常。脉弦滑，舌质稍红，舌苔薄白。纯音测听结果示：双耳听力曲线正常。

处方：五指毛桃30克、党参30克、茯苓15克、白芍15克、桂枝10克、蔓荆子10克、石菖蒲10克、法半夏10克、陈皮6克、升麻15克、葛根15克、益智仁15克、制何首乌15克、鸡血藤30克、干姜6克，10剂，每日1剂，水煎服。

病案分析

患者因工作繁忙，压力过大，熬夜，思虑伤脾，致脾虚，清阳不升，宗脉空虚，清窍失养而致耳鸣、眩晕、头昏；脾虚，则气血生化不足，故精神疲倦，体瘦乏力；气血不足，心神失养故心悸、心慌；脾气虚，不能运化水谷精微上承口窍故口干；脾失健运，脾虚肝疏泄功能受到影响，

"土虚木乘"，肝气上逆，则烦躁不安；舌红苔黄、脉弦脉滑亦为肝失疏泄，郁而化火之象。

治疗予益气健脾，升阳通窍为法。方用益气聪明汤合半夏白术天麻汤加减。方中五指毛桃（或黄芪）、党参（或太子参）健脾益气；白芍柔肝敛阴；升麻、葛根、蔓荆子、石菖蒲升阳通窍；法半夏、陈皮、天麻、白术化痰降逆止眩；麦冬养肺胃之阴，与法半夏相配则降逆化痰而不燥；浮小麦清心热除烦。主方所选的药物除了选用归脾经、肺经的药物外，还注重选用白芍、柴胡、蔓荆子、石菖蒲等归肝经的药物，对"土虚木乘"起到很好的调整作用。二诊后，临证用药灵活加减。患者诉说心悸心慌，为阴血亏少，故予益智仁、制何首乌或鸡血藤等养血补脾肾。在治疗过程中，配合耳穴贴敷，指导调护。经2月余调治，疗效满意。

本例耳鸣，从脾论治。益气健脾，升阳通窍，化痰理气，柔肝平肝，遣方用药精当而取佳效。

（何伟平 高健莹 整理）

● 病案七

彭某，女，69岁。

2007年8月1日初诊。主诉：持续左耳鸣1年余。缘患者左耳鸣1年余前，曾在上海某大医院诊断为"神经性耳鸣"，并接受系统治疗，未见明显效果。来诊时症见：左耳鸣鸣声大，呈"轰轰声"，无明显听力下降及眩晕。耳鸣严重影响日常生活，心烦失眠，情绪低落，焦虑不安，口干，胃纳一般，大便质硬，小便调。脉弦细，舌质暗红，舌苔薄白。

中医诊断：耳鸣（左耳）。

辨证分型：肝郁气滞，肝肾阴虚。

治法：疏肝理气，养阴安神。

处方：柴胡10克、白芍20克、葛根20克、石菖蒲10克、香附10克、川芎10克、郁金10克、麦冬15克、浮小麦30克、夜交藤30克、生牡蛎30克（先煎）、生龙骨30克（先煎）、甘草6克，7剂，每天1剂，水煎服。

耳周穴位注射：丹参注射液2毫升穴位注射，每次选用耳周穴（听宫、翳风、耳门、完骨）两穴，每周2次。

按摩导引：嘱患者坚持自行做"鸣天鼓"，每日2～3次。

调护：嘱其保持心情舒畅，心胸开朗。

2007年8月8日二诊。服上药7剂后，患者自觉左耳仍鸣，但较前减轻，仍失眠，胃纳可，二便常，心情仍差。脉细，舌质淡略暗红，舌苔薄白。

处方：守2007年8月1日方去夜交藤，加合欢皮15克，7剂，每天1剂，水煎服。

穴位注射治疗同初诊。

2007年8月18日三诊。药后患者自觉耳鸣减轻，睡眠佳，但汗多，胃纳可，二便常，心情好转，舌质淡红，舌苔薄白，脉细。

处方：柴胡10克、白芍15克、葛根20克、石菖蒲10克、香附10克、川芎10克、丹参15克、益智仁15克、合欢皮15克、糯稻根30克、生牡蛎30克（先煎）、生龙骨30克（先煎）、甘草6克，6剂，每日1剂，水煎服。

穴位注射治疗同初诊。

2007年8月24日四诊。患者自觉耳鸣又有减轻，精神疲劳时耳鸣仍有反复，睡眠佳，胃纳可，二便常，舌质暗红，舌苔薄白，脉细。

处方：柴胡10克、白芍15克、葛根20克、石菖蒲10克、党参15克、茯苓15克、五指毛桃20克、白术10克、珍珠母30克（先煎）、甘草6克，6剂，每日1剂，水煎服。

穴位注射治疗同初诊。

2007年9月12日五诊。服上方后，患者自觉耳鸣较前又有减轻，精神佳，睡眠可，汗稍多，口微干，胃纳可。脉细，舌质略红，舌苔白。

处方：墨旱莲15克、女贞子10克、山萸肉10克、茯苓15克、夜交藤30克、郁金10克、麦冬15克、浮小麦30克、丹参15克、生龙骨30克（先煎）、生牡蛎30克（先煎）、甘草6克，7剂，每天1剂，水煎服。

穴位注射治疗同初诊。

此后，以补益肝肾为治法，以五诊方为基础方，根据临证时患者出现的不同情况加减用药。并继续配合穴位注射治疗，每周2次。经过4个月的坚持治疗，患者耳鸣基本消失。半年后随访耳鸣未见复发。

病 案 分 析

本例耳鸣患者，受耳鸣困扰1年余，又经多方求治效果欠佳，故心情不舒，肝郁气滞，气机升降失调。又因患者年老体弱，肾水枯少，耳窍失濡养而致耳鸣缠绵难愈。烦躁易怒，焦虑不安，情绪低落，为肝郁气滞之证；口干，心烦，失眠，大便干硬，舌暗红，苔白，脉弦细，为肝肾阴虚，虚火内扰心神之象，故辨证为肝郁气滞，肝肾阴虚。

初诊至四诊，治疗予疏肝解郁为主，兼养心安神。方中柴胡、白芍、葛根、石菖蒲、香附、川芎、郁金组方，疏肝柔肝，解郁结，通耳窍；麦冬、浮小麦、夜交藤养心安神；生龙骨、生牡蛎平肝潜阳敛汗。各诊中或加益智仁健脾暖肾，或入合欢皮安神解郁。药后耳鸣逐渐减轻，烦躁焦虑渐除，故五诊后以滋养肝肾为主，加强养肝血，滋肝阴，以巩固疗效。在整个治疗过程中，自始至终坚持配合耳周穴位注射治疗，以疏通局部经络，通耳窍，止耳鸣。并耐心释疑解惑，引导患者摆脱困扰，患者满意而归。

本例耳鸣，从肝肾论治，临证时须注意结合患者年龄、体质，疏肝解郁不宜过于苦泄，以防劫阴，并应注意敛肝阴，滋养肝肾。

（龚慧涵　整理）

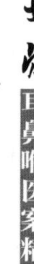

第四节　耳聋

耳聋指不同程度的听力减退。程度较轻者也称"重听"，如《杂病源流犀烛·卷二十三》云："耳聋者，音声闭隔，竟一无所闻者也，亦有不至无闻，但闻之不真者，名为重听。"根据发病的时间长短以及病因病理等不同，在中医古籍中又有暴聋、卒聋、厥聋、久聋、渐聋、劳聋、虚聋、风聋、火聋、毒聋、气聋、湿聋、干聋、聩聋、阴聋、阳聋等不同的名称。

耳聋可分为实证和虚证两大类，一般来说，起病急、病程短者，以实证为多见，常见有风热侵袭、肝火上扰、痰火郁结、气滞血瘀等证型；起病缓慢、病程较长者，以虚证为多见，如肾精亏损或气血亏虚等。

传导性耳聋的病变位于外耳道及中耳，是经空气传导的声波受到外耳道及中耳病变的阻碍，到达内耳的声能减弱从而导致听力减退，大多可通过药物治疗或手术治疗而恢复听力。临床上传导性耳聋多作为具体病症的一个症状处理。

感音神经性聋病变位于内耳或听神经或听觉中枢，由于毛细胞一旦坏死很难再生，因此目前尚无特效药物或手术疗法能使感音神经性聋病人完全恢复听力，治疗原则是早期发现、早期诊断、早期治疗，病程超过三个月的感音神经性聋，被认为用药物治疗是不可逆转的。因此，目前西医学认为药物可以治疗好的耳聋为突发性聋，而对于病程较长的感音神经性聋，可利用其残余听力佩戴合适的助听器，若全聋者，可行人工耳蜗植入。

王士贞认为感音神经性聋为难治性疾病，中医治疗应坚持辨证论治的原则，针对不同的证型采取个体化的治疗，从整体出发，综合考虑，根据不同病人的具体情况，制订中药、针灸、导引按摩、饮食调养等综合治疗方案，最大限度发挥中医治疗耳聋的优势。

验案举例

● 病案一

何某，女，7岁。

1997年11月21日初诊。主诉（母代诉）：患儿左耳听力下降4年。其母于患儿3岁多时偶然发现孩子左耳听不到电话声，随即带其到本市某大医院耳鼻喉科诊治，检查后被告知：患儿左耳为极重度耳聋，右耳为中度耳聋，此病治疗效果不理想，应及时对患儿行语音训练。经服用西药（具体药物不详）一段时间治疗后未见明显疗效，6岁时曾在附近医院接受中西医及针灸疗法，听力均无提高。患儿耳聋前，无腮腺炎、麻疹病史，未注射过链霉素、庆大霉素、卡那霉素等抗生素。来诊时双耳听力差，左耳尤甚，形体偏瘦，肤色偏黄黑，胃纳一般，自小夜间遗尿。舌质淡红，苔薄白，脉细弱。专科检查：双下鼻甲不大，淡红，各鼻道无分泌物引流。咽黏膜无明显充血，双扁桃体Ⅰ度肥大。双外耳道完整，双耳鼓膜完整，标志清楚。纯音测听检查结果示：（以250赫兹、500赫兹、1000赫兹、2000赫兹、4000赫兹、6000赫兹、7000赫兹等7个频率的气导听阈均值计）：左耳75分贝，右耳46.24分贝。临床诊断：双耳感音神经性聋（左耳重度耳聋、右耳中度耳聋）。证属：肾元亏虚，脉络瘀阻。治以补养肝肾，活血通窍。方药：自拟启窍治聋方。本方由骨碎补、山萸肉、制何首乌、白芍、柴胡、丹参、川芎、黄精、葛根、磁石、蜈蚣、毛冬青等组成，已由我院制剂室制成小粒丸剂，改名启窍治聋丸。

患儿于1997年11月21日来诊，给予启窍治聋方汤剂，因中药汤剂难以入口，未能坚持治疗，听力无提高。自1998年5月开始，服用启窍治聋

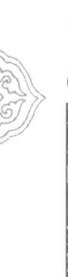

丸，每次6克，每日3次。嘱患儿在服药期间，注意预防感冒，避免噪声刺激，加强身体锻炼，每天晚上睡前配合做"鸣天鼓"。经服用启窍治聋丸2个月后，其母发现患儿听力有提高，学习成绩较前有进步，对其治疗信心大增，继续取药服用，如此坚持服药4月余，至1998年8月25日复查听力（气导听阈均值）结果示：左耳33.57分贝；右耳17.14分贝，与1997年11月21日比较，左耳听力提高41.43分贝，右耳听力提高29.1分贝，两耳均进入实用听区。患儿自我感觉良好，夜间基本无遗尿，精力充沛，学习成绩在班上名列前茅。

病 案 分 析

感音神经性聋，为当今常见的疑难病之一，常导致终身残疾。关于药物治疗能否促使感音神经性聋恢复听力，学术上一直存在争议。传统观点认为，耳蜗毛细胞一旦坏死，便不能再生，因此，绝大多数感音神经性聋是不可逆的，治疗价值不大。

祖国医学认为，肾主耳，在窍为耳，肾藏精，输精气于耳，耳得精气濡养而听力聪敏，如《灵枢·脉度》说："肾气通于耳，肾和则耳能闻五音矣。"本例患儿，自小患耳聋，实为禀赋不足，肾精亏虚，耳失所养而致。肾又主封藏，开窍于二阴，职司二便，若小儿素体虚弱，肾气不足，下元亏虚，则封藏失职，致膀胱气化功能失调，不能制约水道而发生遗尿。患儿面色偏黄黑，体瘦弱，舌质淡，脉细弱，均为肾虚的表现。故辨证为"肾虚耳聋"无疑，治疗上宜培元补肾为主。依据"肝肾同源"，肝气通于耳的理论，生理上肾精肝血互滋，病理上肾精亏虚，亦可导致肝血不足，故宜配合养肝疏肝养血之品。又因耳失精血濡养，脉络瘀阻，故补精血之中应酌加活血通窍之品。综上分析，本例治法为补肾养肝，活血通窍，启窍治聋丸组方符合上述治法，方中骨碎补、山萸肉、黄精、制何首乌平补肝肾，滋养精血；白芍、柴胡柔肝疏肝，且引药上行以达病所；丹参、川芎、毛冬青活血祛瘀滞；蜈蚣搜剔脉络；磁石重镇潜阳，葛根升阳通窍，一升一降，调理气机。全方补而不腻，温而不燥，适合长期服用。

本例患儿经治疗能取得满意疗效，其原因有：第一，辨病与辨证相结合，强调辨证施治是关键。辨证是中医学特点与精华，是论治的主要依据，抓住主症，综合归纳，全面地分析疾病的病理本质，准确辨证，灵活而恰当地组方用药。第二，破除"感音神经性聋"是不可逆的观点，不能认为是难治之病而放弃治疗，相反地应抓住小儿生机蓬勃、精力充沛这一生理特点，及早积极地进行系统治疗。不少临床病例说明，服药是否有效，至少应观察3个月以上，这期间听力有变化则可服药至听力稳定为止。第三，患者积极配合导引按摩及体育运动，如耳廓按摩、"鸣天鼓"等，该患儿还坚持每周爬山两天。通过体疗，调动患者体内的各种积极因素，促进体内的新陈代谢，也是有利于康复的重要环节。

（邱宝珊 高健莹 整理）

● 病案二

文某，男，52岁。

1991年5月30日初次查房。患者因"双耳鸣，听力下降2个月"于1991年5月30日由门诊医师收入院治疗。查房时症见：双耳听力渐降，耳鸣持续不停（呈高音调），耳内胀闷堵塞2月余。时有头晕重胀感，胸胁胀闷不舒，发病后急躁易怒，口干口苦，胃纳一般，大便稍干结。患者平素喜食肥甘厚腻及煎炸之品。脉弦滑，舌质红，舌苔黄厚腻。专科检查：双外耳道正常，双耳鼓膜标志正常。纯音测听检查结果示：双耳重度感音神经性聋。鼻及咽喉检查未见明显异常。

中医诊断：耳鸣耳聋（双耳）。

辨证分型：痰火上扰，壅闭耳窍。

治法：清热化痰。

处方：法半夏9克、胆南星15克、陈皮9克、竹茹15克、茯苓15克、枳壳12克、佩兰12克、黄连10克、炙甘草9克、葛根15克，14剂，每日1剂，水煎服。

静脉滴注：10%葡萄糖注射液250毫升+复方丹参注射液20毫升，每日1

次。静滴7天。

针灸疗法：①双耳穴贴敷（王不留行籽），取穴：内耳、肝、脾、神门、内分泌、肾上腺，嘱患者每天按压穴位3次。②双耳周穴位注射，取穴：耳门、听宫、翳风，每次选1～2穴，每穴注维生素B$_{12}$ 0.5毫升，隔天1次。

调护：嘱患者调整心态，保持心情舒畅，忌食生冷及肥甘厚腻。

1991年6月18日二次查房。服上药14剂后患者感觉耳鸣减轻，听力有提高。但精神较疲倦，气短无力，烦躁减轻，口不甚干，胃纳、二便调，脉弦滑，舌质淡红，舌苔白。

处方：在上方基础上去黄连、竹茹，加黄芪20克、党参20克、石菖蒲15克、白术12克，7剂，每日1剂，水煎服。

针灸疗法：耳穴贴敷及耳周穴位注射同上。

1991年6月25日三次查房。双耳鸣明显减轻，感觉双耳听力有较大提高，精神佳，胃纳、二便调。脉弦细，舌质淡红，舌苔白。

处方：制附子10克、熟地黄15克、山萸肉15克、茯苓15克、牡丹皮15克、泽泻15克、丹参15克、山药15克、石菖蒲10克、磁石30克（先煎），7剂，每日1剂，水煎服。

针灸疗法：耳穴贴敷剂、耳周穴位注射同上。

1991年7月2日四次查房。双耳鸣明显减轻，听力明显改善。复查听力，纯音测听结果示：左耳气导平均听阈提高46分贝，右耳气导平均听阈提高45分贝，左耳骨导平均听阈提高26分贝，右耳骨导平均听阈提高29分贝。1991年7月3日出院。带1991年6月25日方7剂。

病 案 分 析

患者平素饮食不节，喜食肥甘厚腻之品，积热内蕴脾胃，脾胃受伤，运化失职，聚而生痰，痰郁化火，痰火壅闭耳窍而致耳聋。如干祖望前辈所言："痰既形成，再经壅郁，于是化火为祟，痰为火之标，火是痰之本，以常言火可生痰，在某种情况下痰也能化火，再两者互为因果之下，势必上壅。"（《干氏耳鼻咽喉口腔科学》）患者头晕头重，口苦咽干，脉弦滑，舌红，苔黄厚腻，均为痰火之象。痰湿中阻，气机不利，则胸胁胀闷；患者发病后急躁易怒，为痰火夹郁而致。故辨证为痰火上扰，壅闭耳窍。

治疗以清热化痰，除湿通窍为法，方以温胆汤加减。方中法半夏、陈皮、茯苓、甘草、竹茹、枳壳组方为温胆汤，涤痰清热，利胆和胃；黄连清热泻火，清心除烦；藿香化浊通窍；葛根轻扬升散，清热生津，升阳通窍。全方除痰热，利湿浊，降郁火，通耳窍。二诊，服药14剂后听力提高，耳鸣减轻，烦躁亦大减，但出现精神疲倦，气短无力，口不干，舌淡苔白，说明痰热已除，但虚象显露，故上方去黄连、竹茹，加黄芪、党参、白术、石菖蒲，以补脾益气，宁神聪耳。三诊，7剂药后，双耳鸣减轻，听力明显提高，精神佳，胃纳、二便调，予补肾益精之剂以收功。王士贞在辨证治疗过程中，先去痰火之实邪，后予调补以固本，以取得佳效，启示我们必须详观患者病情变化，准确辨证，才能精当用药。本例配合耳穴贴敷及耳周穴位注射，中药辨治与针灸疗法相结合，显示了中医的治疗特点和优势。

附：听力检查记录表

广州中医学院附属医院

声阻抗检查报告单

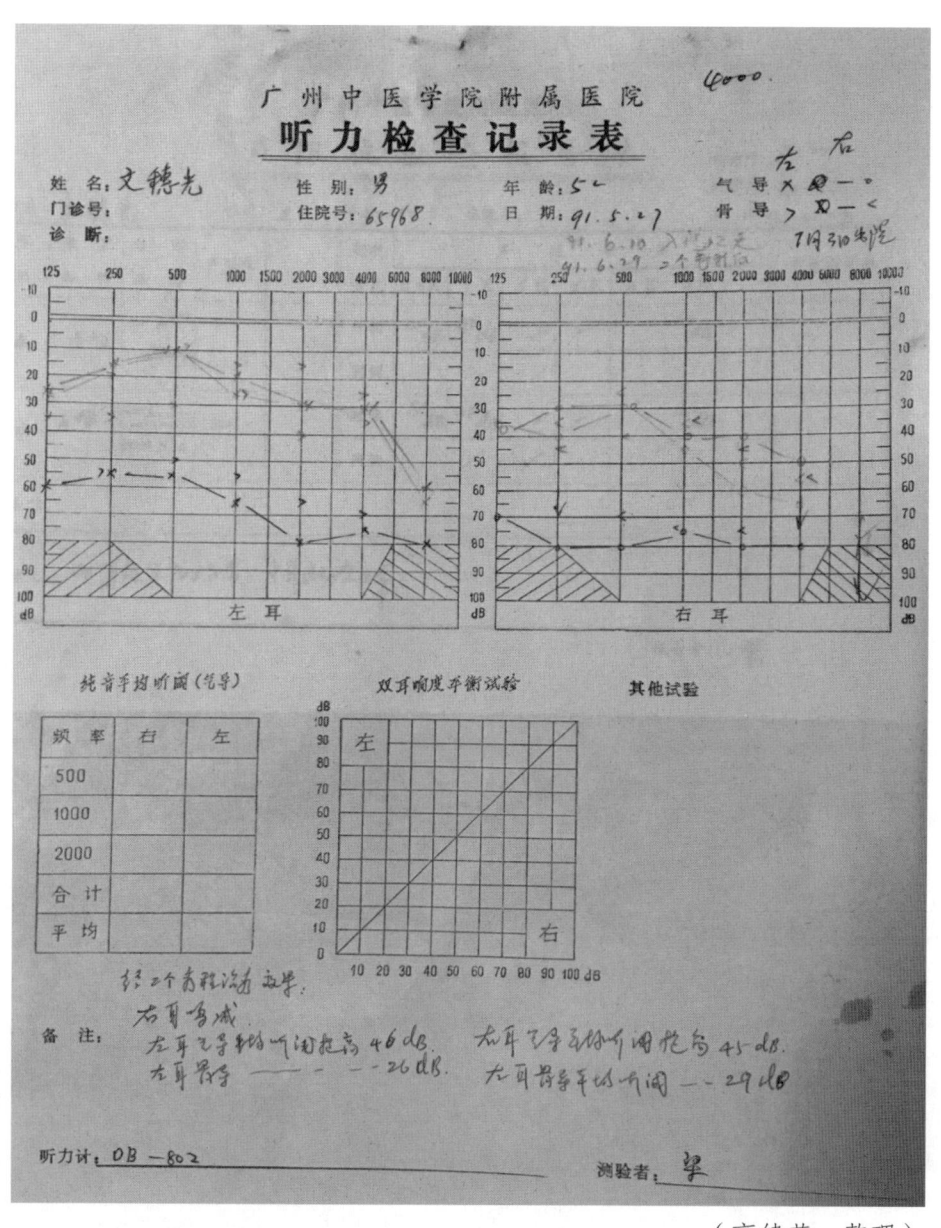

（高健莹 整理）

● **病案三**

姜某，女，54岁。

2019年2月19日初次查房。患者因"右耳鸣2天，右耳听力下降1天"

于2019年2月15日入院。缘患者于2019年2月13日中午乘坐飞机后，出现右耳鸣不适，2月14日发现右耳突然听力下降，2月15日下午即到门诊诊治。接诊时患者自觉右耳鸣，听力很差（听不到讲话声音），右侧头部有麻木感，无眩晕，精神疲倦，口不干，面色苍白。即行纯音听力测试，检查结果示：右耳重度感音神经性聋（平均听阈77分贝），诊断为"暴聋"即收入院治疗。入院后住院医师予静滴黄芪注射液，口服中药汤剂，并行针灸治疗。查房时症见：右耳听力仍差，耳鸣甚，精神疲倦，右侧头面部麻木感，面色苍白，心情郁闷，夜睡欠佳，夜尿频（每晚3～4次），大便干结。患者平时工作较忙，经常出差，工作压力大。脉弦细弱，舌质淡红，舌苔白略厚。专科检查：双耳鼓膜正常。2月15日纯音测听结果示：右耳重度感音神经性聋（平均听阈77分贝）。

中医诊断：暴聋（右耳）。

辨证分型：气血亏虚。

治法：补气养血，升阳通窍。

处方：黄芪30克、党参30克、白术10克、法半夏10克、陈皮6克、升麻15克、柴胡10克、当归10克、蔓荆子10克、益智仁15克、砂仁6克（后下）、火麻仁15克（打）、桂枝10克、干姜10克、远志15克、珍珠母30克（先煎）、炙甘草6克，6剂，每日1剂，水煎服。

外治法：①针灸疗法：继续行针灸疗法（由针灸医师执行）。

②夜睡前用中药沐足。

③自做"鸣天鼓"，每日2次。

调护：嘱其注意调整心态，忌食生冷及肥甘厚腻，注意休息，保暖防感冒。

2019年2月26日二次查房。感觉右耳听力已有明显提高，仍有右耳鸣，但鸣声已较前减轻。精神佳，心情舒畅，胃纳、二便调。纯音测听结果示：双耳听力曲线大致正常（平均听阈26分贝）。

今天带2019年2月19日方药7剂出院。

<h1>病 案 分 析</h1>

患者平素体质较虚弱，路途奔波，工作繁忙，精神紧张，是诱发暴聋的主要原因。患者因脾虚，气血生化之源不足，不能上奉于耳，耳窍经脉空虚而为聋。气虚则精神疲倦乏力，血虚则面色苍白无华，脾虚血少，心神失养则心烦失眠，脾虚肾气不固则夜尿频多。脉细弱，舌淡苔白为气血不足之象。故辨证为气血亏虚。

治法以补气养血，升阳通窍为法，方用归脾汤加减。方中黄芪、党参、白术、炙甘草健脾益气；当归养血补血；益智仁暖脾肾，缩小便；法半夏、陈皮、砂仁化湿理气，醒脾调胃；桂枝、干姜温中通阳；远志、珍珠母养心神；柴胡、升麻、蔓荆子清利头目，升阳通窍。诸药合用，益气养血，调理脾胃，升阳通窍。本例暴聋，治疗及时，辨证并配合针灸治疗，中药沐足及导引按摩（"鸣天鼓"），患者听力恢复正常。

（高健莹　整理）

● 病案四

李某，男，40岁。

2002年11月6日初诊。主诉：左耳突发听力下降10天。缘患者于10月26日感受风邪后突发左耳听力下降，伴有耳鸣，鸣声如风声。11月1日纯音测听检查报告示：左耳中重度感音神经性聋。曾予葛根素静脉滴注、口服银杏天宝，治疗5天，听力无明显提高。11月6日到王士贞门诊求诊。来诊时症见：患者左耳聋、耳鸣，头微胀，口干苦，胸稍闷，心烦不安，纳食可，二便调。脉弦滑，舌质红，苔微黄厚。患者告知：职业货运司机，平时工作繁忙，经常熬夜，饮食无规律。专科检查：双耳鼓膜完整，标志清晰。双下鼻甲稍肿胀，淡红，未见引流，鼻咽黏膜光滑，未见明显新生物。纯音测听结果示：左耳中重度感音神经性聋。

中医诊断：暴聋（左耳）。

辨证分型：肝经风热。

治法：清肝泻热，疏风通窍。

处方：柴胡10克、蔓荆子10克、菊花10克、川芎10克、黄芩10克，栀子10克、生地黄15克、土茯苓15克、白芍15克、葛根25克，石菖蒲10克、香附10克、石决明30克（先煎），9剂，每日1剂，水煎服。

静脉滴注：川芎嗪注射液160毫克/次，每天1次，静脉滴注6天。

针灸疗法：耳穴贴敷（王不留行籽），取穴：耳、内耳、神门、内分泌、肝、胆、皮质下。

调护：嘱患者注意休息，正常饮食，保持心情舒畅，增强信心，积极配合治疗。

2002年11月15日二诊。自觉左耳听力有所提高，耳鸣未减，精神好转，心烦减轻，口干口苦减轻。脉弦滑，舌质红，舌苔微黄略厚。纯音测听检查结果示：左耳听力较11月1日检测结果提高10分贝。

处方：柴胡10克、菊花10克、蔓荆子10克、白芍15克、白术10克、泽泻15克、川芎10克、桃仁10克、白蒺藜15克、石决明30克（先煎）、甘草5克，5剂，每日1剂，水煎服。

耳穴治疗（方法与取穴同初诊）。

2002年11月20日三诊。自觉左耳听力提高，耳鸣稍减轻，口微干不苦。脉弦细滑，舌质淡红，舌苔白略厚。

处方：柴胡10克、石菖蒲10克、川芎10克、益智仁15克、墨旱莲10克、桃仁10克、女贞子10克、白芍15克、葛根15克、白蒺藜15克、太子参15克、珍珠母30克（先煎）、甘草5克，7剂，每日1剂，水煎服。

继续配合耳穴治疗（方法与取穴同初诊）。

2002年11月27日四诊。感觉左耳听力较前有明显提高，仍有低音调耳鸣，口微干，纳食可，大便正常，夜尿2次。脉细略滑，舌质淡红，舌苔白。

处方：柴胡10克、白芍15克、葛根15克、川芎10克、石菖蒲10克、桃仁10克、骨碎补15克、益智仁15克、蝉蜕10克、钩藤15克，桑寄生30克、石决明30克（先煎），14剂，每日1剂，水煎服。

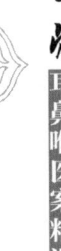

继续配合耳穴治疗（方法与取穴同初诊）。

2002年12月11日五诊。自觉左耳听力明显提高，仍有轻度耳鸣（劳累时加重），精神佳，纳食可，二便调。脉弦细，舌质红，苔薄白。复查纯音测听结果示：左耳语言频率听力恢复到30分贝。

中成药：启窍治聋丸10瓶。

继续配合耳穴贴压。

2003年1月8日六诊。自觉左耳听力基本恢复正常，偶有轻度耳鸣，余无不适。检查：纯音测听示左耳听力曲线基本正常。继续服用启窍治聋丸1个月以巩固疗效。

病 案 分 析

患者系卡车司机，因工作繁忙，寒温失调，风邪乘虚而入，外邪由表入里，侵犯少阳，导致肝胆火热循经扰耳窍而致暴聋。正如《素问·热论》指出："三日少阳受之，少阳主胆，其脉循胁络于耳，故胸胁痛而耳聋。"病初起表现左耳聋，耳鸣如吹风样，心烦易怒，口干口苦，胸胁不适，舌质稍红，苔微黄厚，脉弦滑，为肝火之实证，以泻肝泻热、疏风通窍为主。初诊方中柴胡、蔓荆子、菊花、葛根、川芎、石菖蒲疏风清热，清利头目通耳窍；栀子、黄芩、土茯苓清泻肝胆，清利湿热；生地黄、白芍养阴液以防劫阴；石决明清肝热，敛浮阳；香附合柴胡、白芍、川芎疏肝行气除滞之力尤强。初诊药后，肝胆之热渐退，故去栀子、黄芩等药，患者舌苔白厚，故加白术、泽泻以健脾利湿。三诊、四诊时听力提高，耳鸣减轻，随着肝火痰热渐减，而虚象渐显，如夜尿增多，口干，舌质淡，苔白，脉细等肝肾不足之象，故治疗亦随之变化，拟疏肝柔肝、补益肝肾并举，如加入了墨旱莲、女贞子、桑寄生、骨碎补、益智仁等以补益肝肾，并予具有疏肝解郁，补益肝肾，化瘀通窍的启窍治聋丸治疗以善其后。本病在治疗过程中，始终体现中医辨证施治。在中医辨治的同时，配合耳穴贴压法，有疏通耳窍经络及聪耳的作用。

暴聋是耳鼻喉科急症之一，中医辨治有较好的疗效，及时采用多种治疗方法，挽救患者听力是十分必要的。

（邱宝珊　整理）

● 病案五

林某，男，55岁。

2018年5月8日初次查房。主管医师报告：患者于2018年5月4日晚突发左耳鸣，继而发作眩晕，伴恶心呕吐，左耳听力下降，于5月4日收入院治疗。查房时症见：眩晕症状已明显减轻，头胀不适，眩晕呈晃动感，左耳堵塞感，听力很差。口微干，胃纳、二便调，睡眠尚可，患者体质壮实，有抽烟嗜好，饮食肥甘厚腻，平时工作繁忙，压力大。脉弦滑，舌质红偏暗，舌苔白厚干。专科检查：双耳鼓膜完整，标志尚清。纯音测听结果示：左耳全聋。

中医诊断：暴聋（左耳）。

辨证分型：痰火郁结。

治法：清热化痰。

处方：柴胡10克、法半夏10克、陈皮6克、浙贝母10克、胆南星15克、枳壳10克、蔓荆子10克、苦杏仁10克、黄芩15克、石菖蒲10克、石决明30克（先煎）、砂仁6克（后下）、瓜蒌仁15克、甘草6克，6剂，每日1剂，水煎服。

针灸治疗：左耳穴位贴敷1次。

调护：嘱患者注意调整心态，生活起居有常，忌烟酒，饮食清淡。

2018年5月15日二次查房。已无发作眩晕，感觉听力稍有提高，左耳仍有堵塞感，但较前减轻。口不干，胃纳、二便调，脉弦滑，舌质暗红，舌苔白略厚。

处方：柴胡10克、法半夏10克、陈皮6克、胆南星15克、苦杏仁10克、石菖蒲10克、瓜蒌仁15克、枳壳10克、蔓荆子10克、石决明30克（先煎）、桃仁10克、茯神15克、路路通15克、甘草6克，7剂。带出院。

左耳穴贴敷1次。

患者平素饮食不节，过食肥甘厚腻，脾胃积热内困，又因工作压力大，脾胃受损，脾胃运化失健，水湿不运，聚而生痰，痰火郁结，蒙蔽清窍而致耳聋、耳鸣、眩晕。痰湿浊气上逆，阻塞耳窍，则致耳内堵塞不适。患者鼓膜潮红，口干，脉弦滑，舌质红，舌苔白厚干为痰热内郁之象。故辨证为痰火郁结。

治法宜化痰清热，散结通窍。方用清气化痰丸加减，初次查房方中法半夏、陈皮燥湿化痰，行气和中，降逆之呕；浙贝母、胆南星、瓜蒌仁、苦杏仁清热化痰；黄芩清热燥湿；枳壳行气除胀；柴胡、蔓荆子清轻上浮，清利头目通耳窍；石决明清泻肝热，平肝止眩；石菖蒲化湿醒脾，宁神益志，启闭通窍。二次查房，药后已无眩晕，左耳听力提高，但左耳仍有堵塞感，故在前方基础上，去黄芩，加桃仁、路路通以加强通窍之功。

本例暴聋的治疗，坚持辨证论治，体现中医治疗的优势。

（何伟平 高健莹 整理）

● 病案六

林某，男，55岁。

1991年7月26日初次查房。主诉：右耳听力下降伴耳鸣3天。缘患者于1周前曾患感冒，后经服药后症状减轻，于7月23日突然感觉右耳听力下降，耳内鸣响伴耳内疼痛不适，于1991年7月25日收入院治疗。查房时见：仍右耳聋耳鸣，头疼不适，口苦咽干，胃纳一般，大便稍干结。脉弦滑，舌质红，舌苔黄厚。专科检查：鼻中隔居中，双下鼻甲不大，双鼻腔干净。双耳鼓膜稍凹陷。纯音测听检查结果示：右耳重度感音神经性聋（右耳频率250赫兹、500赫兹、1000赫兹、2000赫兹、4000赫兹、8000赫兹，听阈分别是50分贝、70分贝、65分贝、55分贝、55分贝、55分贝）。

中医诊断：暴聋（右耳）。

辨证分型：肝胆湿热，上扰耳窍。

治法：清肝泻胆。

处方：以龙胆泻肝汤加减。龙胆草15克、黄芩15克、柴胡10克、栀子15克、菊花15克、甘草9克、夏枯草15克、泽泻15克、车前子15克、木通15克、丹参30克、白茅根30克，7剂，每天1剂，水煎服。

静脉滴注：10%葡萄糖注射液250毫升+复方丹参注射液12毫升，静脉滴注，每天1次，7天。

针灸疗法：①右耳穴贴敷1次。取穴：耳、内耳、肝、胆、脾、神门、内分泌、肾上腺。嘱患者每日自行按压2～3次。②吴茱萸粉水蜜调敷双涌泉穴，每晚睡前敷1次。

1991年8月3日二次查房。感觉右耳听力已有明显提高，口微干苦，无头晕头痛，胃纳、二便调。脉弦滑，舌质稍红，舌苔微黄。复查纯音测听结果示：右耳频率250赫兹、500赫兹、1000赫兹、2000赫兹、4000赫兹、8000赫兹，听阈分别是5分贝、20分贝、30分贝、40分贝、35分贝、40分贝。

处方：守1991年7月26日方再服3剂。

右耳穴贴敷及双涌泉穴位贴敷，同1991年7月26日。

1991年8月6日三次查房。患者感觉右耳听力已明显提高，全身无明显不适，胃纳、二便调。脉弦滑，舌质稍红，舌苔白。

处方：守1991年7月26日方去夏枯草、白茅根，加生地黄20克，5剂，每日1剂，水煎服。

右耳穴位贴敷及双涌泉穴贴敷，同1991年7月26日。

1991年8月14日四次查房。患者感觉右耳听力基本恢复正常，全身无不适。复查纯音测听结果示：右耳频率250赫兹、500赫兹、1000赫兹、2000赫兹、4000赫兹、8000赫兹，听阈分别是15分贝、15分贝、25分贝、25分贝、20分贝、40分贝。

处方：生地黄25克、山药15克、泽泻15克、山萸肉10克、牡丹皮9克、茯苓12克、菊花15克、葛根30克、丹参15克、升麻15克，7剂。带出院。

病 案 分 析

患者因感受风热之邪后，外邪由表入里，邪犯少阳，引动肝胆，肝胆火盛夹湿，邪热循经上犯，困聚耳窍而致暴聋，正如《素问·藏气法时论》提出肝气上逆导致耳聋："肝病者……气逆则头痛，耳聋不聪颊肿。"耳内疼痛，头痛，口苦咽干，舌红苔黄厚，为肝胆湿热之征，故辨证为肝胆湿热。

治法予清肝泻胆，祛湿热通耳窍，方以龙胆泻肝汤加减。初次查房方中龙胆草、柴胡、黄芩、栀子清肝胆热，解毒泻火；夏枯草、菊花清肝散热；泽泻、车前子、木通、白茅根清利湿热，利小便以祛实邪；丹参活血通脉并能除烦安神。同时配合复方丹参注射液静滴与穴位贴敷，10天后患者听力明显改善。二次查房，肝胆湿热已明显减轻，故方去夏枯草、白茅根，加生地黄以凉血生津，以防肝火伤阴。7剂药后，患者右耳听力基本恢复正常，但肝胆热毒耗津伤阴，故出院时用六味地黄汤加减，滋阴益精，聪耳开窍以巩固疗效。本例暴聋，老师坚持中医辨证治疗，并配合耳穴贴敷及涌泉穴敷，吴茱萸粉水蜜调敷有引火下行，通经络，聪耳窍的作用。针药结合治疗暴聋，充分体现中医辨证治疗的优势。

（何伟平 高健莹 整理）

● 病案七

杨某，女，22岁。

2003年9月17日初诊。主诉：右耳突发听力下降，伴耳鸣眩晕半天。患者于9月17日起床时突然出现右耳鸣、听力下降，并发作眩晕，下午到我科门诊就诊。接诊时症见：患者神清，右耳鸣呈高音调，右耳听力差，伴眩晕，恶心呕吐，精神疲倦，面色稍苍白，胃纳欠佳，口不干，二便尚调，睡眠可。患者形体适中，平素饮食嗜好肥甘厚腻，有熬夜习惯。脉弦滑，舌质淡红，舌苔白厚腻。专科检查：双外耳道正常，双耳鼓膜完整，标志清楚。间接鼻咽镜检查：鼻咽正常。纯音测听检查结果示：右耳重度感音神经性聋，水平眼震试验（＋），鼻咽喉检查未见异常。

中医诊断：暴聋（右耳）。

辨证分型：脾虚湿困，痰浊上犯。

治法：健脾燥湿，涤痰启闭。

处方：法半夏15克、陈皮5克、茯苓15克、白术10克、泽泻15克、石菖蒲10克、党参20克、白芍15克、柴胡10克、薏苡仁20克、珍珠母30克（先煎）、甘草5克，7剂，每日1剂，水煎服。

静脉滴注：5%葡萄糖250毫升+川芎嗪注射液160毫克，每天1次，7天。

耳穴贴敷（右耳）1次。取穴：神门、内分泌、肝、胆、耳、皮质下，嘱每天自行按压以上穴位3次。

穴位贴敷：吴茱萸粉水蜜调敷双涌泉穴，每晚睡前敷。

调护：嘱患者忌食肥甘厚腻，起居有常忌熬夜，注意保暖防感冒，保持心态平和。

2003年9月23日二诊。患者耳鸣眩晕减轻，自觉听力稍有提高，无恶心呕吐，无恶寒发热，口不干，胃纳可，睡眠佳，二便调。脉弦滑，舌质淡红，舌苔薄白。

处方：党参20克、白术10克、茯苓15克、薏苡仁20克、泽泻15克、柴胡10克、白芍15克、石菖蒲10克、川芎10克、丹参15克、天麻15克、珍珠母30克（先煎）、甘草6克，7剂，每天1剂，水煎服。

右耳穴贴敷及双涌泉穴贴敷同2003年9月17日。

2003年9月29日三诊。患者已无眩晕，右耳鸣减轻，听力明显提高。口干，胃纳二便调，睡眠佳，脉细滑，舌质红，舌苔薄黄腻。纯音测听检查结果示：右耳听力提高20分贝。

处方：柴胡10克、白芍15克、党参20克、葛根20克、丹参15克、川芎6克、香附10克、茯苓15克、石菖蒲10克、墨旱莲15克、女贞子10克、珍珠母30克（先煎）、甘草6克，7剂，每日1剂，水煎服。

右耳穴贴敷及双涌泉穴贴敷同2003年9月17日。

2003年10月6日四诊。无眩晕，耳鸣减轻，右耳听力明显提高，口不

王士贞 耳鼻喉医案精选

干，胃纳、二便调，睡眠佳，脉弦细，舌质红，舌苔薄白。纯音测听结果示：右耳听力提高约40分贝。守2003年9月29日处方7剂。

病 案 分 析

患者以右耳突然听力下降伴眩晕、耳鸣收入院治疗。分析其发病原因，主要是平时起居无常，喜熬夜，又喜食肥腻，脾胃受损，运化失健，水湿内停，痰浊上泛，壅闭耳窍而致耳聋眩晕。来诊时症见右耳突然发生耳鸣耳聋，眩晕伴恶心呕吐，脉弦滑，舌苔白厚腻，为痰浊上犯之征。精神疲倦，面色苍白，口不干，舌淡，脉细，说明患者平素体质较虚，脾虚气弱。故辨证为脾虚湿困，痰浊上泛。

治予健脾燥湿，涤痰启闭。方用六君子汤加减。初诊方中党参、白术、茯苓、甘草补气健脾，行中焦运化；加法半夏、陈皮理气健脾祛痰浊；薏苡仁、泽泻利湿祛浊；柴胡柔肝疏肝以通经络阻滞；石菖蒲开窍启闭；珍珠母重镇安神，息风止眩。7剂药后眩晕耳鸣减轻，感觉听力有提高，故二诊时在此基础上，去陈皮、法半夏，加丹参、川芎、天麻活血祛风，止眩通窍。三诊时，已无眩晕发作，听力明显提高，耳鸣轻微，故加强疏肝益气养阴，用墨旱莲、女贞子滋养肝阴，香附、葛根行气升提启闭，患者再服用7剂，听力明显提高，已无耳鸣眩晕。本例患者在辨证内服中药的同时，还配合耳穴贴敷及吴茱萸粉水蜜敷涌泉穴，耳穴贴敷有疏通经络，调和气血，调整脏腑功能的作用，吴茱萸粉水蜜调敷涌泉穴，吴茱萸性辛热，有散寒止痛，降逆止呕的作用，涌泉穴为足少阴肾经井穴，用吴茱萸粉敷贴于涌泉穴，有温经散寒，引湿浊之邪下行，聪耳止眩的作用。针药结合，取得佳效。

（邱宝珊 高健莹 整理）

● **病案八**

杨某，男，34岁。

1991年5月23日初次查房。患者因"双耳听力下降2个月"于1991年

5月15日收入院治疗。患者于2个月前因工地爆炸，突然感觉双耳失聪，伴严重耳内阻塞感，自声增强，伴间歇性耳鸣。近2个月来经当地医院治疗，双耳听力无明显提高，双耳内堵塞感甚，头晕头痛，间有恶心呕吐，口干。患者面色萎黄，神情焦虑。脉弦细滑，舌质淡暗，舌边尖瘀斑瘀点，舌苔黄白厚腻。既往从事噪声职业工作15年，无中耳炎病史。专科检查：双外耳道少许血痂，右耳鼓膜紧张部穿孔，左耳鼓膜大穿孔，无分泌物。外鼻正常，鼻中隔正中，双下鼻甲淡红，鼻腔未见引流物。咽黏膜无充血，鼻咽光滑，未见新生物，喉及声带正常。纯音测听检查结果示：双耳中度混合型耳聋。

中医诊断：爆震性耳聋（双耳）。

西医诊断：外伤性鼓膜穿孔（双耳）。

辨证分型：气滞血瘀。

治法：补气活血，祛瘀通窍。

处方：黄芪30克、党参15克、升麻9克、柴胡10克、炙甘草9克、陈皮9克、当归尾10克、川芎15克、桃仁10克、红花10克、丹参15克、白术9克、葛根15克、石菖蒲10克，20剂，每日1剂，水煎服。

静脉滴注：10%葡萄糖500毫升+川芎嗪150毫克，每天1次，滴注7天。

耳穴贴敷治疗（王不留行籽）1次，取穴：内耳、肝、脾、肾、神门、内分泌，嘱自行按压每日2～3次。

穴位注射：维生素B_{12}做双耳周穴位注射。隔天1次。

调护：嘱患者注意调整心态，保持心情舒畅，忌食生冷及肥甘厚腻，生活起居有常。

1991年6月13日二次查房。经服上方20剂及针灸治疗后，患者感觉听力有明显提高，耳内堵塞感基本消失，耳鸣也明显减轻。但患者时有畏寒，口淡，脉细，舌质淡暗，舌苔白滑。专科检查：双耳鼓膜穿孔明显缩小。

处方：在上方基础上加附子9克，20剂，每天1剂，水煎服。

耳穴贴敷、穴位注射同5月15日。

1991年7月2日三次查房。服上方20剂后，患者感觉听力又有提高，少许耳鸣，无耳内堵塞感，精神佳，胃纳、二便调。专科检查：右耳鼓膜穿孔已愈，左耳鼓膜穿孔较前缩小。纯音测听检查结果示：右耳气导平均听阈11.6分贝，骨导平均听阈10分贝；左耳骨导平均听阈19分贝。于1991年7月4日出院。带1991年6月13日方7剂出院。

病 案 分 析

因工地爆炸，陡闻巨响，导致双耳聋及双耳鼓膜穿孔。《景岳全书·卷二十七》记载"或雷炮之震伤者"称为"窍闭"。清代《医林改错·卷上》更明确指出："两耳通脑，所听之声归于脑……耳窍通脑之道路中，若有阻滞，故耳实聋。"这里的"阻滞"，是指瘀血而言。由于爆震后伤及气血，致瘀血内停，耳窍经脉阻塞，清窍闭塞而致聋。又外力巨大，震伤鼓膜，导致传导声音之鼓膜穿孔，也致听力下降。患者耳内胀闷堵塞，舌质暗红瘀点瘀斑，为气滞血瘀之征。治疗以补气活血，祛瘀通窍为法。

王师答疑 请问老师："辨证为气滞血瘀，为何要补气？"

王老师回答："从患者头晕头痛，面色萎黄，恶心呕吐，脉细，舌淡暗等表现，可知患者平素体质较虚弱，脾虚血少，因此在活血祛瘀的同时，也要顾护患者的体质。方用补中益气汤合通窍活血汤加减。方中黄芪、党参、升麻、柴胡、葛根、白术补气升阳；当归尾、川芎、桃仁、红花、丹参活血化瘀通窍；陈皮理气调脾；石菖蒲通窍启闭。全方补中益气以资生气血，活血祛瘀生新，升阳与活血并举通耳窍。患者服上方20剂药后，听力已明显有提高。"

又问："为什么二次查房时处方中要加附子？"

王老师回答："由于过度恐惧，则可致'恐伤肾'，《素问·阴阳应象大论》曰'在藏为肾……在窍为耳……在志为恐'，患者畏冷，舌淡，舌苔白滑，为阳气虚寒之象，故于方中加熟附子9克，以补火助阳。"本例爆震性耳聋，老师辨析详细，辨证用药精当，取得佳效。

（高健莹　整理）

● 病案九

李某，男，70岁。

2009年1月15日初诊。主诉：右耳听力下降伴耳鸣23天。患者从湖南到广州儿子家住，于2008年12月22日晚右耳突聋，经到某西医院耳鼻喉科住院治疗，听力稍有提高。来诊时自觉右耳听力很差，伴右耳鸣声嘈杂，呈持续性，烦躁不安，无眩晕，口微干苦，痰少，夜睡欠佳，胃纳、二便调。舌质红，苔白，脉弦滑略细。有高血压病史。专科检查：双耳鼓膜正常。纯音测听检查结果示（2009年1月9日外院）：右耳重度感音神经性聋。

中医诊断：耳鸣耳聋（右耳）。

辨证分型：肝郁气滞，肝肾阴虚。

治法：疏肝柔肝，滋养肝肾。

处方：柴胡10克、白芍15克、葛根15克、石菖蒲10克、蔓荆子10克、丹参15克、怀牛膝15克、墨旱莲15克、女贞子10克、珍珠母30克（先煎）、地龙干10克、毛冬青15克、甘草6克，7剂，每天1剂，水煎服。

针灸治疗：①穴位注射：2%利多卡因2毫升+维生素B_{12} 0.5毫升，右耳穴位注射1次。取穴：耳门、听宫、听会、翳风，穴位注射，每次选2~3穴。②右耳穴贴压，取穴：内耳、神门、内分泌、肝、肾、枕。

2009年1月22日二诊。自觉右耳内鸣声较大，并感觉耳内似有震动感，晨起有痰，口微干，夜睡佳，时有心烦。脉弦细略滑，舌质稍红，苔白。

处方：柴胡10克、白芍15克、葛根15克、石菖蒲10克、蔓荆子10克、丹参15克、怀牛膝15克、川芎10克、菊花10克、郁金10克、益智仁15克、石决明30克（先煎）、毛冬青15克、甘草6克，12剂，每天1剂，水煎服。

针灸治疗：右耳穴位注射、右耳穴贴压各1次。

嘱患者每天行"鸣天鼓"，早晚各做1次。耳廓按摩，早晚各做30次。睡前热水泡脚15分钟，按摩涌泉穴100次。

2009年2月1日三诊。自觉右耳鸣声大，有震动感，烦躁，胃纳、二便调。脉细，舌质淡红，苔白。

处方：柴胡10克、白芍15克、葛根15克、石菖蒲10克、川芎10克、蔓荆子10克、怀牛膝15克、墨旱莲15克、女贞子10克、丹参15克、益智仁15克、珍珠母30克（先煎）、甘草6克，7剂，每天1剂，水煎服。

右耳穴位注射、右耳穴贴压各1次。

2009年2月11日四诊。右耳鸣（如小鸟叫声），间有头晕感，夜睡梦多，胃纳一般，二便调。脉弦滑，舌质淡红，苔白。

处方：柴胡10克、白芍15克、葛根15克、石菖蒲10克、川芎10克、蔓荆子10克、怀牛膝15克、墨旱莲15克、女贞子10克、天麻15克、益智仁15克、石决明30克（先煎）、甘草6克，7剂，每天1剂，水煎服。

右耳穴位注射、右耳穴贴压各1次。

2009年2月18日五诊。自觉右耳听力稍有提高，仍耳鸣，间有头晕不适，夜睡尚可，眼干感，脉细，舌质淡红，苔白。纯音测听检查结果示：右耳听力较2009年1月9日提高20分贝。

处方：柴胡10克、白芍15克、葛根15克、石菖蒲10克、川芎10克、蔓荆子10克、怀牛膝15克、墨旱莲15克、女贞子10克、益智仁15克、山萸肉10克、珍珠母30克（先煎）、甘草6克，7剂，每天1剂，水煎服。

右耳穴位注射、右耳穴位贴压各1次。

2009年2月25日六诊。仍觉右耳鸣（声尖，如"叽喳"声），按摩耳廓后鸣声减轻，口微干，夜睡尚可。脉细，舌质淡红，苔白。

处方：柴胡10克、白芍15克、葛根15克、石菖蒲10克、川芎10克、蔓荆子10克、怀牛膝15克、墨旱莲15克、女贞子10克、骨碎补15克、益智仁15克、山萸肉10克、石决明30克（先煎）、甘草6克，7剂，每天1剂，水煎服。

右耳穴位注射、右耳穴位贴压各1次。

2009年3月4日七诊。自觉右耳鸣声有减轻（如鼓风机声，间有鸣叫声或其他尖声），夜睡梦多，胃纳、二便调。脉弦细，舌质稍红，苔白。

处方：熟地黄15克、茯苓15克、白芍15克、墨旱莲15克、女贞子10克、菊花10克、枸杞子10克、丹参15克、石菖蒲10克、益智仁15克、骨碎补15克、珍珠母30克（先煎）、甘草6克，7剂，每天1剂，水煎服。

右耳穴位注射、右耳穴位贴压各1次。

2009年3月11日八诊。右耳鸣明显减轻，已无其他杂音，只有吹风声，精神分散时已不感觉耳鸣，间觉头胀不适，眼干减，胃纳、二便调，夜睡可。脉细，舌质淡红，苔白。

处方：熟地黄15克、茯苓15克、白芍15克、山萸肉10克、墨旱莲15克、女贞子10克、菊花10克、枸杞子10克、丹参15克、石菖蒲10克、益智仁15克、怀牛膝15克、甘草6克，7剂，每天1剂，水煎服。

右耳穴位注射、右耳穴位贴压各1次。

2009年3月18日九诊。右耳鸣减轻，如吹风样，偶有蜂鸣音，每日5～6次，每次持续7～8分钟。口微干，夜睡佳，胃纳一般，二便调。脉弦细，舌质淡红，苔白。

处方：熟地黄15克、茯苓15克、白芍15克、山萸肉10克、墨旱莲15克、石菖蒲10克、菊花10克、毛冬青15克、丹参15克、益智仁15克、女贞子10克、珍珠母30克（先煎）、甘草6克，7剂，每天1剂，水煎服。

右耳穴位注射、右耳穴位贴压各1次。

2009年3月25日十诊。右耳鸣轻微，每次耳鸣2～3分钟，每日3～4次，自觉听力较初诊时又有提高，口微干，眼干，胃纳、二便调。脉细，舌质淡红，苔白。

处方：熟地黄15克、茯苓15克、白芍15克、山萸肉10克、菟丝子15克、石菖蒲10克、菊花10克、枸杞子10克、墨旱莲15克、珍珠母30克（先煎）、丹参15克、女贞子10克、甘草6克，7剂，每天1剂，水煎服。

右耳穴位注射、右耳穴位贴压各1次。

嘱患者耳鸣声轻微，不必再服药，平时注意休息，心情开朗，可继续行"鸣天鼓"、按摩耳廓等按摩导引法。

2009年4月8日随访。右耳鸣鸣声轻，已无其他嘈杂声。夜睡佳，胃纳、二便调。

病 案 分 析

本例患者，从湖南到广州居住，因环境改变，感到不适应，心情忧郁，肝气郁结，气机阻滞而致耳鸣耳聋；又因患者年事已高，肝肾阴精不足，无力鼓动阳气上腾，耳窍失于温煦，亦可致耳鸣耳聋。耳鸣声大嘈杂，影响正常生活和睡眠，烦躁不安，神情焦虑，为肝郁气滞之证；头晕，夜睡不宁，口干苦，舌质红，脉弦细，为肝肾不足，阴虚有火之象。故辨证为肝郁气滞，肝肾阴虚。

治疗用疏肝柔肝，滋养肝肾之法。初诊至五诊，基础方中柴胡疏肝解郁，升举阳气，白芍养血柔肝；葛根、蔓荆子、石菖蒲上行头目，开窍通闭聪耳；墨旱莲、女贞子养肝肾之阴；丹参、毛冬青活血祛瘀，安神除烦；怀牛膝补肝肾，活血通经脉，且能引火下行；地龙干走窜通耳；珍珠母重镇安神止鸣。全方疏肝解郁，柔肝养肝。或入益智仁、山萸肉以滋养肝肾，暖脾肾。五诊后，患者肝郁气结渐解，耳鸣减轻，听力提高，生活质量明显提高，患者治疗信心大增，坚持配合治疗。六诊至十诊，用滋养肝肾之剂予以调理，十诊时基本无耳鸣，听力也提高，患者满意返乡。在治疗过程中，并配合穴位注射、耳穴贴压，以及"鸣天鼓"、耳廓按摩等中医特色疗法。

本例耳鸣患者，从肝、肾论治，疏肝解郁之中敛肝，升阳通窍之中养阴，滋养肝肾聪耳窍，对遣方用药很有启发。

（何伟平 高健莹 整理）

● 病案十

郑某，男，38岁。

2018年10月19日初诊。主诉：双耳鸣耳聋2年余，右耳较严重。缘患者于2016年5月11日突然双耳听力下降伴耳鸣，曾多方求治，在某西医院的治疗包括静脉滴注和高压氧等，效果不理想。来诊时症见：双耳鸣较甚，双耳内堵塞感，听力很差，无眩晕。烦躁易怒，大便时溏，每日2～3次，痰少，夜睡梦多，胃纳一般，时有腹胀，平时鼻塞，畏冷，精神疲倦。脉弦滑，舌质淡红，苔白。患者平素经商，工作压力大，精神焦虑不安。专科检查：双耳鼓膜大致正常。纯音测听检查结果示：双耳中重度感音神经性聋（对称性）。2018年1月17日外院耳部CT检查未见明显异常。

中医诊断：耳鸣耳聋（双耳）。

辨证分型：脾气虚弱。

治法：补益肺脾，益气通窍。

处方：黄芪30克、党参30克、茯苓15克、白术10克、白芍15克、桂枝10克、法半夏10克、陈皮6克、砂仁6克（后下）、远志15克、夜交藤30克、防风10克、益智仁15克、石菖蒲10克、干姜10克，10剂，每日1剂，水煎服。

针灸疗法：双耳穴贴敷1次。取穴：内耳、肺、脾、肾、胃、神门、内分泌、肾上腺。

2018年10月29日二诊。双耳仍鸣，但药后感觉右耳堵塞感减轻，听力仍差，夜睡梦多，大便尚调，时有鼻衄发作，畏冷，汗多，口不干。脉细滑，舌质淡红，苔白。专科检查：双耳鼓膜大致正常。

处方：黄芪30克、党参30克、茯苓15克、白术10克、防风10克、白芍15克、桂枝10克、蔓荆子10克、法半夏10克、陈皮6克、砂仁6克（后下）、香附10克、远志15克、夜交藤30克、干姜10克、益智仁15克、石菖蒲10克，14剂，每日1剂，水煎服。

针灸疗法：双耳穴贴敷1次。取穴：内耳、肺、脾、肾、胃、神门、内分泌、肾上腺。

熨法：热敷包1个（加热熨耳周），每日1～2次。

2018年11月12日三诊。自觉双耳鸣有减轻，烦躁减少，但双耳听力仍差，夜睡较前好转，二便尚调，胃纳一般，偶有鼻塞，少许腹胀。脉细，

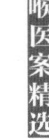

舌质淡红，苔白。

处方：黄芪30克、党参30克、茯苓15克、白术10克、防风10克、白芍15克、桂枝10克、法半夏10克、陈皮6克、砂仁6克（后下）、辛夷花10克、石菖蒲10克、蔓荆子10克、干姜10克、益智仁15克、远志15克、夜交藤30克、怀牛膝15克，13剂，每日1剂，水煎服。

针灸疗法及熨法同二诊。

2018年11月26日四诊。双耳仍鸣，刺耳的鸣声减少，双耳听力差，烦躁减少，无腹胀，少许右鼻塞，少许黏涕。脉细，舌质淡红，苔白。专科检查：双耳鼓膜正常。双下鼻甲淡红、微肿，无引流。

处方：黄芪30克、党参30克、茯苓15克、白术10克、防风10克、白芍15克、桂枝10克、辛夷花10克、白芷10克、柴胡10克、益智仁15克、砂仁6克（后下）、干姜10克、怀牛膝15克、远志15克、珍珠母30克（先煎）、石菖蒲10克，13剂，每日1剂，水煎服。

外治法：①复方辛夷滴鼻液1支。

②穴位贴敷（天灸）1次：双肺俞穴、大椎穴。

2018年12月10日五诊。双耳仍鸣，感觉嘈杂鸣声减轻，双耳听力仍差，鼻窍较前通畅，胃纳一般，大便稍溏，精神较前佳，痰少，夜睡可。脉弦细略滑，舌质淡红，舌苔白。

处方：黄芪30克、党参30克、茯苓15克、白术10克、防风10克、白芍15克、桂枝10克、辛夷花10克、白芷10克、柴胡10克、益智仁15克、砂仁6克（后下）、干姜10克、远志15克、夜交藤30克、石菖蒲10克、蔓荆子10克、珍珠母30克（先煎），20剂，每日1剂，水煎服。

外治法：同四诊。

2019年1月7日六诊。近半年来感觉双耳仍鸣，鸣声时重时轻（可以接受），耳内或有堵塞感，无眩晕，双耳听力仍差。因近日患感冒，少许鼻塞流涕，咽喉稍不适，微咳，前来取药。胃纳一般，二便调，夜睡可。脉弦滑，舌质淡红，苔白。

处方：柴胡10克、法半夏10克、陈皮6克、黄芩15克、蔓荆子10克、五指毛桃20克、白术10克、防风10克、薄荷6克（后下）、辛夷花10克、白芷10克、枇杷叶10克、紫苏叶10克、甘草6克，共4剂，每日1剂，水煎服。

外治法：复方辛夷滴鼻液1支。

因患者来诊路途较远，为减少患者路途奔波，建议制膏方继续调理。

膏方处方如下：黄芪30克、党参30克、茯神20克、白术10克、白芍15克、桂枝10克、益智仁15克、柴胡10克、石菖蒲10克、远志15克、夜交藤30克、怀牛膝15克、香附10克、蔓荆子10克、鹿角胶10克、干姜6克，10剂量共2400克，制成膏方。每次1汤匙，每日2次。

2019年12月30日复诊。患者分别于2019年4月29日、2019年7月15日、2019年10月14日前来取膏方调理。患者告知七八个月以来服膏方期间，听力稳定无下降，耳鸣较前减轻，精神爽朗，夜睡佳，胃纳、二便调。继续取膏方调理。

病 案 分 析

患者多年来经商，工作压力大，多思多虑则伤脾，脾胃虚弱，运化功能不足，清阳不升，宗脉空虚，耳窍失荣，乃致耳聋耳鸣。正如《素问·通评虚实论》所论："头痛耳鸣，九窍不利，肠胃之所生也。"其所指的肠胃，是指具有运化功能的脾胃。患者时有腹胀、大便时溏，精神疲倦，舌淡苔白均为脾气虚弱的表现。脾虚日久则耗伤肺气，气虚卫表不固，则鼻齆时作，畏冷，易感冒。劳神思虑过度，既可损伤脾胃，又可暗耗心血，导致心脾两虚，则致精神萎靡，失眠，烦躁不安。因此，脾胃虚弱是该患者耳鸣耳聋日久，缠绵难愈的主要病机。

治疗应以益气健脾为主。初诊方用四君子汤随证加减，四君子汤为治脾胃气虚证之基础方。加陈皮、法半夏为六君子汤，益气健脾祛痰湿；加香附、砂仁则健脾和胃，理气散寒；重用黄芪30克以益气温阳，合防风益气固表；合益智仁、桂枝、干姜暖脾肾；再用远志、夜交藤、白芍宁心安神，解郁除烦；石菖蒲醒神聪耳窍。全方使脾胃之气健旺，运化复常。以

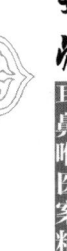

后各诊，临证时再结合患者出现不同症状灵活加减用药，如鼻衄症状明显加辛夷花、白芷、蔓荆子，以宣通鼻窍止衄；咽喉不适，则加枇杷叶、紫苏叶利咽喉。六诊时，患者感冒，处方改用小柴胡汤方加减，后续用膏方巩固疗效。患者1年多来坚持在门诊治疗，虽然听力提高不明显，但是听力稳定无再下降，明显改善了耳鸣及耳内堵塞感等症状，精神爽朗，生活质量提高，患者感到满意。

本例耳鸣耳聋，从脾论治，选方用药得当，并配合熨法、穴位贴敷等中医特色外治法，明显有助于耳鸣耳聋的治疗，并能缓解症状，值得我们学习和借鉴。

（欧芹　整理）

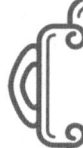

第五节　耳眩晕

耳眩晕是指由耳窍病变所引起的以头晕目眩、如坐舟车、天旋地转为主要特征的疾病。西医学的内耳疾病所引起的眩晕，如梅尼埃病、良性阵发性位置性眩晕、前庭神经炎、药物中毒性眩晕、迷路炎等均可参考本病进行辨证施治。

眩晕在中医学里是一类较广泛的头部不适的感觉。眩即目眩，指眼前昏花缭乱；晕为头晕，指头部运转不定的感觉。两者可以单独出现，也可以同时并见。在中医文献中尚有眩运、眩冒、旋晕、头眩、掉眩、脑转、风眩、风头眩、头晕、昏晕等别称。

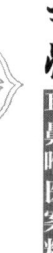

早在《黄帝内经》里已有类似耳眩晕的记载，如《灵枢·海论》："髓海不足，则脑转耳鸣，胫酸眩冒，目无所见，懈怠安卧。"《丹溪心法·卷四》则描述得更为形象："眩者，言其黑晕转旋，其状目闭眼暗，身转耳聋，如立舟舡之上，起则欲倒。"

王士贞指出，耳眩晕是耳鼻喉科常见病、多发病，中医治疗具有一定优势。发作期多为风、火、痰之实证或虚实夹杂，治疗以"急则治其标"及"缓则治其本"为原则，临证时应辨证分型，服用中药，配合针灸疗法、熨法等，争取尽快解除症状。根据"缓则治其本"的原则，在发作间歇期，辨证运用中药调整脏腑之虚，或调补脾肾，或益气养血，并指导患者饮食、生活起居，适当锻炼，劳逸结合，以起到预防反复发作的作用。

验案举例

● 病案一

唐某，女，49岁。

2019年12月17日初诊。主诉：眩晕发作1天。患者于2019年12月16日突然发作眩晕，伴恶心呕吐，当天予静滴黄芪注射液、川芎嗪注射液。来诊时症见：感觉眩晕如坐舟车，不敢起床，转动头部时眩晕加甚，无耳鸣，无明显听力下降。面色苍白，精神疲倦，神情焦虑，胃纳欠佳，睡眠尚可，或有腹胀，右胁肋疼痛。平时工作繁忙，压力大。脉细，舌质淡红略胖，舌苔白。患者于10余年前曾有眩晕发作史。专科检查：双耳鼓膜完整，标志清楚。纯音测听结果示：双耳听力曲线呈低频下降（轻度）。

中医诊断：眩晕。

辨证分型：脾阳不足，气血亏虚。

治法：健脾温阳，益气养血。

处方：茯苓15克、白术10克、桂枝10克、炙甘草6克、法半夏10克、陈皮6克、天麻15克、钩藤15克、五指毛桃30克、党参30克、柴胡10克、白芍15克、砂仁6克（后下）、香附10克、干姜10克、蔓荆子10克，7剂，每日1剂，水煎服。

其他治疗：①双耳穴位贴敷。

②夜睡前中药泡脚。

③热封包熨双风池穴、大椎穴及中脘穴，每日2次。

调护：嘱患者忌食生冷及肥甘厚腻之品，保持心情开朗，按时作息。

2019年12月24日二诊。已无发作眩晕，转动头部时头稍感不适，自觉双耳听力无明显下降，精神仍较疲倦，胃纳、二便调。脉细，舌质淡红略胖，舌苔白。

处方：白术10克、党参30克、黄芪30克、当归10克、炙甘草6克、茯神20克、远志15克、夜交藤30克、柴胡10克、白芍15克、桂枝10克、砂仁6克（后下）、干姜10克、蔓荆子10克、香附10克、陈皮6克，7剂，每日1剂，水煎服。

2020年1月7日随访。眩晕无再发作，精神佳，胃纳、二便常。

病案分析

患者是以"突然发作眩晕、伴恶心呕吐1天"来诊。初诊症见眩晕如坐舟车，转动头部时眩晕加甚，无耳鸣。患者素体虚弱，又工作繁忙，压力大，神情焦虑，思虑过度，耗伤心脾，一方面气血生化不足，气虚血少，不能上荣头部，脑失所养，故发为眩晕；另一方面，脾阳不足不能温化水饮，亦令人眩晕。正所谓"无虚不能作眩"（《景岳全书·卷十七》）。患者精神疲倦，面色苍白，胃纳欠佳，脉细，舌淡胖苔白，均为脾虚血少之象。故辨证为脾阳不足，气血亏虚。

治法以健脾温阳，益气养血为主。初诊方中选用苓桂术甘汤合半夏白术天麻汤加减。方中茯苓、桂枝、白术、炙甘草合用温阳化饮，健脾利湿；天麻、钩藤平肝息风潜阳；法半夏、陈皮能燥湿理气化痰，降逆和胃；干姜温中散寒、温肺化饮；五指毛桃，党参补气健脾；柴胡、白芍、蔓荆子疏肝理气，升举清阳之气；砂仁、香附温中行气，化湿开胃。服药7剂后，眩晕已无发作。二诊时，考虑患者气虚血少体质，且精神仍疲倦，以益气补血，健脾安神之剂调理，以巩固疗效，方用归脾汤加减。本例眩晕的治疗，还配合耳穴贴敷，中药泡脚及耳部熨法等中医特色的外治法，促进气血运行，温经通络。

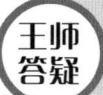 **王师答疑** 请问老师："患者辨证为气血亏虚，为何初诊方不予归脾汤补益气血，而是用苓桂术甘汤合半夏白术天麻汤加减？"

师曰："患者当时眩晕发作未解，并伴恶心呕吐，'急则治其标，缓则治其本'，故发作时予健脾温阳，息风平肝之剂以止眩，待眩晕止后，

再用补益气血之剂调理以巩固疗效。"

（何伟平 欧芹 整理）

● 病案二

王某，男，44岁。

2018年5月15日查房。主管医师报告：患者因突然发作眩晕，伴恶心呕吐，并逐渐加重4天，于5月10日由门诊收入院治疗，入院后予静脉滴注黄芪注射液。查房时症见：眩晕已有减轻，无伴耳鸣耳聋。走路呈晃动感，恶心欲呕，口苦口干，痰黄稠，胃纳欠佳，烦躁易怒，平时常有嗳酸打嗝，大便欠畅。脉弦略滑，舌质稍红偏暗，舌苔白略厚干。患者平时工作繁忙，家庭生活压力较大。专科检查：双耳鼓膜完整，潮红，标志清楚。纯音测听结果示：双耳听力曲线正常。眼震电图正常。

中医诊断：眩晕。

辨证分型：肝脾不和。

治法：调理肝脾，涤痰止眩。

处方：柴胡10克、茯苓15克、白芍15克、枳壳10克、法半夏10克、陈皮6、天麻15克、白术10克、钩藤15克、蔓荆子10克、砂仁6克（后下）、柿蒂15克、麦冬15克、浮小麦30克、甘草6克，3剂，每日1剂，水煎服。

针灸治疗：耳穴贴敷（双耳）。取穴：耳、内耳、肝、脾、胃、神门、内分泌、肾上腺。

外治法：夜睡前温水泡脚，每日1次。

调护：嘱患者注意安排好作息，调整心态，忌食生冷及肥甘厚腻之品。

2018年5月22日二次查房。患者已无眩晕发作，感觉精神稍疲倦。予健脾益气，调理脾胃之剂7剂带出院，并继续门诊治疗。

病案分析

分析患者发生眩晕的原因，一方面，患者平时工作繁忙，家庭生活压力较大，心情不舒，多思多虑，烦躁易怒。怒则气上，思则气结，肝气不平，生发太过，上扰清窍而发生眩晕。另一方面，肝气郁结，疏泄失职，"木旺乘土"，肝脾不和，影响脾胃的运化功能，清气不升，浊阴上蒙清窍，亦致眩晕。正如《简明医彀·卷之三》云："七情相感，脏气不平，郁而生涎，积而为饮，煎熬成痰，火动其痰，令人眩运。"患者口干口苦，痰黄，舌色红暗为肝郁化火之象；常有嗳酸打呃，胃纳欠佳，恶心呕吐，大便欠畅，为脾胃不调的表现，故本例眩晕辨证为肝脾不和。

治疗宜调理肝脾，涤痰止眩为法。在临证中选用四逆散合半夏白术天麻汤加减运用。方中用柴胡、白芍、枳壳、甘草即四逆散疏肝理脾；半夏白术天麻汤燥湿健脾，涤痰止眩；加钩藤合天麻平肝潜阳，柔润息风止眩；蔓荆子疏散风邪，清利头目；砂仁、柿蒂醒脾调胃，温中行气，降逆止呕；麦冬、浮小麦养肺胃之阴，且可养心安神。全方调理肝脾，涤痰息风止眩，理、法、方、药环环相扣。在治疗过程中，配合针灸、耳穴贴压等方法，通过调理脏腑，疏通经络，针与药治疗相结合而取效。

（何伟平 欧芹 整理）

● 病案三

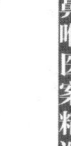

谭某，男，43岁。

2015年8月5日初诊。主诉：左耳鸣、听力下降伴眩晕反复发作约2年。近半年来眩晕症状加重，每月发作眩晕3～4次。2015年4月曾在当地医院做耳石症手法复位术2次，当时眩晕稍有减轻，但过后眩晕反复发作。数天前又因眩晕发作来求诊。来诊时症见：眩晕，伴恶心呕吐。精神疲倦，焦虑不安，失眠梦多，面色苍白，口微干，有黏痰，胃纳欠佳，二便尚调。脉弦细滑，舌质淡暗，苔白厚。平时微恶寒、汗多。专科检查：双耳鼓膜完整，稍凹陷。2015年5月14日纯音测听（高要市人民医院）结果示：左耳呈中度感音神经性聋（当地病历记录）。

中医诊断：耳眩晕。

辨证分型：脾阳不足，痰阻中焦。

治法：温阳健脾，涤痰止眩。

处方：茯苓15克、桂枝10克、白术10克、炙甘草6克、法半夏10克、陈皮6克、白芍15克、天麻15克、石菖蒲10克、柴胡10克、黄芪20克、党参20克、益智仁15克、蔓荆子10克、干姜6克，7剂，每日1剂，水煎服。

针灸疗法：左耳穴贴敷。取穴：内耳、肝、脾、神门、内分泌、皮质下。

调护：嘱患者忌食生冷及肥甘厚腻之品，注意调整心态，坚持配合治疗。

2015年8月12日二诊。本周发作眩晕2次，转动头部时眩晕，并伴恶心呕吐，左耳鸣，口微干，胃纳欠佳。脉细略滑，舌质暗红，苔白略厚。

处方：茯苓15克、桂枝10克、白术10克、炙甘草6克、法半夏10克、陈皮6克、党参20克、黄芪20克、天麻15克、石菖蒲10克、砂仁6克（后下）、益智仁15克、干姜10克、白蒺藜15克、丹参15克，7剂，每日1剂，水煎服。

针灸疗法：①耳穴贴敷同2015年8月5日。②维生素B$_{12}$500毫克+利多卡因5毫升，左耳周穴位注射（穴位：耳门、听宫、翳风）。

2015年8月19日三诊。本周发作眩晕3次，伴恶心呕吐，转动头部时眩晕加剧，左耳仍鸣甚。脉细滑，舌质淡红略暗，苔白。

处方：茯苓15克、桂枝10克、白术10克、炙甘草6克、法半夏10克、陈皮6克、五指毛桃30克、党参20克、益智仁15克、石菖蒲10克、砂仁6克（后下）、干姜10克、生龙骨30克（先煎）、生牡蛎30克（先煎）、天麻15克，20剂，每日1剂，水煎服。

穴位注射及耳穴贴敷同2015年8月12日。

2015年10月8日四诊。40余天无发作眩晕，左耳鸣减轻，白天基本无耳鸣，夜睡前有少许耳鸣，精神佳，胃纳、二便调。脉细，舌质淡红，苔白。

处方：茯苓15克、桂枝10克、白术10克、炙甘草6克、法半夏10克、陈皮6克、白芍15克、五指毛桃30克、党参20克、石菖蒲10克、天麻15克、砂仁6克（后下）、干姜6克、珍珠母30克（先煎）、蔓荆子10克，30

剂，每日1剂，水煎服。

穴位注射及耳穴贴敷同2015年8月12日。

2015年11月6日五诊。10月16日曾发作眩晕1次，伴恶心呕吐，有白黏痰，胃纳、二便调，夜睡佳。脉细滑，舌质稍红，苔白。

处方：茯苓15克、桂枝10克、白术10克、炙甘草6克、法半夏10克、陈皮6克、白芍15克、五指毛桃30克、党参20克、柴胡10克、石菖蒲10克、天麻15克、蔓荆子10克、浮小麦30克，10剂，每日1剂，水煎服。

穴位注射：维生素B$_{12}$0.5毫克+利多卡因5毫升，左耳周穴位注射1次。

2015年11月19日六诊。近数天有发作眩晕伴恶心呕吐，但眩晕症状较前明显减轻，口干，痰黏少，胃纳一般，大便时溏，脉弦滑，舌质暗红，苔白。

处方：法半夏10克、茯苓15克、陈皮6克、猪苓15克、白术10克、泽泻15克、桂枝10克、天麻15克、钩藤15克、柴胡10克、石菖蒲10克、蔓荆子10克、党参20克、石决明30克（先煎）、甘草6克，30剂，每日1剂，水煎服。

中成药：温胆片2瓶。口服，一次4片，一日3次。

2016年1月7日七诊。1个多月来无发作眩晕，但耳鸣夜甚，夜睡欠佳，痰黏白，胃纳一般，二便调，脉弦细滑，舌质稍红，苔白。

处方：茯苓15克、桂枝10克、白术10克、炙甘草6克、法半夏10克、陈皮6克、白芍15克、天麻15克、黄芪20克、党参20克、柴胡10克、石菖蒲10克、石决明30克（先煎）、夜交藤30克，30剂，每日1剂，水煎服。

2016年3月24日八诊。2个多月来无发作眩晕，白天已无耳鸣，夜间安静时耳鸣声轻，夜睡梦多，胃纳、二便调，脉弦细滑，舌质淡红，苔白。

处方：茯苓15克、桂枝10克、白术10克、炙甘草6克、法半夏10克、陈皮6克、白芍15克、黄芪20克、党参20克、柴胡10克、石菖蒲10克、远志15克、夜交藤30克、浮小麦30克、益智仁15克，30剂，每日1剂，水煎服。

2016年6月23日随访。半年来已无发作眩晕，耳鸣消失，精神佳。

病 案 分 析

此例耳眩晕患者，病程较长，反复发作频繁，顽固难愈。分析其因，患者久病，忧思伤脾，脾阳不足，致阴寒凝滞，气机不通，痰阻中焦，上蒙清窍而致眩晕缠绵难愈。观其症状表现与脉舌：面色苍白，畏寒汗多，精神疲惫为脾阳虚，卫阳不固之象；胃纳差，脉细滑，舌质淡暗，舌苔白厚为脾虚有痰湿内困之征。故辨证为脾阳不足，痰阻中焦。

治疗予健脾温阳，涤痰止眩。基础方用苓桂术甘汤合陈夏六君子汤加减。苓桂术甘汤健脾渗湿，温化痰饮；陈夏六君子汤补气健脾，燥湿化痰，行气和胃。以后各诊中，在基础方的基础上依据患者临证时具体情况灵活辨证用药。如初诊方中加大黄芪（或五指毛桃）用量，加强补脾益气之力；加柴胡、蔓荆子、石菖蒲清头目、通耳窍；白芍、天麻、石决明（或珍珠母）加强方中平肝息风止眩的作用。二诊时入砂仁醒脾调胃，白蒺藜加强方中祛风止眩的作用，舌质暗红则加丹参活血祛瘀除烦。三诊时，二诊药后，患者仍反复眩晕，则入生龙骨、生牡蛎潜敛浮阳，安神定志以止眩。三诊药后患者眩晕次数减少，症状已明显减轻，六诊时眩晕又有小发作，方用五苓散合二陈汤、半夏白术天麻汤加减，通阳化气利水，化痰平肝止眩。此后继续调理，眩晕已无再发作。

本例顽固性眩晕的治疗，王士贞始终坚持中医理念，在辨证遣方用药的同时，鼓励患者积极配合，经过7月余的调理，终取佳效。

（何伟平 高健莹 整理）

● 病案四

唐某，女，59岁。

2019年10月23日初诊。主诉：眩晕突然发作1天，伴恶心呕吐。既往双耳听力下降数十年，耳鸣3个月，伴有眩晕反复发作。因眩晕发作1天来就诊。来诊时症见：双耳听力差，伴双耳鸣，眩晕呈晃动感，头部转动时加重。伴恶心呕吐，口不甚干，胃纳一般，二便调。脉弦滑，舌质淡红，舌苔白略厚。形体肥胖，平时饮食喜生冷。专科检查：双耳鼓膜增厚凹陷、潮红。2019年10月16日纯音测听结果示：双耳重度感音神经性聋。声导抗鼓室图示：右"AD"型；左"AS"型。眼震电图正常。

中医诊断：耳眩晕。

辨证分型：脾虚湿困。

治法：健脾益气，温化水湿。

处方：茯苓15克、桂枝10克、白术10克、炙甘草6克、法半夏10克、陈皮6克、天麻15克、钩藤15克、益智仁15克、五指毛桃30克、石决明30克（先煎）、蔓荆子10克、石菖蒲10克、柴胡10克、香附10克，7剂，每日1剂，水煎服。

针灸疗法：双耳穴贴敷1次（取穴：耳、内耳、肝、脾、胃、神门、内分泌、肾上腺）。

调护：嘱患者忌食生冷及肥甘厚腻食品，按时起居，注意调整心态。

2019年10月31日二诊，自述耳鸣减轻，无眩晕、恶心呕吐症状，口不干，胃纳、二便调。脉细，舌质淡红，苔白。专科检查：双耳鼓膜增厚凹陷、潮红。

处方：茯苓15克、桂枝10克、白术10克、炙甘草6克、法半夏10克、陈皮6克、天麻15克、钩藤15克、益智仁15克、五指毛桃30克、柴胡10克、白芍15克、蔓荆子10克、砂仁6克（后下）、香附10克，7剂，每日1剂，水煎服。

针灸疗法：双耳穴贴敷1次。

2019年11月7日三诊，自述耳鸣明显减轻，听力有所提高，无眩晕、恶心呕吐症状，口不干，胃纳一般，二便调，夜睡佳。脉细滑，舌质淡红，苔白。专科检查：双耳鼓膜凹陷、粘连。

处方：茯苓15克、桂枝10克、白术10克、炙甘草6克、法半夏10克、陈皮6克、天麻15克、钩藤15克、五指毛桃20克、党参20克、柴胡10克、白芍15克、蔓荆子10克、石菖蒲10克、石决明30克（先煎），10剂，每日1剂，水煎服。

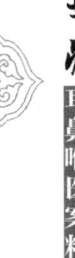

双耳穴贴敷1次。

2019年11月21日四诊，自述偶尔有耳鸣，头昏不适（站起来时有头晕感），口不干，胃纳一般，二便可，时有腹胀。脉细，舌质淡红，苔白。专科检查：双耳鼓膜凹陷、粘连。纯音测听结果示：左耳听力平均听阈提高15分贝。

处方：茯苓15克、桂枝10克、白术10克、炙甘草6克、法半夏10克、陈皮6克、天麻15克、钩藤15克、五指毛桃20克、柴胡20克、升麻15克、葛根15克、蔓荆子10克、砂仁6克（后下）、香附10克，10剂，每日1剂，水煎服。

双耳穴贴敷1次。

2019年12月5日五诊，自述已基本无耳鸣，无眩晕发作，自觉听力有较大提高，口不干，胃纳一般，二便调，时有腹胀。脉细略滑，舌质淡红，苔白。专科检查：双耳鼓膜粘连、瘢痕。复查纯音测听结果示：左耳听力平均听阈较10月23日提高约20分贝。

处方：茯苓15克、桂枝10克、白术10克、炙甘草6克、法半夏10克、陈皮6克、天麻15克、钩藤15克、石决明30克（先煎）、五指毛桃30克、柴胡10克、白芍15克、蔓荆子10克、砂仁6克（后下）、香附10克，10剂，每日1剂，水煎服。

双耳穴贴敷1次。

病 案 分 析

本例患者形体肥胖，属痰湿体质，平时饮食喜生冷，损伤脾胃，脾土受伤，则不能运化水湿，不能正常地输布津液，水湿内停，聚湿成痰，阻遏气机，而致清阳不升，终致清窍受蒙蔽，乃发眩晕。脉滑，舌淡苔白厚为脾虚湿困之象。如《金匮要略·痰饮咳嗽病脉证并治第十二》记载："心下有痰饮，胸胁支满，目眩，苓桂术甘汤主之。"指出眩晕的病源在于痰饮停聚，认为痰为阴邪，清阳被干，清阳不升导致眩晕，治疗上以温阳利水为主。

治疗予益气健脾，温化水湿。选用苓桂术甘汤合半夏白术天麻汤加减。初诊方中茯苓、桂枝、白术、炙甘草温化痰饮而健脾利湿，温阳利水；半夏、天麻、白术、陈皮、钩藤燥湿化痰，平肝息风止眩；益智仁、五指毛桃补中益气暖脾肾；柴胡、蔓荆子、石菖蒲上行头面，升举清阳之气，聪耳窍；石决明潜敛浮阳止眩。全方健脾益气，温阳利水，息风止眩。此后各诊均在此方基础上，临证时再结合患者的表现不同灵活加减用药，如胃纳欠佳加入砂仁、香附，健脾行气，和胃降递；头昏重则加入升麻、葛根等。

经过1个多月的调治，眩晕未再发作，并且连下降数十年的听力也有提高，患者感到惊喜。

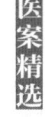 **王师答疑** 请问老师："患者辨证为脾虚湿困，为何处方时加天麻、钩藤、石决明等平肝息风药？"

王老师回答："脾虚则不能平肝木，以致升发太过，亦可上扰清窍加重眩晕，故治疗在健脾益气，温阳化饮的同时，加用平肝息风，如《医学从众录·卷四》经验之谈：'治肝即所以息风，息风即所以降火，降火即所以治痰……如钩藤、玉竹、菊花、天麻柔润息风之品，无不可于各方中出入加减，以收捷效也。'"老师在临证中四诊合参，辨证求因，审因论治，并吸取古代医家的用药经验，灵活施治，取得佳效，很有启发。

（何伟平 欧芹 整理）

第六节 耳面瘫

耳面瘫是指耳部脉络痹阻所致的以口眼㖞斜为主要特征的疾病。本病好发于成人，单侧面瘫多见。古代医籍中没有耳面瘫之称，但在卒中僻、㖞僻不遂、口㖞僻、偏风㖞僻、口㖞邪僻、口眼㖞僻等病症中可以找到类似本病的记载。真正提出"耳面瘫"病名的始于2003年出版的新世纪全国高等中医院校规划教材《中医耳鼻咽喉科学》（王士贞主编，中国中医药出版社出版）。耳面瘫多因正气不足，脉络空虚，风邪乘虚入中脉络，气血痹阻，筋脉弛缓而发病。临床上多见风邪阻络、气虚血瘀两个证型。根据耳面瘫的临床特点，现代医学的耳带状疱疹后遗面瘫、贝尔面瘫、化脓性中耳炎后遗的面瘫等周围性面瘫可参考本病进行辨证论治。西医对周围性面瘫按照其面瘫程度分别采用不同的治疗方案。对于完全面瘫而面神经电图和面神经兴奋试验提示可逆性病变和不完全面瘫主要采取非手术疗法，如糖皮质激素类药物、抗病毒药物、物理疗法、有感染者加抗生素等。对于完全面瘫，同时面神经电图和面神经兴奋试验提示不可逆病变者，建议及早行面神经减压术。疗效同样跟发病程度及治疗的及时性有很大的关系。

王士贞指出中医综合治疗耳面瘫有一定优势，临床上采用在辨证基础上的中药治疗，配合针灸疗法及中医特色外治法，大多数患者可取得痊愈。本病初期以风邪为主，每多夹痰，闭阻经络，故治以祛风化痰通络，常用牵正散合川芎茶调散加减，基础方组成：全蝎、白附子、僵蚕、柴胡、蔓荆子、川芎、防风、葛根、荆芥、地龙。若偏风热者，原方合银翘散加减；偏风寒者，原方加荆防败毒散加减；偏风痰者，正荣汤加减。王士贞认为耳带状疱疹合并面瘫是因外感邪毒而致脉络痹阻发病，故常用荆防败毒散、柴葛解肌汤合牵正散加减。若由于气血不足，血运无力，气血瘀滞于耳部脉络，筋脉失于荣养，弛缓失用而致迁延不愈者，基础方组成：黄芪、当归尾、赤芍、地龙、川芎、红花、桃仁、鸡血藤。本方重用补气药与少量活血药相配伍，使气旺血行以治本，祛瘀通络以治标，标本兼顾，且补气而不壅滞，活血又不伤正，全方气益、瘀消、络通。

王士贞在辨证选方的同时，重视通络法的应用，各型均可酌情选用地龙、全蝎、路路通、蜈蚣、王不留行等通络之品，或配合牵正散祛风化痰通络。

王士贞认为本病除了常规的内治法外，配合针灸疗法、耳穴贴压、鳝鱼血加云南白药外敷等疗法综合治疗，可促进面瘫的恢复，疗效甚佳。

王士贞指出本病的日常调护有很多细节仍需注意，如嘱患者注意避风寒，注意用眼卫生，平素可自行加强患侧面部肌肉锻炼，并指导患者调饮食，畅情志，慎起居，也是十分重要。

验案举例

● 病案一

吴某，女，59岁。

患者因"口眼歪斜27天，伴眩晕6天"于2018年2月22日由门诊收入院治疗。

2018年2月27日王士贞查房。主管医师汇报："患者于2018年1月28日右侧面部麻木不适，并出现右侧口眼歪斜，3天后出现右耳廓疼痛、疱疹，即在当地（增城）医院治疗，经治疗后耳疼痛及口眼歪斜症状有减轻，2月18日突然发作眩晕，即到广州某西医院治疗，未见明显好转。2月22日到我科门诊求治，由我科门诊医师以耳带状疱疹并发耳面瘫、耳眩晕收入院治疗。"查房时症见：眩晕仍时发，眩晕发作时伴恶心呕吐，吐出口涩黏白，畏冷，胃脘不适，时有打呃，右耳仍时有疼痛，夜睡差，畏冷，胃纳欠佳，二便尚调。脉弦细滑，舌质暗红，舌苔白略厚。专科检查：患者形体虚胖，面色苍白，右眼闭合不全，上下眼睑距约0.5毫米，眼结膜充血，右鼻唇沟稍浅。

　　中医诊断：耳带疮并面瘫、眩晕。

　　辨证分型：脾胃虚弱，聚湿生痰。

　　治法：健脾和胃，温化痰浊。

　　处方：茯苓15克、桂枝10克、白术10克、炙甘草6克、法半夏10克、陈皮6克、天麻15克、砂仁6克（后下）、柿蒂15克、干姜10克、僵蚕10克、白蒺藜15克、白附子10克、远志15克、炒扁豆10克，5剂，每日1剂，水煎服。

　　外治法：鳝鱼血、云南白药调成糊状，夜间涂右侧面部，白天自行按摩右侧面部。每天行针灸疗法。建议包右眼。

　　2018年3月6日二次查房。患者已无发作眩晕，感觉右侧口眼歪斜有减轻。精神佳，胃纳、二便调。脉弦细滑，舌质暗红，舌苔白。

　　处方：茯苓15克、桂枝10克、白术10克、炙甘草6克、法半夏10克、陈皮6克、五指毛桃30克、党参20克、防风10克、白蒺藜15克、白附子10克、僵蚕10克、蝉蜕6克、地龙干10克、桃仁10克、鸡血藤30克，7剂。3月7日带出院。

病 案 分 析

　　患者因耳带疮伴口眼歪斜，后又并发耳眩晕入院治疗。患者因感受邪毒而致耳带疮后，体质虚弱，脏腑功能失调，不能抗邪外出，邪毒上扰清窍，引发口眼歪斜及耳眩晕，病情复杂，累及外耳、中耳、内耳。脏腑功能失调，主要是脾失健运则不能升清化浊，胃气失和则胃气上逆，故眩晕时发，恶心呕吐，口吐白涎，畏冷，胃脘不适，打呃连连，面色苍白，脉细滑，舌质暗，苔白厚等，表现出一派脾胃虚弱的症状。治疗予健脾和胃，温化痰浊之剂而取效。二诊时，患者已无眩晕发作，右侧口眼歪斜有减轻，精神、胃纳等较前明显好转，故在健脾和胃，温化痰浊的基础上，用五指毛桃、党参补气以活血，气为血帅，气行则血行，瘀去络通，重用鸡血藤以养血通络，佐以桃仁活血祛瘀，白蒺藜、白附子、僵蚕、蝉蜕、地龙祛风通络，体现了王士贞治病求本，标本同治的思想。外治方面，用鳝鱼血调云南白药成糊状，涂敷右侧面部。鳝鱼血"咸、甘、平，祛风、活血，外敷治口眼歪斜，顽癣"（《中医大辞典》）。云南白药功能活血化瘀，两药调成糊状敷患侧面部，可活血通络，促进口眼歪斜的恢复。

（王培源　高健莹　整理）

● 病案二

郑某，男，53岁。

2005年6月7日初诊。主诉：右侧耳痛及耳后完骨疼痛4天，伴同侧面瘫2天。患者于4天前右耳突然疼痛，耳后完骨也疼痛，伴右侧少许头痛，微恶风，无发热，自服消炎药（具体药物不详）后症状无明显改善。2天前又出现右侧面部口眼歪斜，即到我院求诊。就诊时症见：右耳内及右耳后完骨部疼痛，右侧头微痛，右侧面部口眼歪斜，右侧面部有麻木感，无发热恶寒，口微干，胃纳、二便调，脉弦滑，舌质稍红，舌苔白略厚腻。专科检查：右侧额横纹、鼻唇沟消失，右眼闭合不全，双外耳道干净，双耳鼓膜未见异常。右耳后完骨压痛，音叉检查双耳听力基本正常。

中医诊断：耳面瘫（右耳）。

辨证分型：风邪夹湿，困阻脉络。

治法：祛风散邪，利湿通络。

处方：柴胡10克、毛冬青15克、蒲公英30克、僵蚕10克、地龙干10克、蝉蜕10克、全蝎6克、木通10克、车前子15克、丹参15克、甘草6克，2剂，每日1剂，水煎服。

静脉滴注：清开灵注射液20毫升，每日1次，静脉滴注3天。

针灸疗法：体针取穴，阳白、四白、地仓、颊车、攒竹、丝竹空、太阳、合谷、足三里，每日针刺1次。

调护：告知患者避风寒，饮食清淡，注意保护眼睛。

2005年6月9日二诊。右耳疼痛明显减轻，右耳后完骨部轻微疼痛，右侧面部仍有麻木感但已较前减轻，口微干，睡眠可，胃纳、二便常。脉弦滑，舌质稍红，舌苔白略厚腻。专科检查：右额横纹及右鼻唇沟消失，右眼闭合不全。

处方：柴胡10克、薏苡仁20克、板蓝根15克、僵蚕10克、地龙干10克、全蝎6克、蝉蜕10克、木通10克、车前子10克、丹参15克、甘草6克，4剂，每日1剂，水煎服。

针灸疗法：同2005年6月7日。

外治法：四环素眼膏1支，涂右眼。

调护：继续包右眼，注意保护眼睛。

2005年6月15日三诊。右耳及耳后完骨部已无疼痛，右侧面部已无麻木感，睡眠佳，胃纳、二便调。脉弦略滑，舌质稍红，舌苔白、稍腻。专科检查：右额横纹已过中线，右鼻唇沟渐现，右眼闭合稍差。

处方：柴胡10克、黄芩10克、栀子10克、蒲公英15克、僵蚕10克、全蝎6克、白附子10克、木通10克、丹参15克、甘草6克，3剂，每日1剂，水煎服。

针灸疗法：同2005年6月7日。

外治法：特定电磁波治疗器照射右侧面部1次，每次20分钟，每日1次。继续用四环素眼膏涂右眼。

2005年6月18日四诊。右耳及耳后完骨部已无疼痛，右侧面部无麻木感，全身无其他不适，胃纳、二便调。脉弦略滑，舌质稍红，舌苔白稍腻。专科检查：右侧额横纹及鼻唇沟已现，右眼闭合仍稍差。

处方：守2005年6月15日方3剂，每日1剂，水煎服。

针灸疗法：取穴同2005年6月7日，隔天1次。

外治法：继续特定电磁波治疗器照射右侧面部。

2005年6月21日五诊。全身无明显不适，胃纳、二便调。脉弦细，舌质淡红，舌苔薄白。专科检查：右侧面部口眼歪斜已恢复。

处方：黄芪20克、薏苡仁15克、柴胡10克、白芍15克、蝉蜕10克、地龙干10克、全蝎6克、菊花10克、丹参15克、甘草6克，5剂。

病案分析

　　患者因"右侧耳痛及耳后完骨疼痛4天，伴同侧面瘫2天"就诊。耳为清窍，为手足三阳经脉循行所经之处。患者起病之初先有右侧耳痛及耳后完骨疼痛，并伴右侧头痛，微恶风，为风邪外袭，邪犯少阳之证。2天后右侧面部口眼歪斜，为风邪痹阻耳部三阳脉络，耳及面部筋脉失于气血之濡润，故患侧面部麻木，筋脉弛缓而致口眼歪斜。正如《诸病源候论·卷三十七》记载："偏风口歪是体虚受风。风入于夹口之筋也。足阳明之筋，上夹于口，其筋偏虚而风因乘之，使其经筋偏急不调，故令口歪僻也。"风邪外袭，可夹寒、夹热或夹痰湿，本例患者脉弦滑，舌质稍红，舌苔白略厚腻，从舌象、脉象所见提示患者除外感风邪外，兼夹有痰湿郁热，故辨证为风邪夹湿，困阻脉络。

　　治疗上，宜疏风清热，利湿通络。初诊方中柴胡升散而疏泄，解表而清热，疏解少阳半表半里之邪，上行清利头目，且引诸药上行；毛冬青、蒲公英两药均有清热解毒的作用，毛冬青活血通脉止疼痛，蒲公英清热利湿消肿，两药合用增强清热利湿，通络止痛的效果；僵蚕、蝉蜕、地龙干、全蝎四药为虫类药，有搜风通络，化痰止痉之功；木通、车前子清利湿热，将湿邪、热邪从小便而出；丹参活血祛瘀，养心安神。全方共奏祛风散邪，利湿通络之效。二诊、三诊、四诊、五诊均在初诊方的基础上加减用药。如二诊时，患者右耳疼痛，右侧后完骨部疼痛及右侧面部仍有麻木感等症状虽已较前减轻，但脉弦滑，舌质稍红，舌苔白略厚腻，说明体内湿热未清，故在原方基础上，重用薏苡仁利水渗湿，板蓝根清热解毒。三诊、四诊时患者右耳及后完骨部已无疼痛，右侧面部已无麻木感，右侧面部口眼歪斜明显减轻，舌苔由白略厚转为苔白稍腻，表明患者水湿渐去，脉络痹阻渐通，但舌质仍红，说明郁热未清，故去薏苡仁、车前子等淡渗利水药，改加黄芩、栀子、蒲公英等清热利湿药，继续利湿的同时清其郁热。至五诊，患者症状已基本消失，此时邪气渐退，正气渐复，气血不足，血运无力，故治疗在继续祛风通络的基础上，重用黄芪补气健脾，白芍养血敛阴，气为血帅，气行则血行，筋脉得以濡养而络通。王士贞在治疗过程中，辨证求因，审因论治，在辨证选方用药的同时，灵活运用通络药，如用清热利湿药消肿以通络、用虫类药搜风通络，筋脉通畅则口眼歪斜得以恢复。

王士贞指出，此例耳面瘫治疗及时，中药内服与针刺治疗相结合，针灸治疗有利于疏通经气，通调气血，对面瘫的恢复也起了重要作用。此外，对耳面瘫患者的日常调护也很重要，除了嘱患者避风寒，调饮食，慎起居外，因患者眼睛闭合不全，要注意对眼睛的保护。

（邱宝珊 黄晓萍 整理）

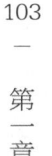

● 病案三

韩某，男，55岁。

2019年4月23日查房。主诉：左耳痛6天，伴发疱疹，眩晕。患者于2019年4月17日出现左耳疼痛，咽喉疼痛，4月18日出现左侧面部口眼歪斜，4月19日到我科门诊诊治，由门诊医师收入院治疗。入住病房后当天下午又突然发作眩晕伴恶心呕吐，并有发热。专科检查：左侧耳廓红肿有数个疱疹，左侧面部口眼歪斜。主管医师接诊后处理：静脉滴注痰热清、川芎嗪注射液，并予中药汤剂。

查房时症见：患者左耳及左耳后乳突部疼痛，咽喉疼痛，左侧口眼歪斜，眩晕呈晃动感，口苦，口干引饮，痰多色黄，吞咽不利，胃纳一般，大便干结量少，夜睡欠佳（烦躁难入睡），胃脘不适，时有打嗝，患者面色红赤。追问患者病史，诉病前数天稍有感冒，后自服药好转，平素饮食不节，嗜烟酒及肥甘厚腻。脉弦滑略数，舌质淡红，舌苔微黄厚腻。专科检查：左侧耳廓稍红肿，有少许痂块附着，左眼露睛，皱额时额横纹未过中线，左鼻唇沟浅，左口角松弛，不能鼓气及吹口哨。

中医诊断：左耳带疮并面瘫、眩晕。

辨证分型：肝胆湿热，痰湿阻络。

治法：清泻肝胆，化痰除湿，通经活络。

处方：柴胡10克、黄芩15克、栀子15克、白芍15克、葛根20克、法半夏10克、陈皮6克、茯苓15克、蝉蜕10克、白蒺藜15克、白附子10克、五指毛桃20克、钩藤15克、扁豆花10克、干姜6克，6剂，每日1剂，水煎服。

外治法：①白天热封包熨左侧面部，每天2次。

②夜间用鳝鱼血调云南白药涂敷左侧面部。

③睡前温水泡脚。

配合针灸疗法（针灸医师执行）。

2019年4月30日二次查房。左耳后乳突部仍疼痛，夜间较甚，咽喉微疼，堵塞感，吞咽不利，口苦、口干引饮，夜睡仍较差，烦躁不安，胃纳一般，二便尚调。脉弦滑，舌质淡红，舌苔白略厚。专科检查：左耳已无红肿及痂块，皱额时额横纹已过中线，鼻唇沟仍浅，左口角松弛，仍不能鼓气及吹口哨，左眼睑下垂。

处方：柴胡10克、黄芩15克、栀子15克、白芍15克、法半夏10克、陈皮6克、蝉蜕10克、白附子10克、全蝎10克、地龙干10克、白蒺藜15克、茯神20克、远志15克、五指毛桃30克、丹参15克、石决明30克（先煎）、延胡索15克、甘草6克，6剂，每日1剂，水煎服。

外治法与针灸疗法同2019年4月23日。

2019年5月7日三次查房。左耳后乳突部及耳内疼痛已明显减轻，偶有眩晕，呈晃动感，口微干苦，痰少，仍较烦躁，夜睡较差，胃纳一般，二便调。脉细滑，舌质淡红，舌苔薄白。专科检查：左额横纹已过中线，左眼闭合正常，左侧口角仍较松弛，不能鼓气及吹口哨。

处方：五指毛桃30克、党参30克、川芎10克、白芍20克、柴胡10克、陈皮6克、茯神20克、白附子10克、全蝎10克、地龙干10克、怀牛膝15克、石决明30克（先煎）、浮小麦30克、丹参15克、延胡索15克，3剂，每日1剂，水煎服。

外治法与针灸疗法同2019年4月23日。

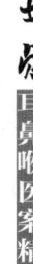

2019年5月10日出院。左耳已无疼痛，无眩晕，胃纳、二便调，左口角仍较松弛，不能鼓气及吹口哨。带5月7口方7剂出院，并嘱患者出院后继续行针灸疗法。

病 案 分 析

本例耳带疮，耳痛、疮疹明显，并于耳痛、耳疮疹后又出现口眼歪斜和眩晕，病情较一般的耳带疮严重和复杂。患者平时饮食不节，素体脾胃积热内蕴，脾胃已受伤。又发病前有感冒病史，为风热邪毒侵袭，继而邪毒病深入里，邪热内传肝胆，风热挟痰湿循经上犯少阳经颌面段，阻闭耳窍脉络而致口眼歪斜和眩晕。口干口苦，痰黄，烦躁，脉弦滑数，舌苔黄厚，为肝胆湿热，痰湿困聚之象；胃纳欠佳，打嗝嗳酸，大便干结为脾胃不和，胃气上逆，胃阴不足的表现。故辨证为肝胆湿热，痰湿阻络。

治疗予清泻肝胆湿热，祛湿化痰。用小柴胡汤加减。初次查房方中小柴胡汤去参、枣，以透解少阳之邪热，和解表里；加栀子清肝胆热毒；法半夏、陈皮合扁豆花、干姜调胃理气，化湿祛痰；白芍配柴胡疏肝敛阴；五指毛桃益气健脾，并能利湿通络；葛根轻扬升散，解肌通脉，清利头面；加白附子、蝉蜕祛头面之风止痉；加白蒺藜，钩藤息风止眩。6剂药后患者症状明显改善，左耳已无红肿及痂块，口眼歪斜有改善，但热毒扰神，夜寐不佳，烦躁不安，故在上方基础上，加茯神、远志、丹参、石决明交通心肾，养阴安神；并加全蝎、地龙干、延胡索增强祛风通络止痛之功。出院前，患者基本痊愈，加入党参、川芎活血补气祛头风；怀牛膝补肝肾，助石决明平肝潜阳；浮小麦益气养心，以养血脉通经络，巩固疗效。

王师答疑 请问老师："患者热毒壅盛，肝胆之热及胃热如此炽盛，为何方中还要加五指毛桃、干姜等补气温中之品？"

王老师回答："患者虽热毒壅盛，但其平素饮食不节，脾胃早已受伤，观其舌质淡红，说明其体质素虚，故临证用药时要注意，清热解毒不宜过于苦寒，以防伤正，应健脾益气以托毒外出。"经过20余天4次诊治，终获治愈。

外治用鳝鱼血、云南白药粉调成糊状，涂敷左侧面部。鳝血疗法是一种民间疗法，即用鳝鱼血或鳝血膏药涂贴在一定部位，治疗面瘫、面风痛等。鳝鱼血有祛风活血的作用，云南白药活血化瘀去毒，两药调成糊状，涂敷面部，活血通络之力更强。

（邱宝珊　高健莹　整理）

● 病案四

陈某，女，51岁。

2019年1月8日查房。主诉：左耳疼痛伴口眼歪斜10天。患者于2018年12月28日突然感觉左侧耳疼，耳内胀闷堵塞，耳内鸣响，2018年12月29日出现左侧面部口眼歪斜，左耳廓疱疹，遂至当地医院（揭西）住院治疗7天（用药不详），未见明显好转。2019年1月7日到我院门诊就诊，由门诊医师拟"耳带疮"收入院治疗。查房时症见：左耳部焮热疼痛难忍，耳内有堵塞感，左侧面部口眼歪斜，口干微苦，患者面色红赤，形体肥胖。胃纳、二便尚调。脉弦滑，舌尖边红，舌苔微黄厚。专科检查：左耳廓红肿有疱疹，左外耳道红肿，鼓膜未能窥及。左额横纹消失，左鼻唇沟变浅，上眼睑松弛。

中医诊断：耳带疮并面瘫（左耳）。

辨证分型：肝胆湿热。

治法：清泻肝胆，祛风通络。

处方：柴胡10克、黄芩15克、蔓荆子10克、栀子15克、生地黄15克、车前子10克、法半夏10克、陈皮6克、白附子15克、全蝎10克、白蒺藜15克、五指毛桃20克、川芎10克、蝉蜕10克、丹参15克、甘草6克，6剂，每日1剂，水煎服。

外治法：鳝鱼血调云南白药粉成糊状，涂敷左侧面部，每晚睡前敷。

针灸疗法：取穴，翳风、曲池、合谷、地仓、颊车等穴。

调护：嘱患者忌食煎炒炙煿及肥甘厚腻之品，注意按时作息。

2019年1月15日二次查房。左耳疼痛明显减轻，仍稍有焮热感，口微干，胃纳、二便调。脉弦细滑，舌质淡红，舌苔白略厚。专科检查：左侧口眼歪斜基本恢复。

处方：柴胡10克、黄芩15克、法半夏10克、陈皮6克、蔓荆子10克、蝉蜕5克、地龙干10克、白蒺藜15克、五指毛桃30克、丹参15克、麦冬15克、浮小麦30克、全蝎10克、甘草6克，7剂，带出院。

病案分析

患者因感风热邪毒，邪热循足少阳胆经之脉，上犯耳窍而致耳带疮。肝胆湿热蒸灼耳窍肌肤，则致耳窍疱疹、焮热红肿疼痛。邪毒入络，脉络阻滞，而致口眼歪斜。口干苦，面色红赤，脉弦滑，舌红，均为肝胆热盛之征。舌苔微黄厚，脉弦滑，为痰湿内困。故辨证为肝胆湿热。

治疗予清肝胆，祛痰湿，通经络。初次查房方中柴胡、黄芩、栀子清热解毒泻火，柴胡并能调达肝气，引诸药入肝胆经；车前子清热利湿；生地黄养阴以防苦寒化燥；法半夏、陈皮祛痰理气和中；白附子、全蝎、蝉蜕祛风痰通络止痉；川芎、蔓荆子上行头面，祛风止痛；丹参活血行瘀；五指毛桃补气健脾，行气化湿，托邪外出。全方清泻肝胆湿热，祛痰通络，理气和中。6剂药后左耳疼痛及左侧口眼歪斜已明显减轻，故二次查房仍守原方，去车前子、生地黄、白附子、川芎，加麦冬、浮小麦养心安神。

外治方面，用鳝鱼血调云南白药粉，涂敷左侧面部，鳝鱼血，性味咸、甘、平，有祛风活血的作用，外敷治口眼歪斜。云南白药有活血散瘀，消肿止痛的作用，与鳝鱼血调成糊状涂敷患处，散瘀止痛，通络止痉的作用增强，本病例还配合针灸疗法，祛风通络，疏调经筋，也有很好的疗效。内治与外治相结合，体现了中医治疗的优势。

（高健莹　整理）

● 病案五

刘某，男，27岁。

1991年1月19日初诊。主诉：发热、咽痛、右耳疼痛6天，右侧口眼歪斜2天。患者于6天前受凉后咽痛伴发热，继则出现右耳肿痛，连及右侧头、颈疼痛，2天前出现右侧面部松弛，麻木不仁，即来诊。来诊时症见：右耳疼痛，右侧头痛较剧，咽痛甚，痛苦难忍之状。咳嗽，痰黏黄稠，说话时口角流涎，口干口苦口臭，大便3天未解，小便短赤，舌质红，苔黄厚，脉弦滑数。专科检查：体温38℃，右耳廓微红肿，右乳突区见红色小疱疹，右耳前及耳下淋巴结肿大，触痛，右额纹消失，闭眼时右眼裂约0.5厘米，右鼻唇沟变浅，右口角下垂，并歪向左侧，咽黏膜充血。

中医诊断：耳带疮并面瘫（右耳）。

辨证分型：邪毒外袭，热毒壅盛。

处方：板蓝根15克、柴胡15克、升麻15克、连翘15克、黄芩15克、黄连12克、葛根30克、玄参15克、牛蒡子10克、龙胆草10克、僵蚕10克、大黄6克（后下）、甘草6克，4剂，每日服2剂（上下午各1剂），水煎服。

静脉滴注：10%葡萄糖注射液500毫升+清开灵注射液40毫升，每日1次，滴注5天。

1991年1月22日二诊。服上药2天后，热退，大便已解，右耳及头、颈疼痛已大减，右乳突区红色小疱疹结痂，咽黏膜仍充血，右侧口眼歪斜仍无明显减轻。脉弦滑，舌质红，舌苔微黄。

处方：再服初诊方去大黄，3剂，每日1剂，水煎服。

针灸疗法：梅花针轻叩右太阳、四白、颊车、地仓四穴。

1991年1月25日三诊。3剂后右耳疼痛及头、颈疼痛已除，无咽痛，额横纹已过中线，右眼裂0.3厘米，右侧鼻唇沟仍浅，右口角下垂。脉弦滑，舌质稍红、苔白。

处方：板蓝根15克、柴胡15克、升麻15克、黄芩15克、葛根30克、玄参15克、龙胆草10克、僵蚕10克、地龙干12克、白附子10克、白蒺藜15克，3剂，每日1剂，水煎服。

继续配合梅花针轻叩右太阳、四白、颊车、地仓四穴。

1991年1月28日四诊。头、颈疼痛、咽痛诸症已除，口眼歪斜消失，

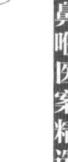

再服三诊方3剂，以巩固疗效。

<h1 style="text-align:center">病 案 分 析</h1>

本例患者因外感风热邪毒所致，邪毒壅盛于肺胃及少阳经。足少阳胆经之脉，从耳后入耳中，出走耳前，由于风热邪毒外袭，犯及少阳胆经，致肝胆火热内燔，火热循经上犯，搏结于耳窍，火热邪毒，熏蒸耳窍，致耳窍红肿疼痛，疱疹；火热上扰清窍，则头、颈疼痛，耳中脉络受灼则致口眼歪斜；热邪既壅于少阳经，又滞于上焦肺系，而致咽喉红肿疼痛，咳嗽，痰黄；口干口苦口臭，大便秘结，小便短赤，舌红，苔黄厚，脉弦滑数等症，为阳明热结，胆经湿热之征。故辨证属邪毒外袭，热毒壅盛。

故治法宜清热解毒疏风，祛邪通络，选用普济消毒饮加减。方中板蓝根、连翘、黄连、黄芩清热解毒；因热毒滞于上焦肺系，气郁化火，根据"火郁发之"的治则，又当疏风散邪，开邪热外出之路，故配以僵蚕、升麻、柴胡轻清宣散，祛邪外出；玄参、牛蒡子、甘草有清热解毒利咽喉之功。如《医方集解》云："此手太阴、少阴、足少阳、阳明药也。"此方有升有降，既反映了治病求本精神，又体现了因势利导之法。临床中应灵活加减用药。胆火炽盛，口苦咽干目眩，加龙胆草增强本方清胆泻热之效；胃腑热盛，大便秘结，则加大黄通便泻热，并可重用玄参泻火解毒且养阴增液，以防伤阴劫液。三诊，服药7剂后，耳及头颈部疼痛已除，口眼歪斜症状减轻，但仍未完全恢复，故须继续祛风化痰止痉，加地龙干、白附子之类，直达病所以祛邪，祛风通络以止痉。配合梅花针轻叩面部穴位，有祛邪泻热、疏通经络的作用，促进面瘫的恢复。本例耳带疮并面瘫的中医辨治，充分体现了中医辨证治疗的优势。

（邱宝珊 高健莹 整理）

附：丹毒病案一例

彭某，女，63岁。

2018年5月22日查房。主诉：右耳疼痛肿胀4天。患者于4天前因耳痒挖右耳后，右耳廓、右外耳道红肿疼痛逐渐加重，后发展至右侧面颌部成片发红微紫、肿胀、灼热、疼痛，由门诊医师拟"断耳疮"于5月20日收入院治疗。查房时症见：右外耳道红肿、灼热、痒痛，右侧头额、面部及颌部成片色红紫如丹，边缘清楚，疼痛肿胀，微痒，口微干苦，胃纳一般，二便尚调。患者形体肥胖，多年来常有荨麻疹反复发作史，平时易感风邪，汗多。脉弦细滑，舌尖边红，苔白略厚。

中医诊断：丹毒（抱头火丹）。

辨证分型：风湿热毒，上犯头面。

治法：疏风清热，利湿解毒。

处方：柴胡10克、蔓荆子10克、菊花10克、白蒺藜15克、法半夏10克、黄芩15克、栀子10克、丹参15克、毛冬青15克、白鲜皮15克、海桐皮15克、五指毛桃30克、白术10克、防风10克、甘草6克、陈皮6克，5剂，每日1剂，水煎服。

中成药：新癀片，口服，每次3片，每天3次。

外治法：丁酸氢化可的松乳膏1支，外涂（皮肤科医生建议）。

调护：嘱其忌抓挠患部，饮食清淡为要。

患者服5剂药及使用外用药后，右侧头额、耳廓及面部皮肤丹毒已愈，于5月26日守上方5剂带出院。

病案分析

患者因右耳廓、右外耳道疼痛加重，右侧面颌部成片发红、肿胀、灼热、疼痛收入院治疗，入院后诊断为丹毒。丹毒是患部皮肤红如涂丹，热如火灼，故名。发于头面，又称抱头火丹。患者形体肥胖，为痰湿体质，又平时易感、汗多，风疹时发，可见其既脾虚，又腠理疏松，卫表不固。因挖耳后损伤耳部皮肤，风湿热毒之邪乘虚侵入，郁阻于耳部及头面肌肤而发。故辨证为风湿热毒，上犯头面。

治疗宜疏风清热，利湿解毒为主，兼予益气固表，托毒外出。方中柴胡、蔓荆子、菊花、白蒺藜清轻上行，疏风清热，清利头目；栀子、黄芩清热解毒，泻火利湿；法半夏、陈皮燥湿化痰，理气和中；丹参、毛冬青入血分，清热凉血，活血祛瘀，消肿止痛；白鲜皮、海桐皮祛风除湿，解毒杀虫；五指毛桃、白术、防风益气固表，并托邪外出。中成药新癀片有清热解毒，活血化瘀，消肿止痛的作用。服药5剂，配合中成药及外用涂药后，病除。本例辨证治疗，理、法、方、药环环相扣，体现中医治疗之优势。

（王培源　高健莹　整理）

第二章

鼻科医案

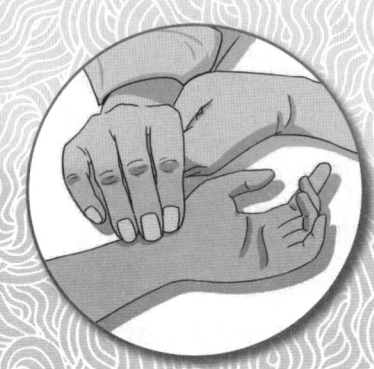

第一节　鼻窒

　　鼻窒是指以经常性鼻塞为主要特征的慢性鼻病。本病任何年龄均可发生。中医学认为本病多因正气虚弱，伤风鼻塞反复发作，余邪未清而致，或因鼻窍及其邻近病灶的影响，不洁空气，过用血管收缩剂滴鼻等，亦可导致本病的发生，其病机多与肺、脾两脏功能失调及气滞血瘀有关。临床上根据症状及病因病机特点可分为肺经蕴热，壅塞鼻窍；肺脾气虚，邪滞鼻窍；邪毒久留，血瘀鼻窍三个证型，分别采用清热散邪、补益肺脾、行气活血等治法，也常配合芳香通窍滴鼻、鼻雾化吸入或针灸等外治法。

　　根据症状特点，西医学的慢性鼻炎、鼻中隔偏曲等疾病可归属"鼻窒"范畴。西医学治疗慢性鼻炎、鼻中隔偏曲等疾病的最终技术手段均是手术，目的是使鼻腔阻力减小，从而达到解除鼻塞的症状。西医学手术治疗针对的是肥大的鼻甲局部，只是解决了局部的病理变化，虽然短时间解除了鼻塞的局部因素，但只要全身脏腑功能失调仍然存在，其通过脏腑经络的联系，最终也会反映在鼻部，重新使鼻腔局部出现病理变化而导致鼻塞，这也是临床上手术后患者鼻塞复发的原因。

　　王士贞从中医整体观念出发，认为鼻塞是全身脏腑功能失调在鼻这一官窍的反映，中医学治疗是通过调整脏腑功能而使鼻腔功能恢复正常，并使效果持续有效。临证时应注意观察鼻甲黏膜的颜色、肿胀的程度，鼻涕的色、质，再结合全身兼证及脉、舌，辨其虚实寒热，才能明确治疗方向。实者或为肺热，或为血瘀；虚者多为肺脾气虚。

　　在临床辨证用药方面，肺经壅热者，常用清肺之剂，如用泻白散加浙贝母、瓜蒌仁等化痰散结药；肺脾气虚者，常用益气固表升阳之剂，如玉

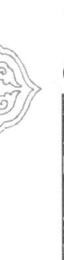

屏风散、补中益气汤加减；夹瘀者，视患者体质，酌情选加当归、丹参、川芎等养血活血药，或选加桃仁、红花等活血祛瘀药。王士贞认为，本病的特点是久病鼻塞，其病机多与邪壅鼻窍有关，因此无论辨证何型，均宜在论治中选加通窍之品，芳香通窍如辛夷花、苍耳子、白芷、薄荷、石菖蒲、砂仁等；行气活血通窍如陈皮、香附、木香、佛手等行气药，或桃仁、赤芍、川芎、当归尾等活血药。

此外，王士贞对鼻科疾病亦很重视外治法，根据患者不同情况适当选用针刺、灸法、穴位贴敷、穴位注射、滴鼻、喷鼻、熏蒸法等，内治与外治相结合，发挥中医治疗优势。

验 案 举 例

● 病案一

王某，男，26岁。

2018年1月11日初诊。主诉：交替性鼻塞约半年。患者于半年前患感冒后，因不注意调护，经常熬夜，又抽烟饮酒及大鱼大肉，鼻塞至今未愈。来诊时症见：交替性鼻塞，日夜均甚，少涕，咽喉哽哽不利，痰黏难咯，夜睡鼾声大，口微干，胃纳一般，二便尚调。脉弦细滑，舌质淡红略暗，舌苔白略厚。专科检查：双下鼻甲肿胀，稍充血，双中鼻道未见分泌物引流。咽黏膜稍充血。纤维电子鼻咽喉镜检查示：鼻咽及喉部正常。

中医诊断：鼻窒。

辨证分型：肺脾气虚，痰湿困鼻。

治法：健脾益气，化痰通窍。

处方：五指毛桃20克、党参20克、茯苓15克、白术10克、防风10克、法半夏10克、陈皮6克、枇杷叶10克、紫苏叶10克、龙脷叶10克、浙贝母10克、桔梗10克、甘草6克，7剂，每日1剂，水煎服。

外治法：①复方辛夷滴鼻液1支，滴鼻。

②嘱患者煎煮中药时做鼻熏蒸疗法，每日2次。

③做迎香穴位按摩，夜睡前做1次。

调护：嘱其忌烟酒，忌食肥甘厚腻之品。注意起居有常，锻炼身体，预防感冒。

2018年1月25日二诊。夜间仍有交替性鼻塞，白天鼻塞减轻，少许黏黄涕，口干，夜睡鼾声大，胃纳一般，二便尚调。脉弦细滑，舌质淡红略暗，舌苔白。专科检查：双下鼻甲稍红肿，双中鼻道未见分泌物引流。

处方：五指毛桃20克、党参20克、茯苓15克、白术10克、防风10克、辛夷花10克、白芷10克、枇杷叶10克、紫苏叶10克、龙脷叶10克、浙贝母10克、法半夏10克、陈皮6克、蒲公英15克、藿香10克、甘草6克，15剂，每日1剂，水煎服。

外治法：同初诊。

2018年3月1日三诊。白天基本无鼻塞，夜间交替性鼻塞较前减轻，夜睡鼾声小。口干，胃纳一般，偶有胃脘不适，嗳酸，少许白黏痰。脉弦细滑，舌质淡红，舌苔白略厚。专科检查：双下鼻甲稍红，微肿胀。

处方：五指毛桃20克、太子参20克、茯苓15克、白术10克、防风10克、辛夷花10克、白芷10克、法半夏10克、陈皮6克、砂仁6克（后下）、柿蒂15克、细辛3克、丹参15克、诃子10克、麦冬15克、甘草6克，15剂，每日1剂，水煎服。

2018年3月29日随诊。患者告知，基本无鼻塞，夜睡无打鼾，胃纳、二便调。平时注意了饮食和生活起居，坚持跑步运动，精神爽朗。

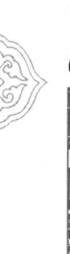

病 案 分 析

患者感冒后，耗伤肺卫之气，又病后不注意调护，起居无常，饮食不节，损伤脾胃之气，体质虚弱未能复元，邪毒滞留不去，困聚于鼻窍而为病。肺脾气虚，湿浊滞留鼻窍，致鼻窍黏膜肿胀，鼻塞不通，缠绵难愈，夜睡鼾声大。肺不布津，脾运失健，聚湿生痰，蕴蓄不散，上攻于咽喉而致咽喉哽哽不利，痰黏难咯。故辨证为肺脾气虚，痰湿困鼻。

治以健脾益气，化痰通窍为法。方中五指毛桃、党参、茯苓、白术、防风健脾补气，益气固表；法半夏、陈皮理气化痰醒脾；辛夷花、白芷、藿香芳香通窍；枇杷叶、紫苏叶、龙脷叶、浙贝母化痰止咳，兼能降肺胃上逆之气而利咽喉；桔梗、甘草祛痰利咽。全方共奏健脾益气，化痰通窍之功。二诊药后鼻塞及咽喉哽哽不利等症状已明显减轻，夜睡鼾声小，因胃脘不适，偶有嗳酸，去枇杷叶、紫苏叶、龙脷叶、桔梗、甘草等药，加砂仁、柿蒂健脾化湿，行气温中；加细辛、丹参以辛温活血通窍；诃子、麦冬养阴敛肺以巩固疗效。外治方面，配合了滴鼻、鼻熏蒸疗法和按摩疗法，并告知患者注意调护，内治与外治相结合，疗效显著。

（高健莹　整理）

● 病案二

陈某，男，10岁。

2003年2月21日初诊。其母代诉：经常鼻塞，时有声嘶1年余。患儿1年多来经常鼻塞，以早晚为甚，涕黏少，平时时有抽鼻，声音沙哑，口干，胃纳、二便调。脉细滑、舌质稍红，舌苔微黄。专科检查：双下鼻甲红肿，双中鼻道未见分泌物引流，咽黏膜轻度充血，声带未检。

中医诊断：鼻窒。

辨证分型：肺经伏热。

治法：清肺热，通鼻窍，利咽喉。

处方：桑白皮10克、地骨皮10克、辛夷花10克、白芷10克、蝉蜕5克、地龙干10克、龙脷叶10克、桔梗10克、枇杷叶10克、沙参10克、藿香10克、甘草5克，5剂，每日1剂，水煎服。

外治法：复方辛夷滴鼻液（本院制剂）1支，滴鼻，每日3次；清金开音片（本院制剂）1瓶，含服，2片，每日3次。

调护：嘱患儿早晚注意保暖，锻炼身体，预防伤风感冒。忌食生冷及肥甘厚腻。

2003年3月14日二诊。仍鼻塞，有少许黏稠涕，时有抽鼻，声音嘶哑，咳嗽痰微黄，口干，胃纳、二便调。专科检查：双中鼻稍红肿，双中鼻道未见引流，咽黏膜稍充血，舌质稍红，舌苔白，脉细滑。

处方：桑白皮10克、地骨皮10克、柴胡10克、菊花10克、蔓荆子10克、辛夷花10克、白芷10克、枇杷叶10克、苦杏仁10克、前胡10克、蒲公英15克、甘草5克，7剂，每日1剂，水煎服。

外治法同初诊。

2003年4月11日三诊。鼻塞明显减轻（只在夜间有时鼻塞），无涕，微声嘶，无咳嗽，胃纳、二便常，舌质淡红，舌苔白，脉细。专科检查：双下鼻甲稍红肿，无引流，咽黏膜稍红。

处方：太子参10克、茯苓10克、白芍10克、沙参10克、蝉蜕5克、木蝴蝶10克、桑白皮10克、龙脷叶10克、桔梗10克、甘草5克，7剂，每日1剂，水煎服。

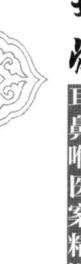

病 案 分 析

患儿鼻塞、声嘶已1年余，以经常性鼻塞为突出症状，故诊断为鼻窒。患儿虽鼻塞日久，但来诊时症见口干，舌质红，舌苔微黄，鼻黏膜红肿，咽黏膜充血，说明邪热蕴肺，久而不去，故辨证为肺经伏热。

治疗以清泻肺热为主，方用泻白散加减。初诊方中桑白皮、地骨皮两药清肺中伏火；辛夷花、白芷、藿香芳香通鼻窍；蝉蜕、地龙干走窜通络，消肿通鼻窍；桔梗、甘草、龙脷叶、枇杷叶清热宣肺，利咽喉；沙参养阴润肺，益胃生津。全方合用，清肺热而不过于苦寒，通鼻窍并宣肺利咽。二诊用方，在初诊方基础上，去蝉蜕、地龙干，加柴胡、菊花、蔓荆子，三药清轻上浮，宣肺通鼻窍之力尤强；加苦杏仁、前胡、蒲公英清肺热，化痰止咳。三诊鼻塞症状已明显减轻，肺热已除，故以益气养阴之剂调理之。王士贞临证时，注重脏腑辨证，针对小儿的生理、病理特点，处方用药。泻白散方出自《小儿药证直诀》，谓本方治"小儿肺盛，气急喘嗽"，专为小儿肺中有伏热，肺热伤阴，症见咳嗽、身热、气促而设，王士贞灵活运用古方治疗疾病的经验，很有启迪意义。

（邱宝珊 高健莹 整理）

第二节　鼻鼽

　　鼻鼽是指以突然和反复发作的鼻痒、喷嚏频作、清涕量多、鼻塞等为主要特征的鼻病。中医治疗鼻鼽有着数千年的历史。古代医家对鼻鼽病因的认识，主要集中在异常时令气候、寒热不调、异气异味、脏腑虚弱等方面，鼻鼽的病机多为虚寒和肺热两类，其中绝大多数医家又以虚寒立论鼻鼽，认为寒邪犯肺及肺、脾、肾三脏虚弱与鼻鼽发病最为密切。现代中医认为鼻鼽病因病机多由脏腑虚损，正气不足，腠理疏松，卫表不固，风邪、寒邪，或异气侵袭，寒邪束于皮毛，阳气无从泄越而致，临床上可分为肺气虚寒、卫表不固，脾气虚弱、清阳不升，肾阳不足、温煦失职，肺经伏热、上犯鼻窍四个证型。内治上，主要有温肺散寒法、调和营卫法、补益脏腑法等治法。

　　根据鼻鼽的临床症状特点，从西医角度来说，变应性鼻炎、血管运动性鼻炎、嗜酸粒细胞增多性鼻炎、药物相关性鼻炎均可归属"鼻鼽"的范畴。目前西医治疗以抗组胺药及糖皮质激素为主，此外还有特异性免疫治疗及手术治疗，药物的治疗主要是对症治疗，停药后易导致症状反复，疗效并不尽如人意。

　　王士贞认为，中医药治疗鼻鼽的目的在于调节肺、脾、肾的功能，通过改善机体内环境来降低其敏感性，属于治本的方法，只要运用恰当，疗效往往更为持久，而且副作用相对较少。临证辨证时必须有整体观念，除了注意局部症状和体征外，详细询问病史和患者的全身状况，才能准确辨证用药。王士贞结合岭南气候特点及多年的临床经验观察到，鼻鼽的病因病机可简化为两大类，一为虚寒证，二为肺热证，其中虚寒证为临床最常见的类型。虚寒证是肺、脾、肾三脏的虚损所致，其中肺脾气虚是鼻鼽发病的重要病机，鼻鼽均可以在益气补脾法的基础上进行治疗。基础方组成：五指毛桃、党参（或太子参）、茯苓、白术、防风、辛夷花、白芷、蝉蜕、地龙干、五味子、益智仁、炙甘草。功效为健脾益气，温肺固表，主治肺脾气虚之鼻鼽。肺气虚寒者，可合桂枝汤加减；脾肾阳虚者，可合真武汤加减；清涕下不止者，喜加益智仁、诃子、金樱子以固涩敛涕；鼻痒甚者，加丹参、紫草等活血养血止痒。对于肺经有热者，王士贞认为，肺热往往是暂时现象，用药不可过于苦寒，一旦热象不明显，应及时用益气补脾温阳之剂以治其本。

王士贞指出，本病的中医治疗以中药内治为主，针灸疗法亦具有一定的优势，合理地使用针刺、灸法、穴位注射、耳穴贴压等，可使症状较快得到控制。此外熨法、熏蒸、天灸等中医特色疗法，也对鼻鼽的治疗起到巩固疗效的作用。

同时，王士贞强调对鼻鼽的预防和调护，《素问·上古天真论》曰"虚邪贼风，避之有时"，临证时，应做好患者的健康教育，保证有良好的生活环境，注意防风邪（风寒、风热）及异气异物的侵袭。指导患者注意饮食及养成良好的个人生活习惯等，鼓励患者加强体育锻炼，增强抗病能力。对于鼻鼽的治疗，中药内服往往需要连续服用一段时间才逐渐显效，故须劝告患者积极配合。

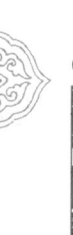

验 案 举 例

● 病案一

林某某，男，30岁。

2014年11月20日初诊。主诉：反复阵发性鼻痒、打喷嚏、流清涕、鼻塞2年。患者2年来反复出现阵发性鼻痒、打喷嚏、流清涕、鼻塞等不适，为常年发病，多在季节变化时明显，晨起症状明显。来诊时症见：阵发性鼻痒、打喷嚏、流清涕、鼻塞，恶风，易汗出，无头晕头痛，胃纳、二便调。舌质淡，苔白，脉细。专科检查：双下鼻甲苍白，肿胀，无引流。辅助检查：变应原测试示：屋尘、尘螨（+++）。

中医诊断：鼻鼽。

辨证分型：肺气虚寒。

治法：补益肺气，祛风散寒。

处方：拟五指毛桃四君子汤加减。五指毛桃30克，党参20克，茯苓15克，白术15克，防风10克，辛夷花10克，白芷10克，白芍15克，桂枝15克，益智仁15克，干姜10克，细辛3克，甘草6克，大枣10克，7剂，每日1剂，水煎服。

调护：嘱患者避风寒及异气异物，忌食生冷寒凉，少食高蛋白食物。

2014年11月27日二诊。鼻鼽发作基本消失，鼻腔少许分泌物，胃纳一般，二便调，舌质淡红，苔白，脉细。专科检查：双下鼻甲色淡肿胀，无引流。

处方：五指毛桃30克，党参20克，茯苓15克，白术15克，防风10克，辛夷花10克，白芷10克，白芍15克，桂枝15克，益智仁15克，干姜10克，地龙干10克，甘草6克，大枣10克，14剂，每日1剂，水煎服。

病 案 分 析

鼻鼽虚证多为肺、脾、肾三脏的虚损，其中肺脾气虚为多见，脾虚为其病机关键，治疗上可以补脾法进行治疗，因为补脾即为补肺、补肾。此例患者鼻鼽反复发作数年，平素恶风寒，舌质淡，苔白，脉细，鼻黏膜苍白肿胀，辨证为肺气虚寒，卫表不固，可以五指毛桃加四君子汤作为基础方合桂枝汤加减治疗。方药中五指毛桃加四君子汤补益肺脾，培土生金，加上桂枝汤调和营卫，方药切合病机，故效果显著。

（刘春松 整理）

● 病案二

何某，女，29岁。

2019年6月12日初诊。有鼻鼽病史，遇冷发作约3年。近日感冒，鼻塞，流涕，晨起喷嚏频频，咽异物感不适，口干，胃纳一般，大便溏，脉细，舌质淡红，苔白。专科检查：双下鼻甲淡红、微肿，无明显引流。咽充血。既往有胃炎病史。

中医诊断：鼻鼽。

辨证分型：肺脾气虚。

治法：益气健脾，温肺固表。

处方：五指毛桃20克、党参20克、茯苓15克、白术10克、防风10克、辛夷花10克、白芷10克、益智仁15克、诃子10克、金樱子15克、枇杷叶10克、紫苏叶10克、陈皮6克、白芍15克、桂枝10克、甘草6克、砂仁6克（后下），7剂，每日1剂，水煎服。

外治法：嘱患者煎煮中药时做鼻熏蒸疗法，每日1～2次。

调护：嘱其忌食生冷及发物，注意避风寒，防感冒，避异气异物及多尘环境。

2019年6月20日二诊。近日喷嚏多，鼻痒，流清涕多，口不干，胃纳调，大便溏。脉细滑，舌质淡红，苔白。专科检查：双下鼻甲淡红、微肿，无引流。

处方：五指毛桃20克、党参20克、茯苓15克、白术10克、防风10克、辛夷花10克、白芷10克、法半夏10克、陈皮6克、益智仁15克、诃子10克、金樱子15克、砂仁6克（后下）、香附10克、白芍15克、桂枝10克、甘草6克，7剂，每日1剂，水煎服。

外治法：嘱患者坚持做鼻熏蒸疗法。

2019年6月27日三诊。已无鼻塞、流清涕，偶有涕倒流，痰黏色白，口微干，胃纳、二便调。脉弦滑，舌质淡红，苔白。专科检查：双下鼻甲淡红、微肿，无引流。

处方：五指毛桃20克、党参20克、茯苓15克、白术10克、防风10克、辛夷花10克、白芷10克、法半夏10克、陈皮6克、益智仁15克、诃子10克、金樱子15克、白芍15克、桂枝10克、砂仁6克（后下）、炙甘草6克，3剂，每日1剂，水煎服。

2019年11月20日四诊。时隔约5个月再诊，告知近5个月来，鼻鼽间有发作，但发作时鼻鼽症状明显较前减轻。最近夜间鼻塞，脓涕少、黏白，口干（夜间）鼻干，胃纳调，大便溏，夜睡欠佳。脉弦滑，舌质淡红，苔白。专科检查：双下鼻甲淡红、微肿，无引流。

处方：五指毛桃20克、太子参20克、茯苓15克、白术10克、防风10克、辛夷花10克、白芷10克、法半夏10克、陈皮6克、益智仁15克、诃子10克、浙贝母10克、麦冬15克、浮小麦30克、砂仁6克（后下）、甘草6克，7剂，每日1剂，水煎服。

2019年12月12日五诊，药后已无鼻鼽发作，近1周鼻干燥不适，有少许黄稠鼻涕，涕倒流，口干，胃纳一般，二便尚调。脉弦滑，舌质淡红，苔白。专科检查：双鼻腔黏膜充血，咽稍红。

处方：五指毛桃15克、太子参15克、茯苓15克、白术10克、防风10克、辛夷花10克、白芷15克、蒲公英15克、藿香10克、蔓荆子10克、龙脷叶10克、仙鹤草15克、陈皮6克、浮小麦3克、砂仁6克（后下）、甘草6克，3剂，每日1剂，水煎服。

外治法：复方薄荷油滴鼻液（本院制剂）2支，滴鼻。

2019年12月19日六诊，近日仍有少许喷嚏，有涕倒流，咽部不适，咽干（夜间需起床饮水），胃纳一般，二便尚调。脉细，舌质稍红，苔白。专科检查：双下鼻甲稍红、微肿，无引流，咽干稍红。

处方：五指毛桃20克、太子参20克、茯苓15克、白术10克、防风10克、辛夷花10克、白芷10克、法半夏10克、陈皮6克、鱼腥草15克、藿香10克、麦冬15克、桑白皮15克、蔓荆子10克、砂仁6克（后下）、甘草6克，3剂，每日1剂，水煎服。

外治法：①复方辛夷滴鼻液（本院制剂）3支，滴鼻，每日3次。②复方薄荷脑滴鼻液3支，滴鼻，每日3次（鼻窍干燥时用）。

<h2 style="text-align:center">病 案 分 析</h2>

　　患者有鼻鼽及胃炎病史多年，平时易感冒，畏冷，大便溏，脉细，舌淡苔白等，可见患者素体肺、脾气虚。肺开窍于鼻，外合皮毛，由于肺气虚，卫表不固，腠理疏松，易致外邪侵犯，肺失宣降，水液通调不利，鼻窍壅塞，遂致鼻鼽。脾为后天之本，脾气虚弱，则气血生化不足，清阳不升，水湿不化，鼻窍失养，亦易致外邪、异气的侵袭而发为鼻鼽。"肺为主气之枢，脾为生气之源"，肺气虚可累及脾（子病犯母），脾气虚可影响肺（母病及子），终致肺脾两虚之证。故本例鼻鼽辨证为肺脾气虚。

　　治疗以益气健脾为主，兼温肺散寒，宣通鼻窍。初诊方中用四君子汤合玉屏风散加减。四君子汤健脾益气，玉屏风散益气固表。辛夷花、白芷芳香通鼻窍；白芍、桂枝调和营卫，温阳化湿；益智仁、诃子、金樱子暖脾肾，敛涕止鼽；陈皮、砂仁理气和中，化湿浊；枇杷叶、紫苏叶和胃降逆，化痰利咽。全方健脾益气固表，理气和中除痰，通鼻窍止鼽嚏。以后各诊均在初诊用方基础上加减运用。如夜睡欠佳、鼻腔干燥，加麦冬、浮小麦养阴安神；若黏涕较多，加藿香化湿浊，加鱼腥草清热利湿。王士贞在治疗过程中，紧扣病机，辨证处方，并灵活加减用药而取效。

　　在治疗过程中，内、外治疗相结合，适当配合外治法，如鼻熏蒸疗法、滴鼻法等。煎煮中药时自行做鼻熏蒸疗法，熏蒸时患处加湿加热，具有温润呼吸道的作用，使气血运行通畅。鼻塞较甚可用复方辛夷滴鼻液以除湿消肿，温散通窍，鼻窍干燥可用复方薄荷油滴鼻液以滋养润燥，宣通鼻窍。古代医家对滴鼻法的临床应用较为广泛，有各种不同的作用，是值得探讨的问题。

（刘春松 欧芹　整理）

● 病案三

江某，女，35岁。

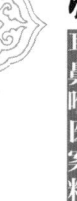

2012年3月14日初诊。诉有鼻鼽病史6～7年，平时易患感冒，未经系统治疗。近日鼻鼽时作，流黄稠涕并头痛，前来就诊。来诊时症见：鼻塞，鼻涕黄稠，头痛，前额眉棱骨痛较甚。口不甚干，胃纳正常，二便调。脉弦细滑，舌质稍红，苔白。专科检查：双下鼻甲稍红肿，无分泌物引流。电子鼻咽喉镜检查结果示：鼻咽正常。

中医诊断：伤风鼻塞。

辨证分型：表虚气弱，风邪外袭（体虚邪袭）。

治法：益气固表，散邪通窍。

处方：五指毛桃30克、茯苓15克、白术10克、防风10克、辛夷花10克、白芷10克、菊花10克、蔓荆子10克、毛冬青15克、鱼腥草15克、藿香10克、川芎6克、甘草6克，5剂，每日1剂，水煎服。

外治法：①复方辛夷滴鼻液1支，滴鼻。

②嘱患者煎药时做蒸气熏鼻，每日2次，每次10分钟。

调护：嘱患者注意保暖，适当锻炼，增强体质，提高对外界环境的适应能力。饮食上要忌生冷及高蛋白食物。避免粉尘等环境刺激。

2012年3月20日二诊。鼻塞流黄涕及头痛诸症已明显减轻。但喷嚏频作，鼻流清涕，无头痛，大便干结。脉弦滑，舌质淡红，苔白。专科检查：双下鼻甲淡红，微肿，无引流。

中医诊断：鼻鼽。

辨证分型：肺脾气虚。

治法：健脾益气。

处方：五指毛桃20克、党参20克、茯苓15克、白术10克、辛夷花10克、白芷10克、防风10克、蝉蜕5克、地龙干10克、蔓荆子10克、藿香10克、川芎10克、蒲公英15克、甘草15克，7剂，每日1剂，水煎服。

外治法：同初诊。

2012年3月28日三诊。晨起喷嚏，鼻流涕清稀，咽微干，胃纳正常，二便调。脉弦细滑，舌质淡红，苔白。专科检查：双侧鼻腔干净。

处方：黄芪20克、党参20克、茯苓15克、白术10克、辛夷花10克、白芷10克、防风10克、蝉蜕5克、地龙干10克、蔓荆子10克、益智仁15克、砂仁6克（后下）、蒲公英15克、甘草6克，7剂，每日1剂，水煎服。

外治法：同初诊。

2012年4月11日四诊。晨起仍有鼻鼽发作，但症状已明显减轻，晨起口微干苦，近日牙痛，胃纳一般，二便调。脉细滑，舌质稍红，苔白。专科检查：双鼻腔干净。

处方：五指毛桃15克、党参15克、茯苓15克、白术10克、辛夷花10克、白芷10克、防风10克、蝉蜕5克、地龙干10克、蔓荆子10克、藿香10克、川芎10克、鱼腥草15克、甘草6克，7剂，每日1剂，水煎服。

外治法：同初诊。

2019年9月25日，患者来诊他病，顺问其鼻鼽病情况，告知：2012年3—4月，因患鼻鼽来诊4次，共服药26剂后，平时注意饮食，避免异气、粉尘刺激，每周坚持运动，故鼻鼽已少发作，偶有发作也是症状轻微，身体状况良好。

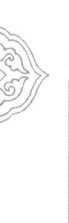

病案分析

本例患者患鼻鼽已6～7年之久，体质素虚。本次发病，初诊因肺卫不固，腠理疏松，感受风邪后而致伤风鼻塞，症见鼻塞，流黄涕，头痛，脉弦细滑，舌质稍红，舌苔微黄，为风邪外袭，郁而化热之征，故诊断为伤风鼻塞，辨证属表虚气弱，风邪外袭。治疗予益气固表，散邪通窍。方用玉屏风散加味，加辛夷花、白芷、菊花、蔓荆子、川芎，上行头目，疏风解热，宣利肺气，通利鼻窍，祛邪止痛；毛冬青、鱼腥草，清肺热，化痰除涕。

二诊，5剂药后，外邪已解，肺热已除，但体虚鼻鼽仍时作，症见喷嚏频频，鼻流清涕难止，辨证为肺脾气虚。肺失宣降，脾失健运，易致外邪、异气的侵袭而致鼻鼽反复难愈。治疗予健脾益气，方用玉屏风散合四君子汤加减，两方合用，健脾益气固表。加蝉蜕、地龙干走窜通鼻窍；辛夷花、白芷芳香通鼻窍；蔓荆子、藿香、川芎、蒲公英清散余邪，通窍止涕。三诊、四诊在二诊方药基础上加减运用。

王士贞在临证治疗过程中，详询病史，细观症状表现，分析病因病机，辨证求因，进行灵活辨证治疗。并配合外治法，如滴鼻法和鼻熏蒸疗法等中医特色疗法，体现中医治疗的优势。

（刘春松　陈扬　整理）

● 病案四

潘某，男，47岁。

2014年1月24日初诊。鼻鼽反复发作10年余，遇冷时鼻鼽发作较频，曾使用抗过敏药口服及激素类鼻喷雾剂喷鼻，效果不理想。近月余鼻鼽发作频繁，每于晨起或夜睡时鼻塞甚，清涕多，畏冷，口微干，夜睡梦多，胃纳一般，大便溏。脉细，舌质淡，苔白。患者形态偏胖，面色偏黄暗，唇暗。专科检查：鼻中隔右偏，鼻腔黏膜肿胀、淡暗，鼻腔有多量清水样分泌物。

中医诊断：鼻鼽。

辨证分型：肺脾肾虚。

治法：补益肺脾，温肾止鼽。

处方：黄芪30克、党参30克、茯苓15克、白术10克、防风10克、辛夷花10克、白芷10克、益智仁15克、白芍15克、桂枝10克、干姜10克、鹿角霜15克、细辛3克、蝉蜕5克、地龙干10克、五味子10克，14剂，每日1剂，水煎服。

外治法：嘱患者煎药时做鼻熏蒸疗法，每日1～2次。

调护：嘱患者忌食生冷，海鲜等高蛋白之类食物。注意保暖防风寒。锻炼身体，增强体质，增强机体对外界环境的适应性。

2014年3月19日二诊。初诊药后感觉体寒感减轻，鼻窍较前通畅，又自到药房取上方10剂服用。最近鼻鼽仍时有发作，清涕多，鼻痒较甚，鼻塞轻，口不干，畏冷，夜睡梦多，胃纳一般，大便溏。脉细滑，舌质淡红，苔白。患者告知：每次煎煮中药时都有做鼻熏蒸，鼻窍即通畅，感觉舒适。专科检查：双下鼻甲淡暗，肿胀。

处方：黄芪30克、党参30克、茯苓15克、白术10克、防风10克、辛夷花10克、白芷10克、白芍15克、桂枝10克、干姜10克、鹿角霜15克、益智仁15克、细辛3克、蝉蜕5克、地龙干10克、丹参15克，14剂，每日1剂，水煎服。

2014年4月11日三诊。鼻鼽仍时有发作，但症状已明显减轻。鼻痒，清涕较多，脉细滑，舌质淡红，舌苔白。专科检查：鼻黏膜肿胀淡暗。

处方：守2014年3月19日方14剂，每日1剂，水煎服。

2015年5月7日随诊。告知：因平时注意调理及防护，鼻鼽发作次数明显减少，偶遇冷时或有鼻鼽发作，但鼻鼽症状也明显减轻。发作时自到中药店取上方数剂调理，每每见效，故未到门诊诊治。

病案分析

患者鼻鼽发作10年余，久病体虚，肺、脾、肾俱虚。肺气虚寒，卫表不固，则腠理疏松，遇冷频发，水湿停聚鼻窍则鼻鼽不能自收。脾气虚弱，则气血生化不足，清阳不升，水湿不化，则鼻塞甚，面色黄暗，大便溏。肾气虚弱，则摄纳无权，气不归元，鼻窍失于温煦，则畏冷，清涕多。肺、脾、肾虚损，正气不足，使机体对外界环境的适应性降低，不能抵御外邪，异气侵袭而发为鼻鼽。体虚气血运行不畅，则鼻甲肿胀暗淡，舌淡唇暗。

患者肺、脾、肾俱虚，故治疗应以补益肺、脾、肾为主。方中黄芪、党参、茯苓、白术、防风，健脾补气，益肺固表；益智仁、鹿角霜暖脾补肾温阳；桂枝、干姜温经散寒，通阳化气行水，桂枝与白芍同用，则调和营卫祛寒邪；辛夷花、白芷芳香通鼻窍；细辛辛散温行通鼻窍；蝉蜕、地龙干走窜通窍；五味子敛肺滋肾固精。全方健脾益肺补肾治虚损，温阳行水止鼽嚏，芳香温行走窜通鼻窍。辨证准确，用药精当，治疗获效佳。

（高健莹　整理）

病案五

彭某，女，38岁。

2018年11月1日初诊。主诉：晨起流涕反复发作5～6年。患者诉近五六年，晨起流鼻涕，清涕居多，时有脓涕，近1年余加重，晨起喷嚏连作，脓涕或清涕，近1个月出现咽异物感，咽部微痛，黏痰，痰色白，口干，眼痒，畏冷，胃纳一般，二便调。脉细滑，舌质淡红，苔白。专科检查：双下鼻甲淡红、肿胀，双鼻腔有清涕，舌面小赘生物，色紫。

中医诊断：鼻鼽。

辨证分型：肺脾气虚。

治法：健脾益气，温肺固表。

处方：五指毛桃20克、党参20克、茯苓15克、白术10克、防风10克、辛夷花10克、白芷10克、白芍15克、桂枝10克、益智仁15克、诃子15克、金樱子15克、陈皮6克、甘草6克、丹参15克，7剂，每日1剂，水煎服。

熨法：嘱患者用热敷包熨风池穴、大椎穴、肺俞、脾俞、肾俞等穴位，每日1～2次。

调护：嘱患者忌食生冷及海鲜等高蛋白食物；注意保暖，适当进行体育锻炼；避免异气、粉尘刺激。

2018年11月22日二诊。鼻症减轻，晨起鼻干，鼻塞，流脓涕，口干，胃纳一般，二便调。脉细滑，舌质淡红，苔白。专科检查：双下鼻甲淡红，肿胀，有黏稀分泌物附着。患者告知：穴位贴敷及热敷包熨穴位后，全身感觉温暖，鼻窍通畅涕自止。

处方：五指毛桃20克、党参20克、茯苓15克、白术10克、防风10克、辛夷花10克、白芷10克、白芍15克、桂枝10克、益智仁15克、诃子10克、金樱子15克、法半夏10克、陈皮6克、仙鹤草15克、甘草6克，14剂，每日1剂，水煎服。

穴位贴敷1次，取穴：双风池、大椎、肺俞。

嘱患者坚持做熨法。

2019年1月2日三诊。鼻鼽症状减轻，脓涕减少，口微干，胃纳、二便调。脉细滑，舌质暗红，苔白。专科检查：双下鼻甲淡红，微肿，无引流，咽黏膜稍红。

处方：五指毛桃20克、党参15克、茯苓15克、白术10克、防风10克、辛夷花10克、白芷10克、白芍15克、桂枝10克、益智仁15克、诃子10克、法半夏10克、陈皮6克、浙贝母10克、甘草6克，14剂，每日1剂，水煎服。

穴位贴敷1次，取穴同二诊。

2019年2月21日四诊。春节期间鼻鼽发作，近10余天鼻塞、喷嚏多，涕黄，来诊时涕清稀，眼痒，畏冷，口微干，胃纳一般，二便调，脉细滑，舌质稍暗红，苔白。专科检查：双下鼻甲淡红，肿胀，双鼻腔少许清稀涕，咽部未及异常。

处方：黄芪20克、党参20克、茯苓15克、白术10克、防风10克、辛夷花10克、白芷10克、白芍15克、桂枝10克、益智仁15克、诃子10克、金樱子15克、法半夏10克、陈皮6克、怀牛膝15克、甘草6克、砂仁6克（后下），14剂，每日1剂，水煎服。

穴位贴敷1次，取穴同二诊。

2019年5月9日五诊。近月鼻鼽发作，症状较前减轻。鼻痒、眼痒，夜间清涕较多，畏冷，恶心，胃纳欠佳，二便调。脉细滑，舌质稍暗红，苔白。专科检查：双鼻腔有清涕。

处方：黄芪30克、党参30克、茯苓15克、白术10克、防风10克、辛夷花10克、白芷10克、法半夏10克、陈皮6克、白芍15克、桂枝10克、益智仁15克、诃子10克、金樱子15克、细辛2克、砂仁6克（后下）、干姜10克、丹参15克，7剂，每日1剂，水煎服。

穴位贴敷1次，取穴同二诊。

2019年5月23日六诊。仍偶鼻痒、喷嚏、晨起流清涕，但症状均较轻，口不干、畏冷、胃纳一般，二便调。脉细，舌质淡红，苔白。专科检查：双下鼻甲淡红，微肿，少许稀涕，咽部未见异常。

处方：黄芪30克、党参30克、茯苓15克、白术10克、防风10克、辛夷花10克、白芷10克、法半夏10克、陈皮6克、白芍15克、桂枝10克、益智仁15克、金樱子15克、炒扁豆15克、干姜10克、细辛3克、砂仁6克（后下）、丹参15克，7剂，每日1剂，水煎服。

穴位贴敷1次，取穴同二诊。右耳穴压豆1次。

2019年11月13日来诊。告知：经上六诊服药，药后已有4个多月无鼻鼽发作，故未来诊。近月天气变化，鼻鼽时作，但症状已明显较前大为减轻。前来诊治取药。鼻内痒，干燥，晨起喷嚏有清涕，畏冷，口干，胃纳一般，二便调，脉细，舌质暗红，苔白。专科检查：双下鼻甲淡红，微肿，无引流，咽部未见异常。仍予健脾益气之剂调理。

处方：五指毛桃20克、党参20克、茯苓15克、白术10克、防风10克、辛夷花10克、白芷10克、益智仁15克、诃子10克、金樱子15克、白芍15克、桂枝10克、干姜5克、沙参15克、墨旱莲15克、丹参15克、甘草6克。10剂，每日1剂，水煎服。

病 案 分 析

本例患者患鼻鼽已有5～6年之久，久病体虚。平素易感，每于天气变化时发作尤甚。发作时喷嚏连连，眼鼻皆痒，清涕长流，畏风怕冷，脉细，舌质淡暗，舌苔白。因肺气虚弱，卫表不固，又久病脾虚失运，气血生化不足，清阳不升，鼻窍失养而为病。肺脾气虚，卫表不固，是难以抵御外邪、异气侵袭而致鼻鼽反复发作，缠绵难愈的主要原因。

治疗予健脾益气，温卫固表。处方以四君子汤合玉屏风散加减，两方合用补气健脾，益气固表，加桂枝、白芍调和营卫、温阳化饮；加辛夷花、白芷通窍；益智仁、诃子、金樱子暖脾肾、敛肺止涕；法半夏、陈皮理气化痰。临证时王士贞还根据症状变化灵活辨证选药，如畏冷喷嚏多，可加细辛、干姜以加强方中温阳之力；患者感觉鼻燥口干，是因鼻流清涕量多，阴液耗损之故，则加墨旱莲、怀牛膝、沙参之类以滋养阴液；鼻痒甚者，可加丹参、仙鹤草等入血分药，以活血止痒。

本例患者，经辨证治疗，并配合穴位贴敷及熨法，三诊治疗后症状已有减轻，四诊治疗后鼻鼽发作间隔时间亦明显延长，症状也明显减轻，疗效显见。

（刘春松　陈扬　整理）

● 病案六

谢某，男，41岁。

2018年4月13日初诊。鼻鼽病史约5年，鼻鼽频作近3个月。患者近3个月来，晨起喷嚏连连，清涕量多不止，使用西药喷鼻剂亦感觉无效。来诊时症见：鼻塞甚，有白痰，口不干，胃纳、二便调。平时较畏风冷，汗多。患者形体中等，面色苍白，无烟酒等不良嗜好。脉细滑，舌质淡红，舌苔白。专科检查：双下鼻甲淡红肿胀，鼻腔见清稀涕，鼻咽光滑，咽黏膜无明显充血。变应原皮肤点刺结果示：粉尘螨、多价蚊虫、海蟹（+++），猫毛、花粉、海虾（++）。

中医诊断：鼻鼽。

辨证分型：肺气虚弱，卫表不固。

治法：益气固表。

处方：五指毛桃20克、党参20克、茯苓15克、白术10克、防风10克、辛夷花10克、白芷10克、白芍15克、桂枝10克、益智仁15克、诃子10克、金樱子15克、陈皮6克、毛冬青15克、甘草6克，7剂，每日1剂，水煎服。

外治法：嘱患者煎药时做鼻熏蒸疗法，每日1～2次，每次10～15分钟。

调护：嘱其注意避免粉尘刺激，忌食肥甘厚腻及海鲜等食物，养成良好的饮食习惯，增强体质，积极预防感冒。

2018年4月20日二诊。药后，感觉鼻鼽症状减轻，晨起微鼻塞，喷嚏、清涕不多，口不干，痰少，胃纳、二便调。患者告知：煎药时做鼻熏蒸后，鼻窍顿时通畅舒适。以后会坚持做鼻熏蒸。

处方：五指毛桃20克、党参20克、茯苓15克、白术10克、防风10克、辛夷花10克、白芷10克、白芍15克、桂枝10克、益智仁15克、诃子10克、金樱子15克、细辛3克、毛冬青15克、甘草6克，7剂，每日1剂，水煎服。

2018年4月27日三诊。感觉鼻鼽症状明显减轻，偶鼻微塞或少许清涕，口不干，胃纳、二便调。脉细滑，舌质淡红，苔白。

处方：五指毛桃20克、党参20克、茯苓15克、白术10克、防风10克、辛夷花10克、白芷10克、白芍15克、桂枝10克、益智仁15克、诃子10克、金樱子15克、丹参15克、陈皮6克、干姜6克，15剂，每日1剂，水煎服。

2018年5月16日四诊。药后，鼻鼽已无发作。

处方：取2018年4月27日方14剂，以巩固疗效。

2018年6月13日随访。服药调理加上平时注意饮食，避免粉尘环境等，鼻鼽已无发作，精神状态佳。

病 案 分 析

本例患者患鼻鼽多年，加重3个月。平时易感冒，畏风冷，汗多，鼻鼽发作时清涕多而难止。可见患者体质虚弱，正气不足，肺气虚弱，腠理疏松，卫表不固，机体对外界环境的适应性降低而致病。鼻鼽发作频频，畏风冷，汗多均为卫表不固的表现。故辨证为肺气虚弱，卫表不固。

治疗以益气固表为主。初诊方中五指毛桃、党参、白术、防风，补肺脾之气而固表；白芍、桂枝调和营卫，温经散寒；益智仁、诃子、金樱子暖脾肾，温肾固精，摄涕止鼽；辛夷花、白芷芳香通鼻窍；陈皮理气化痰；毛冬青清肺化痰，活血止痒。二诊、三诊方中或加细辛，加强温肺散寒通鼻窍之功；或易毛冬青为丹参以活血祛瘀止痒。

王师答疑 请问老师："为什么要加活血药？"

王老师回答："请复习病机十九条，在《素问·至真要大论》记载'诸痛痒疮，皆属于心'，提示我们在临证中，对于久病鼻鼽的患者，鼻痒甚不适，则为久病入络，用药时应加一些入心经血分的活血药或养血药，如丹参、紫草或毛冬青等，养血活血或凉血活血，以加强止痒止嚏的作用。"老师还强调，鼻鼽病的调养很重要，在诊治过程中，要耐心告知患者注意调养、配合治疗，才能取得满意疗效。

（高健莹　整理）

第三节　鼻渊

　　鼻渊是指以鼻流浊涕、量多不止为主要特征的鼻病。临床上常伴有头痛、鼻塞、嗅觉减退等症状，是鼻科的常见病、多发病之一。本病有虚证与实证之分，实证起病急，病程短；虚证病程长，缠绵难愈。实证多因外邪侵袭，引起肺、脾、胆之病变而发病，常见有肺经风热、胆腑郁热、脾胃湿热等证型；虚证多因肺、脾脏气虚损，邪气久羁，滞留鼻窍，以致病情缠绵难愈，常见有肺气虚寒和脾气虚弱两个证型。治疗上实证多以清泻肺、胃及肝胆实热，排脓通窍为法，虚证多以补益肺脾兼利湿通窍为法。

　　根据症状特点，西医学的鼻窦炎可归属中医学"鼻渊"之范畴。鼻窦炎西医治疗多以抗炎为主，以恢复鼻腔鼻窦引流和通气、控制感染和预防并发症为治疗原则。当鼻窦炎通过规范治疗疗效不佳或合并鼻息肉时则多需要手术治疗。

　　王士贞对鼻渊的辨证治疗独具匠心，疗效显著。她认为本病发病外因多为外邪侵袭，内因则为肺、脾胃、胆功能失调，导致湿浊困阻鼻窍而为病。既有实证，也有虚证；既有热证，也有寒证。实证者，多为热证，或为肺经风热，或为肝胆郁热，或为脾胃湿热，火热循经上犯，灼腐血肉，化腐成脓，遂成浊涕量多不止。虚证多因肺脾虚弱，邪气久困，滞留鼻窍，则致病情缠绵难愈。王士贞指出，临证时，应局部辨证与整体辨证相结合。局部辨证应注意观察鼻涕的色、质、量，鼻黏膜颜色及肿胀情况；整体辨证，必须详询病史和全身症状，结合脉诊、舌诊，四诊合参，辨其虚实寒热及所属脏腑病变。精确地辨证，才能正确施治。

　　王士贞认为，鼻渊的中医治疗具有一定的优势，一般通过系统的中医治疗，多数患者可取得较佳疗效。根据"实则泻之""虚则补之"的治疗原则，鼻渊发病初期以实证为多。对于鼻塞初起，前额疼痛，流黏黄或黏白脓涕，王士贞喜用以下基础方加减治疗：柴胡、菊花、蔓荆子、黄芩、辛夷花、白芷、鱼腥草、蝉蜕、地龙干、蒲公英、桔梗、甘草。如涕黄稠脓样，口干咽痛，则喜用泻白散合苍耳子散加减；若涕中带血丝，口苦咽干，则加龙胆草以清泻肝胆之湿热。鼻渊日久，缠绵难愈，辨证多属肺脾气虚，湿浊内困，虚实夹杂之证，治疗以健脾益气，利湿化浊通窍为法。基础方如下：五指毛桃、党参、茯苓、白术、防风、辛夷花、白芷、蝉蜕、地龙干、蒲公英、藿香、佩兰、生薏苡仁。

在临证用药上，王士贞认为本病的主要病机是邪壅鼻窍，湿浊困鼻而导致鼻塞、涕多，因此在辨证选方用药的同时，灵活运用通窍法尤为重要，如浊涕下不止者，涕黄浊而量多，为实证、热证，可适当选用清热利湿，消肿排脓药以通窍，如土茯苓、冬瓜仁、鱼腥草、皂角刺、瓜蒌仁等；鼻涕黏白或清稀而量多，多为虚证、寒证，可选加藿香、佩兰、石菖蒲、白豆蔻等以芳香化浊通窍，或用益智仁、金樱子、五味子、诃子之类以固涩敛涕通窍。

对于鼻渊头痛的患者，根据头痛的部位，分别选用引经药物，巅顶痛可选藁本，前额、眉棱骨痛可选川芎、白芷、蔓荆子，颞部疼痛可选柴胡，后枕部痛可加葛根，颈部牵引作痛可选老桑枝、威灵仙、羌活。

王士贞认为对于小儿鼻渊患者，鼻渊日久多因脾失健运，水湿不化，湿浊困结所致，治宜健脾化湿，选用参苓白术散加减。此方补中气而不腻滞，如胃纳差者，可选加山楂、麦芽、独脚金、鸡内金之类以和胃消食健脾；如注意力不集中、记忆力差、鼻涕多者，可加益智仁、芡实、莲子等补脾肾之品；如患儿烦躁，时有抽鼻等动作，可加白芍、蝉蜕、钩藤以柔肝息风。

王士贞指出，本病的中医治疗以辨证内服中药为主，可适当配合中药熏鼻、熨法、滴鼻、针灸疗法等中医特色治疗，内外治疗相结合，可提高疗效或缩短病程。

验 案 举 例

● 病案一

陈某，男，33岁。

2018年7月25日初诊。主诉：反复鼻塞、流脓涕半年余，加重10天。既往鼻鼽病史12年余，近半年来出现鼻塞、流浊涕，一直未予系统诊治。近十余天鼻塞加重，伴有痰涕稠黄，遂来求诊。求诊时症见：鼻塞，流黄浊涕，头痛，头痛每于下午6时左右前额部位明显，伴有口干，咳嗽咯痰，嗅觉差，胃纳、二便调。脉弦滑，舌质暗红，苔微带厚腻。患者形体肥胖，平时饮酒，喜食肥甘厚腻。专科检查：双下鼻甲稍红，肿胀，左中鼻道见引流，咽充血。7月13日电子鼻咽喉镜检查示：双中鼻道见引流，左鼻息肉。7月20日鼻窦CT报告：全副鼻窦炎，伴积液。曾到某医院诊治，医生建议其手术治疗，因惧怕手术，前来中医治疗。

中医诊断：鼻渊。

辨证分型：肺脾气虚，湿浊内困。

治法：益气健脾，利湿通窍。

处方：五指毛桃30克、太子参15克、土茯苓30克、白术10克、防风10克、辛夷花10克、白芷10克、菊花10克、蔓荆子10克、法半夏10克、陈皮6克、鱼腥草15克、藿香10克、生薏苡仁30克、甘草6克，7剂，每日1剂，水煎服。

中成药：①鼻窦炎口服液2盒，口服。

外治法：①复方辛夷滴鼻液（本院制剂）3支，滴鼻，每日2次。

②患者煎药时自行做鼻熏蒸疗法。

③熨法：热敷包1个，加热熨双侧面颧部及额部。

调护：嘱患者忌食生冷及肥甘厚腻，注意保暖，增强体质，预防感冒。

2018年7月30日二诊。鼻塞减轻，夜间无鼻塞，鼻流脓涕减少，但有左耳鸣、耳堵塞感，无头痛，时有干咳，嗅觉仍差，胃纳、二便调。脉弦滑，舌质红，苔黄厚。专科检查：双耳鼓膜完整，淡红，光锥反射存在，双下鼻甲淡红，微肿，无引流，咽稍红。

处方：五指毛桃30克、太子参15克、土茯苓30克、白术10克、防风10克、辛夷花10克、白芷10克、法半夏10克、陈皮6克、蔓荆子10克、柴胡10克、枇杷叶10克、细辛3克、鱼腥草15克、藿香10克、扁豆花10克、栀子10克、甘草6克，10剂，每日1剂，水煎服。

外治法和调护同初诊。

2018年8月13日三诊。鼻塞、流脓涕减少，8天前见少许鼻衄，无左耳堵塞感，口不甚干，胃纳、二便调，嗅觉差。脉细滑，舌质稍红，苔白略厚。专科检查：双下鼻甲淡红，微肿，无引流，咽未见明显异常。

处方：五指毛桃30克、太子参15克、茯苓15克、白术10克、防风10克、辛夷花10克、白芷10克、法半夏10克、陈皮6克、蔓荆子10克、柴胡10克、菊花10克、枇杷叶10克、蒲公英15克、细辛3克、藿香10克、石菖蒲10克、甘草6克，14剂，每日1剂，水煎服。

外治法和调护同初诊。

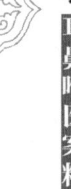

2018年8月27日四诊。鼻塞、流涕减少，下午6时左右前额胀痛，嗅觉仍差，偶有咳嗽、咽痒、痰少，胃纳一般，二便调。脉弦滑，舌质稍红，苔白。专科检查：双下鼻甲淡红，肿胀，无引流。

处方：五指毛桃30克、党参20克、茯苓15克、白术10克、防风10克、辛夷花10克、白芷10克、益智仁15克、诃子10克、金樱子15克、蔓荆子10克、川芎10克、柴胡10克、细辛3克、鱼腥草15克、藿香10克、石菖蒲10克、菊花10克，10剂，每日1剂，水煎服。

外治法和调护同初诊。

2018年9月17日五诊，早晚涕多，已无前额头痛、鼻塞，嗅觉较前提高，口不干，胃纳、二便调。脉弦滑，舌质稍红，苔白厚。

处方：五指毛桃30克、党参20克、茯苓15克、白术10克、防风10克、辛夷花10克、白芷10克、蔓荆子10克、益智仁15克、细辛3克、诃子10克、蒲公英15克、藿香10克、佩兰10克、川芎10克、桂枝10克、干姜6克，14剂，每日1剂，水煎服。

外治法和调护同初诊。

2018年10月15日六诊，晨起清涕、喷嚏，无头痛、鼻塞，嗅觉改善。自觉晨起口干，胃纳一般，二便调。脉弦滑，舌质稍红，苔微黄厚。专科检查：双鼻腔见分泌物附着。

处方：五指毛桃30克、党参20克、茯苓15克、白术10克、防风10克、辛夷花10克、白芷10克、益智仁15克、诃子10克、金樱子15克、鱼腥草15克、藿香10克、佩兰10克、猫爪草15克、法半夏10克、陈皮6克、干姜6克，14剂，每日1剂，水煎服。

外治法和调护同初诊。

2019年11月21日随访。嘱其到医院复查，告知：六诊后服汤剂14剂，鼻塞、流脓涕，以及鼻衄症状已明显减轻。复查电子鼻喉镜结果示：双中鼻道见少许分泌物引流，未见新生物。

病 案 分 析

患者鼻塞、流涕反复发作半年余，鼻衄病史12年余。鼻衄、鼻渊反复发作，鼻病日久，必耗伤肺脾之气，致脾虚肺弱。又平素饮食不节，饮酒，喜肥甘厚腻，脾之运化失健，脾虚湿困，肺之清肃不力，邪毒滞留，困聚于鼻窍而为病。

该患者证属肺脾气虚，湿浊内困。其形体肥胖，脉弦滑，舌苔厚腻，均为痰湿之征；痰涕黄稠，头痛，口干为湿郁化热，虚中夹实，故在治疗过程中，以益气健脾为主，并予清热利湿，宣通肺窍。初诊方中五指毛桃为君药；配白术、防风益气固表，健脾补肺，行气利湿；法半夏、陈皮理气健脾，化痰除湿；土茯苓、鱼腥草、薏苡仁清热利湿，排脓除涕；辛夷花、白芷、菊花、蔓荆子、藿香为芳香化浊，清利头目，散邪通窍之品。患者二诊出现耳鸣耳堵塞感，加入柴胡疏肝理气，疏散少阳之邪，达到清利头目之功；细辛温肺化饮，宣通鼻窍；扁豆花、栀子加强清热利湿作用。三诊仍自觉嗅觉差，加入石菖蒲芳香而升散，宣通鼻窍。四诊述前额胀痛，嗅觉仍差，故加川芎行气祛风止痛。五诊、六诊患者鼻渊症状明显改善，晨起出现鼻鼽症状，加入干姜、桂枝温肺化饮，温中散寒；益智仁、诃子、金樱子暖脾肾，敛涕止鼽。

患者病情复杂，病程长，王士贞强调整体辨证治疗，通过调理脏腑经络的功能使鼻窍清灵，临证中王士贞注重运用中医特色外治法，配合鼻熏蒸疗法和熨法，内治与外治相结合，取得佳效。

（刘春松 欧芹 整理）

● 病案二

邓某，男，14岁。

2003年8月8日初诊。主诉：鼻塞、流脓涕发作1个多月。鼻塞，流脓涕反复发作5～6年，1个月前感冒后，鼻塞流脓涕加重，遂到我门诊请求中医治疗。来诊时症见：鼻塞，涕稠黄量多，涕倒流从口吐出，咳嗽，痰多色黄稠，咽痒，口微干，精神稍疲倦，胃纳一般，二便尚调。舌质淡红，苔白，脉弦细滑。平素易感冒。专科检查：双下鼻甲淡红，肿胀，左侧中鼻道有脓涕引流。8月8日鼻窦X线片结果示：全副鼻窦炎并左侧上颌窦囊肿形成。

中医诊断：鼻渊。

辨证分型：风热湿邪，困结鼻窍。

治法：散邪利湿通窍。

处方：柴胡10克、菊花10克、蔓荆子10克、辛夷花10克、白芷10克、蝉蜕10克、蒲公英15克、土茯苓15克、法半夏10克、藿香10克、佩兰10克、甘草6克，5剂，每日1剂，水煎服。

外治法：①1/5000呋喃西林溶液500毫升，负压置换1次。

②复方辛夷滴鼻液（本院制剂）1支，滴鼻。

③嘱患者煎煮中药时行鼻熏蒸疗法，每日2次。

调护：嘱患者忌食生冷及肥甘厚腻之品，忌食海鲜发物。注意保暖，锻炼身体，预防感冒。

2003年8月13日二诊。鼻塞明显减轻，仍痰涕多，口臭，胃纳、二便调，舌质淡红，苔白，脉弦细滑。专科检查：双下鼻甲淡红，肿胀，双总鼻道、下鼻道见脓性分泌物。

处方：五指毛桃10克、茯苓10克、白术10克、防风10克、蝉蜕10克、法半夏10克、瓜蒌仁10克、冬瓜仁15克、枇杷叶10克、蒲公英15克、土茯苓15克、甘草6克，7剂，每日1剂，水煎服。

外治法：①嘱患者每天坚持自做鼻熏蒸疗法。

②1/5000呋喃西林溶液500毫升，负压置换1次。

2003年8月29日三诊。仍鼻塞，脓涕多，痰多，口不干，胃纳一般，脉细滑，舌质淡红，苔白。专科检查：双下鼻甲淡红，肿胀，鼻底及咽后壁见脓性分泌物。

处方：五指毛桃15克、茯苓15克、白术10克、防风10克、蝉蜕10克、瓜蒌仁10克、蒲公英15克、鱼腥草15克、藿香10克、佩兰10克、毛冬青10克、甘草5克，5剂，每日1剂，水煎服。

外治法：①负压置换1次。

②煎煮中药时，做鼻熏蒸气疗法。

2003年9月3日四诊。仍鼻塞，痰涕稍减，微咳，口不干，胃纳较前佳，舌质淡红，苔白，脉细滑。其母带患者到西医院会诊，告知全副鼻窦炎伴鼻息肉，需行手术治疗。因恐惧手术，继续坚持中医药治疗。专科检查：双下鼻甲淡红，肿胀。双鼻腔少许脓涕。8月29日鼻窦CT结果示：全副鼻窦炎与积液，双中鼻道息肉，双下鼻甲肥大。

处方：五指毛桃20克、茯苓15克、白术10克、防风10克、蝉蜕10克、辛夷花10克、白芷10克、生薏苡仁15克、蒲公英15克、藿香10克、佩兰10克、甘草5克，7剂，每日1剂，水煎服。

2003年9月12日五诊。仍时有鼻塞，流脓涕明显减少，已无咳嗽，胃纳、二便调。舌质淡红，苔白，脉弦细滑。专科检查：双下鼻甲淡红，肿胀，双鼻底见少许分泌物。

处方：党参20克、茯苓15克、白芷10克、防风10克、蝉蜕10克、辛夷花10克、白芷10克、生薏苡仁15克、冬瓜仁15克、藿香10克、佩兰10克、甘草6克，7剂，每日1剂，水煎服。

2003年10月10日六诊。服9月12日方7剂后，鼻塞流涕症状明显减轻，其母到简易门诊再取20剂。服药后鼻塞、流涕基本缓解。近日又受冷感冒，流脓涕量多，头微痛，口微干，舌质红，苔黄略厚腻，脉滑略数。专科检查：双鼻黏膜充血，见引流，双下鼻甲肿胀，中鼻道见息肉组织。

处方：柴胡10克、菊花10克、蔓荆子10克、辛夷花10克、白芷10克、蒲公英15克、土茯苓15克、党参15克、藿香10克、佩兰10克、甘草5克、冬瓜仁15克，15剂，每日1剂，水煎服。

外治法：1/5000呋喃西林溶液500毫升，负压置换1次。

2003年10月24日七诊。仍时有鼻塞，流少量脓涕，无头痛，鼻腔内有干燥感，口微干，胃纳、二便调。脉弦细滑，舌质稍红，苔白。专科检查：鼻腔黏膜充血，双下鼻甲肿胀，可见息肉组织，咽黏膜充血。

处方：柴胡10克、菊花10克、蔓荆子10克、辛夷花10克、白芷10克、蝉蜕10克、地龙干10克、蒲公英15克、藿香10克、党参15克、桑白皮15克、甘草5克，7剂，每日1剂，水煎服。

2003年11月7日八诊。鼻塞减轻，流少许脓涕，鼻腔内有干燥感，口干，胃纳、二便调。脉弦细滑，舌质稍红，苔白。专科检查：双下鼻甲稍红，微肿，双中鼻道少许引流。

处方：党参15克、土茯苓15克、白术10克、防风10克、泽泻15克、辛夷花10克、白芷10克、蝉蜕10克、地龙干10克、蒲公英20克、藿香10克、佩兰10克、甘草5克，5剂，每日1剂，水煎服。

2003年12月12日九诊。今日受凉，觉鼻塞，涕稍多，色黄质黏，时有咳嗽，口干引饮，胃纳、二便调。脉细滑，舌质稍红，苔白。专科检查：鼻黏膜充血，双下鼻甲肿大，左下鼻道可见黏涕，咽后壁有脓涕。

处方：五指毛桃15克、茯苓15克、白术10克、防风10克、辛夷花10

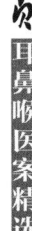
王士贞 耳鼻喉医案精选

克、白芷10克、蒲公英15克、藿香10克、佩兰10克、甘草5克、枇杷叶10克、菊花10克，7剂，每日1剂，水煎服。

2004年1月2日十诊。鼻塞、流涕均较前好转，无咳嗽，胃纳、二便调。舌质淡红，苔白，脉弦滑。专科检查：鼻黏膜淡红，双下鼻甲肥大，双中鼻道未见引流。

处方：五指毛桃15克、茯苓15克、白术10克、防风10克、辛夷花10克、白芷10克、蒲公英15克、藿香10克、佩兰10克、毛冬青15克、菊花10克、甘草5克，7剂，每日1剂，水煎服。

2004年1月14日十一诊。仍有鼻塞，少许鼻涕倒流，口不干，胃纳、二便调。舌质稍红，苔薄黄，脉弦滑。专科检查：双下鼻甲稍红，肿胀，双下鼻道后端见引流。

处方：五指毛桃15克、茯苓15克、白术10克、防风10克、辛夷花10克、白芷10克、浙贝母10克、蒲公英15克、藿香10克、佩兰10克、土茯苓15克、甘草5克，7剂，每日1剂，水煎服。

2004年2月20日十二诊。已无鼻塞、流涕，口不干，胃纳、二便调。舌质稍红，苔白，脉弦细。专科检查：右下鼻甲稍大，双中鼻道未见引流。

处方：五指毛桃15克、茯苓15克、白术10克、防风10克、蝉蜕10克、地龙干10克、生薏苡仁15克、芡实10克、藿香10克、佩兰10克、毛冬青15克、甘草5克，10剂，每日1剂，水煎服。

2004年5月7日随访。2个多月未来诊，期间无鼻塞，间有少许清稀涕，口微干，舌质淡红，苔白，脉弦细。专科检查：双下鼻甲淡红，微肿，未见引流。

处方：五指毛桃15克、茯苓15克、白术10克、防风10克、蝉蜕10克、地龙干10克、辛夷花10克、白芷10克、生薏苡仁15克、藿香10克、佩兰10克、毛冬青15克、甘草5克，7剂，每日1剂，水煎服。

中成药：加味苍耳子丸（本院制剂）3瓶，口服，每次6克，每日2次。

2004年8月25日随访。2个多月来，口服中成药加味苍耳子丸，无鼻塞，流涕，胃纳、二便调。专科检查：双下鼻甲淡红，微肿，双中鼻道未见引流。鼻窦CT复查结果（2004年8月23日）：左上颌窦可见软组织密度影填充，密度均匀，双侧筛窦黏膜稍增厚，与旧片（2003年9月3日）比较，副鼻窦炎症状有明显好转。

病 案 分 析

本例鼻渊患者，全副鼻窦炎伴鼻息肉，经中医辨证治疗，历时约半年（2003年8月至2004年2月），取得显著疗效。有以下体会。

1. 重视辨证，灵活施治。患者鼻渊日久，素体肺脾气虚，每遇外邪侵袭，反复发作，缠绵难愈。肺脾气虚，清阳不升，湿浊内困鼻窍。治法予健脾益气，利湿通窍为主。但鼻渊症状时重时轻，治法方药并不是一成不变。如初诊时受凉感冒后，黄脓涕多，口干，咳嗽痰多，舌红，苔黄，为余邪未清，风热湿邪困结鼻窍，出现邪实之征，故此时暂不宜用温补，而应疏解滞留之余邪，故予散邪通窍利湿之剂，待湿热浊邪去后，再行益气健脾之法。临证用药时应注意，散邪不宜过于发散，清热利湿不宜过于苦寒通利，益气健脾不宜过于温燥。方用柴胡、菊花、蔓荆子以散邪通窍，清利头目；辛夷花、白芷、苍耳子以芳香通鼻窍；藿香、佩兰以化浊通窍，并有健脾醒胃的作用；土茯苓、蒲公英、鱼腥草以清热利湿，排脓除涕；益气健脾，温卫固表常用四君子汤、玉屏风散加减以顾护正气。

2. 积极配合外治法。如熏蒸疗法，本例的治疗，除内服中药外，在患者家长积极配合下，始终坚持煎煮中药时做鼻熏蒸疗法。鼻熏蒸疗法是一种古老的外治法，此法能使药物直达病所，局部用药浓度较高，起效较快。熏蒸时鼻腔局部加温、加湿，使气血运行通畅，纤毛运动加快，有利于浊涕排出，通利鼻窍。本法简、便、效、廉，可由患者自行在家中进行治疗，患者易于接受。该患者为全组副鼻窦炎，脓涕多时可配合鼻负压置换，有利于祛除浊涕，保持鼻腔通畅。

3. 医患互相配合，坚持不懈，积极治疗而取效，免除手术之苦。

（邱宝珊 高健莹 整理）

● 病案三

何某，男，8岁。

2003年10月20日初诊。其母代诉：患儿经常鼻塞、流脓涕，反复约2年。来诊时症见：鼻塞，流涕脓稠量多，鼻涕或倒流入口，时有咳嗽，嗅觉稍差，口不甚干，体胖易感冒，胃纳一般，二便尚调。舌质淡红，舌苔白略厚，脉细滑。专科检查：双下鼻甲肿胀、淡红，双中鼻道见分泌物引流，咽后壁有分泌物附着。

中医诊断：鼻渊。

辨证分型：脾虚湿困。

治法：健脾利湿，芳香通窍。

处方：太子参10克、茯苓10克、白术10克、防风10克、辛夷花10克、白芷10克、蝉蜕5克、地龙干10克、薏苡仁15克、扁豆花10克、菊花10克、甘草5克，7剂，每日1剂，水煎服。

外治法：①复方辛夷滴鼻液（本院制剂）1支，滴鼻。

②1/5000呋喃西林溶液500毫升，负压置换洗鼻1次。

③煎煮中药时做鼻熏蒸疗法，每日2次。

2003年10月27日二诊。仍鼻塞，脓涕稍有减少，口不干，胃纳、二便调，舌质淡红，舌苔白，脉细滑。专科检查：鼻黏膜淡红肿胀，中鼻道见脓涕引流，咽后壁有脓性分泌物附着。鼻窦X线拍片结果示：双侧上颌窦窦腔积液，额窦发育差，未见窦腔形成。

处方：太子参10克、土茯苓15克、白术10克、防风10克、辛夷花10克、白芷10克、蝉蜕5克、地龙干10克、薏苡仁15克、扁豆花10克、藿香10克、佩兰10克，甘草5克，7剂，每日1剂，水煎服。

外治法同2003年10月20日。

2003年11月10日三诊。脓涕明显减少，基本无鼻塞，嗅觉恢复正常，口不干，胃纳、二便常，舌质淡红，舌苔薄白，脉细。专科检查：各鼻道未见分泌物。

处方：太子参10克、茯苓10克、白术10克、防风10克、辛夷花10克、白芷10克、地龙干10克、薏苡仁15克、蒲公英15克、桑白皮10克、甘草5克，7剂，每日1剂，水煎服。

外治法：煎煮中药时做蒸气熏鼻。

2004年2月16日随访。服药后3个月，已无鼻塞及流涕，嗅觉正常，胃纳、二便常。专科检查：双鼻腔干净、通畅。复查鼻窦X线拍片结果示：双上颌窦窦腔黏膜增厚，与治疗前X光片（2003年10月27日）相对比，窦腔密度减低，提示明显好转。

146

病 案 分 析

本例小儿患鼻渊已2年余，分析患儿鼻渊反复发作，缠绵难愈的原因，主要是脾虚湿困。由于久病体虚，脾气虚弱，不能托邪外出，而致鼻渊反复缠绵。脾虚则运化失健，湿浊上泛，停聚鼻窍，致鼻塞涕多。形体虚胖，舌淡苔白脉细均为脾虚之象。涕多而脓稠为湿郁化热，虚中夹实的表现。故辨为脾虚湿困。

治疗重在健脾益气，祛湿化浊，芳香通窍，方选参苓白术散加减。初诊方中太子参、茯苓、白术、甘草、防风，补脾益气固表；薏苡仁、扁豆花健脾利湿；辛夷花、白芷、菊花芳香通鼻窍。二诊时，因患者脓涕仍多，故去茯苓，加土茯苓利湿，藿香、佩兰化湿浊通鼻窍；蝉蜕、地龙干通行经络，消肿通窍。三诊脓涕已明显减少，嗅觉恢复正常，鼻窦X线拍片结果也提示明显好转。

外治方面，煎煮中药时行熏蒸疗法，可由患儿在家中自行治疗，患儿易于接受，不失为一种简、便、效、廉的外治法。王士贞在治疗时，注重整体辨证，配合滴鼻及鼻熏蒸疗法，内外治疗相结合，体现了中医治疗鼻渊的优势。

（邱宝珊 高健莹 整理）

● 病案四

张某，女，23岁。

2018年4月12日初诊。主诉：鼻塞，流脓涕10天，右侧颧部肿痛5天。患者于10天前感冒后，鼻塞，流脓涕，经当地西医治疗有好转，但5天后又发生颧面部红肿疼痛，即到当地医院静滴药物2次。来诊时症见：患者表情痛苦，精神疲惫，鼻微塞，少许脓涕，右侧头疼，右侧颧部、面颊部及牙齿疼痛，痰黄稠，口微干苦，胃纳差，大便稍干。脉弦细滑，舌质淡红偏暗，苔微黄略厚。专科检查：双下鼻甲微红微肿，双中鼻道未见明显分泌物引流。右侧颧部及面颊部微红，肿胀，按之疼痛明显，咽黏膜充血。

中医诊断：鼻渊。

辨证分型：肝胆郁热。

治法：清肝散邪，利湿通窍。

处方：柴胡10克、栀子15克、黄芩15克、生地黄15克、薏苡仁30克、辛夷花10克、白芷10克、菊花10克、蔓荆子10克、浙贝母10克、桑白皮15克、赤芍15克、甘草6克、五指毛桃15克、陈皮6克，5剂，每日1剂，水煎服。

外治法：①辛夷滴鼻液2支，滴鼻，每日3次（教会患者正确滴鼻方法）。

②煎煮中药时做鼻熏蒸疗法，每日2次。

③粗盐炒热布包熨右侧颧面部，每日2次。

2018年4月19日二诊。药后，精神已明显较前转佳，无鼻塞流涕，右侧颧部及面颊部红肿疼痛明显好转，右上列牙齿稍有酸痛感，口微干，胃纳一般，二便调。脉弦滑，舌质淡红，舌苔白。专科检查：双下鼻甲稍红，微肿，双中鼻道未见分泌物引流。右侧颧部及面颊部已无红肿及压痛。

处方：五指毛桃20克、茯苓15克、白术10克、防风10克、辛夷花10

克、白芷10克、蔓荆子10克、法半夏10克、陈皮6克、柴胡10克、甘草6克、桔梗10克、麦冬15克、浮小麦30克，5剂，每日1剂，水煎服。

外治法同2018年4月12日。

叮嘱患者药后若有不适，定要再来复诊，患者说，如无大碍，就不再诊。

病 案 分 析

患者患鼻渊已有10天，虽经西医治疗症状有所减轻，但仍反复。分析其因，患者素体较虚弱，患感冒后余邪未清，正不胜邪，热毒困郁于内而不得外泄，循经上犯鼻窍，燔灼气血，蒸腐肌膜，故致颧部及面颊部红肿疼痛，头痛较剧，痰涕黄稠等症。口干口苦，舌苔微黄厚等，亦为肝胆郁热，湿热困郁于里之征。

故治疗予清泻肝胆之郁热为主，初诊方中以柴胡、栀子、黄芩清肝泻热；菊花、蔓荆子、辛夷花、白芷疏风散邪，上行清利头目止头疼；赤芍、生地黄凉血活血兼养阴液；桑白皮、浙贝母清肺化痰；薏苡仁甘淡利湿而不伤阴；五指毛桃、陈皮补气醒脾，以助托邪外出。二诊，5剂药后颧面部红肿疼痛明显好转，脓涕减少，郁热渐退。分析其脉舌，脉弦滑中带细，舌质淡红，精神又疲惫，说明患者体质较虚弱，故治宜补益气阴，清湿热余邪，以巩固疗效。方用玉屏风散益气固表，合二陈汤燥湿化痰，柴胡疏解肝气之郁滞，桔梗、甘草宣肺利咽，化痰排脓，桔梗、柴胡两药性上提升浮，并有载诸药上行之效，麦冬、浮小麦养阴益气除烦。

外治方面，配合滴鼻、鼻熏蒸疗法和熨法，旨在温通经络，消肿排脓，通鼻窍。

王师答疑 请问老师："本例鼻渊，来诊时颧面部红肿热痛，鼻涕脓稠，为急证实证热证，为什么不用龙胆泻肝汤以泻其热？"

王老师回答："但观其脉细、舌淡，精神疲倦，病情反复，可知患者体质虚弱，不宜用大苦大寒之药，故加五指毛桃补气以托邪外出。"顿悟！这就是中医辨证论治的优势所在。

（高健莹　整理）

● 病案五

钟某，男，28岁。

2019年5月10日初诊。主诉：左侧前额疼痛1周。现病史：患者于4月20日左右感冒后，鼻塞流涕，经自服药物后好转。1周前突然头疼剧烈，曾于5月6日因头剧烈疼痛到某西医院神经科住院治疗，住院后做MR检查结果示：双副鼻窦炎症伴左上颌窦积液，被告知到耳鼻喉科治疗。5月10日下午到我门诊诊治，来诊时症见：左侧头痛剧烈，痛苦面容，头痛有时间性，晨起后8—9时开始疼痛，午后痛甚，15—16时后疼痛缓解。鼻塞，流脓涕，鼻涕味臭，鼻咽部有刺痛感，口干口苦，痰黄稠，烦躁不安，胃纳一般，二便尚调。患者形体偏肥胖，面色稍潮红，平素饮食不节，喜炙煿肥甘之品。脉弦滑，舌质红，舌苔黄厚。专科检查：双下鼻甲红肿，咽黏膜充血，咽后壁有黄色分泌物附着。

中医诊断：鼻渊。

辨证分型：肝胆湿热。

治法：清泻肝胆，利湿通窍。

处方：龙胆草15克、栀子15克、黄芩15克、柴胡10克、生地黄15克、车前子10克、泽泻15克、土茯苓20克、辛夷花10克、蔓荆子10克、菊花10克、鱼腥草15克、藿香10克、陈皮6克、浙贝母10克，3剂，每天1剂，水煎服，翻渣再煎，每日服2次。

外治法：①鼻超短波理疗1次。

②复方辛夷滴鼻液2支，滴鼻，每日3次。

③煎药时自行做鼻熏蒸疗法，每日2次。

针灸疗法：左耳穴贴压1次。

调护：嘱患者滴鼻时注意正确滴鼻方法，饮食清淡，注意休息。

2019年5月13日二诊。左侧前额头痛已有减轻，下午16—20时较头痛，鼻塞轻，鼻涕减少，涕仍有臭味，痰涕黄稠，口干口苦，胃纳一般，二便尚调。脉弦滑，舌质暗红，舌苔微黄厚。专科检查：双下鼻甲红肿，双中鼻道未见分泌物引流，咽黏膜充血。

处方：栀子10克、黄芩15克、柴胡10克、生地黄15克、土茯苓20克、辛夷花10克、蔓荆子10克、菊花10克、鱼腥草15克、藿香10克、陈皮6克、浙贝母10克、桑白皮15克、白芷10克、五指毛桃15克、灯心草2克、甘草6克，5剂，每日1剂，水煎服，翻渣再煎，每日服2次。

外治法：①煎药时自行做鼻熏蒸疗法。

②复方辛夷滴鼻液2支，滴鼻。

③热敷包1个，熨前额、双侧颞部、枕部及双侧风池穴，每日2次。

2019年5月17日三诊。左侧前额头痛明显减轻，晨起头胀不适，鼻微塞，涕黄稠有臭味，口干口苦，胃纳一般，二便尚调。脉弦滑，舌质淡红略暗，舌苔白略厚。专科检查：双下鼻甲红肿，双中鼻道未见引流。

处方：龙胆草15克、栀子15克、黄芩15克、柴胡10克、生地黄15克、土茯苓20克、辛夷花10克、蔓荆子10克、菊花15克、鱼腥草15克、藿香10克、毛冬青15克、陈皮6克、白芷10克、浙贝母15克、甘草6克，3剂，每日1剂，水煎服，翻渣再煎，每日2次。

外治法同二诊。

2019年5月20日四诊。已无头痛，无鼻塞，少许涕，无臭味，口干微苦，胃纳一般，大便每日2次。脉弦略滑，舌质淡红，舌苔白略厚。

处方：柴胡10克、黄芩15克、栀子15克、菊花10克、蔓荆子10克、生地黄15克、辛夷花10克、白芷10克、土茯苓20克、桑白皮15克、地骨皮15克、陈皮6克、浮小麦30克、蒲公英20克、藿香10克、麦冬15克、龙胆草10克、甘草6克，5剂，每日1剂，水煎服。

外治法同二诊。

病 案 分 析

　　患者平时饮食不节，体内素有积热，又感受外邪后邪热入里犯及肝胆，内热与外邪互结，肝胆湿热，循经上犯鼻窍而为病。其特点是发病急，头剧痛，鼻流浊涕味臭，口干口苦，面红目赤，脉弦滑，舌红苔黄厚。辨证为肝胆湿热。

　　治疗予清泻肝胆湿热，方用龙胆泻肝汤加减。龙胆泻肝汤清上炎之肝胆火热，又清热利湿，导邪从下而泄。加土茯苓、浙贝母、鱼腥草加强方中清热利湿排脓之功；辛夷花、蔓荆子、菊花芳香清轻通窍；藿香、陈皮行气化浊通窍。二诊，3剂药后患者头痛减轻，但涕臭黄脓，故在初诊方剂上加桑白皮、白芷清泻肺热以排脓，五指毛桃补气托毒以排脓、灯心草清心热除烦。三诊，药后症状进一步改善，故在二诊方剂基础上加入毛冬青以清热活血通络。四诊时患者已无头痛与黄脓鼻涕，肝胆湿热等症状均明显改善。方用小柴胡汤加泻白散加减清肝胆余热与肺经伏热，并加入蒲公英以巩固排脓之功，浮小麦、麦冬益气养阴，培补正气。

　　本例鼻渊，发病急，为肝胆湿热之证，王士贞临证始终坚持中医辨证治疗，并配合滴鼻法、鼻熏蒸疗法及熨法等中医特色外治法，旨在促进局部的气血运行，消肿排脓，通鼻窍，内治与外治相结合而取效。

（高健莹　整理）

第四节　鼻衄

　　鼻衄，即鼻出血，是多种疾病的常见症状之一。它可由鼻部损伤而引起，亦可因脏腑功能失调而致，本节重点讨论后者所引起的鼻衄。鼻衄一证最早见于《黄帝内经》，始称"衄"，如《灵枢·百病始生》："阳络伤则血外溢，血外溢则衄血。"古人根据病因和症状不同尚有不同的命名，如伤寒鼻衄、时气鼻衄、温病鼻衄、虚劳鼻衄、经行鼻衄、红汗、鼻洪、鼻大衄等。

　　鼻衄可分为虚证和实证两大类。实证者，多因火热气逆、迫血妄行而致，多见于肺经风热、胃热炽盛、肝火上逆、心火亢盛等证；虚证者，多因阴虚火旺或气不摄血而致，多属肝肾阴虚或脾不统血。鼻衄的治疗遵循"急则治其标，缓则治其本"的原则，急性出血时以外治手段配合内治方法进行紧急止血，出血缓解后以辨证内治为法，防其出血反复，恢复脏腑功能。内治法针对不同证型，实证热证者予清泻脏腑之火热，凉血止血；虚证者予滋补肝肾，养血止血或健脾益气，摄血止血。

　　对于鼻出血，西医治疗同样遵循"急则治其标，缓则治其本"的原则，急性出血时以外治为主，主要外治措施为鼻腔填塞止血、射频电凝止血法，有条件的医院多在鼻内镜下找到出血点然后进行电凝止血。对于反复出血的病人，主要的诊治原则是通过检查找出出血的原因，再进行原发病的治疗。

　　王士贞对鼻衄的治疗，强调中西医结合的诊治思路，对于正在出血的病人，强调"急则治其标"，西医的外治止血措施也是中医师需要掌握使用的。中医治疗的优势主要体现在辨证内治，尤其对于一些难治性鼻衄

的病人，临床上找不到出血点或者反复出血的病人，进行准确的辨证施治，可以达到较好的临床疗效。对于鼻衄的辨证施治，王士贞认为"鼻衄"属于中医学"血证"的范畴，在辨治中，可按血证论的大法进行，即"止血、消瘀、宁血、补虚"治疗血证的四大原则，而以"止血"为第一要法。

验 案 举 例

● 病案一

萧某，男，67岁。

2019年11月5日查房。主管医师汇报：患者因"反复鼻出血1年余，再发1天"于11月4日入院。患者近年来经常鼻出血，出血次数频繁，量多难止，已经在多间医院检查治疗，双侧鼻中隔黏膜充血糜烂，曾在外院行多次烧灼及介入治疗。昨天入院时又出现右鼻出血，即做右鼻腔填塞止血。实验室检查结果示：血液无明显异常，血红蛋白偏低。查房时症见：患者形体适中，精神尚佳，神情紧张焦虑，口不甚干，痰不多，胃纳一般，二便调。脉弦细略滑，舌质淡红，舌苔白。无高血压、糖尿病等病史。

中医诊断：鼻衄。

辨证分型：气阴虚损，气不摄血。

治法：益气养阴，摄血止血。

处方：五指毛桃30克、太子参20克、茯苓15克、白芍15克、仙鹤草15克、藕节15克、山楂炭15克、甘草6克、怀牛膝15克、毛冬青15克、麦冬15克、浮小麦30克，7剂，每日1剂，水煎服。

外治法：复方薄荷油滴鼻液1支，滴鼻。

调护：嘱患者放松心情，消除恐惧，注意饮食清淡，忌挖鼻。

2019年11月12日查房。鼻腔已无填塞物，仍有鼻衄，点滴而出，但鼻衄次数与鼻衄量均减少，可自止。平时有鼻痒喷嚏，口不干，胃纳一般，二便调。脉弦细略滑，舌质淡红，舌苔白。专科检查：双侧中隔黏膜见糜烂，无活动性出血。

处方：五指毛桃30克、太子参20克、茯苓15克、白术10克、防风10克、白芍15克、仙鹤草15克、藕节15克、山楂炭15克、怀牛膝15克、生地黄15克、甘草6克，3剂，每日1剂，水煎服。

患者于2019年11月16日出院，带11月12日方5剂出院。

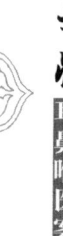

病 案 分 析

患者以"反复鼻出血1年余，加重1天"收入院，入院时因鼻出血量较多，即行鼻腔填塞。王士贞强调说，鼻出血属于急重症，以内、外结合治疗为主，要遵照"急则治其标，缓则治其本"原则，出血之时，止血为先，待血量有所缓解后，进行辨证治疗。

分析患者近年来鼻衄频繁，量多难止的原因，一是患者患有鼻鼽，经常喷嚏频频，鼻中隔黏膜损伤，久而不愈；二是患者年老体弱，肺脾气虚，气虚无力摄血，统血失司，气不摄血，血不循经而致鼻衄；三是患者出血频繁，量多难止，则致阴血耗损。故辨证为气阴虚损，气不摄血。

祖国医学认为"脾为后天之本，三阴之首也。脾气健则元气旺而阴自固"。故治疗重在补脾以统其血。初诊时，王士贞重用五指毛桃、太子参补肺脾之气，养阴液；茯苓增强益气健脾之功；白芍味酸，具有敛阴养血的功效；仙鹤草、藕节、山楂炭收敛止血；怀牛膝补益肝肾，引血下行；毛冬青、麦冬养阴清热。服药后患者鼻衄的次数与量均减少，可自止，二诊时处方加入玉屏风散以加强益气固表之功。

鼻衄一证是机体内在功能失调的局部表现，所以重在调整机体内在功能，使之恢复平衡。王士贞在临证时注意老年人的生理特点和体质变化，通过辨证审因，对症用药，并注意对患者进行心理疏导，指导患者饮食及养成良好的生活习惯。

（刘春松 欧芹 整理）

王士贞耳鼻喉医案精选

154

● 病案二

廖某，男，8岁。

2004年8月27日初诊。其母代诉：鼻出血及右耳疼痛2天。近2天来鼻衄多次，每次鼻衄量少、鲜红，可自止，并有右耳疼痛，发热（39℃），咳嗽痰黄，大便干结，小便黄，胃纳差，精神疲倦。专科检查：双鼻中隔立特氏区充血，有血迹附着，鼻黏膜充血，咽黏膜充血，双扁桃体Ⅱ度肥大，右外耳道红肿，牵拉耳廓时疼痛加重。舌质红，舌苔微黄，脉弦滑数。

中医诊断：鼻衄，右耳疮。

辨证分型：肺经热盛。

治法：清热泻肺。

处方：桑白皮10克、地骨皮10克、黄芩10克、菊花10克、连翘10克、浙贝母10克、薄荷5克（后下）、白茅根15克、前胡10克、苦杏仁10克、甘草5克，3剂，每日1剂，水煎服。

外治法：①复方辛夷滴鼻液（本院制剂）1支，滴鼻，每日3次。

②泰利必妥滴耳液1支，滴右耳，每日3次；

③右外耳道激光理疗，每日1次，2天。

调护：嘱戒除挖耳、挖鼻等坏习惯；忌食煎炒炙煿之品，注意饮食清淡。

2004年8月30日二诊。精神明显好转，热退，已无鼻衄，右耳疼痛明显减轻，仍有少许咳嗽，痰白，胃纳仍较差，大便稍干结。专科检查：双鼻中隔立特氏区充血，无血迹，右外耳道皮肤稍潮红，咽黏膜轻度充血，舌质红，苔白，脉细滑。

处方：桑白皮10克、地骨皮10克、黄芩10克、菊花10克、金银花10克、苦杏仁10克、瓜蒌仁10克、枇杷叶10克、麦芽30克、桔梗10克、甘草5克，3剂，每日1剂，水煎服。

外治法：右耳激光理疗1次。

病 案 分 析

患儿因鼻衄及右耳疼痛2天来诊。来诊时症见：鼻衄、耳痛，外耳道红肿，故诊断为鼻衄、耳疮。患儿鼻衄较频，血色鲜红，量不甚多可自止，发热，并有咳嗽痰黄，鼻黏膜充血，耳窍红肿，舌质红，舌苔黄，脉弦滑数，均为肺经热盛之征，故辨证为肺经热盛。如《诸病源候论·卷之二十九》说："血性得寒则凝涩，热则流散，而气，肺之所生也，肺开窍于鼻，热乘于血，则气亦热也，血气俱热，血随气发出于鼻，为鼻衄。"气为血帅，血随气行，气有余便是火，火热灼伤鼻窍脉络而致衄。

故治法予清热泻肺。方用泻白散加味。初诊方中桑白皮、地骨皮清泻肺热，降肺中之伏火；加黄芩、菊花、白茅根以增强清泻肺火，凉血止血之功；连翘、薄荷疏风散邪，浙贝母、前胡、苦杏仁清热化痰止咳。二诊风热之邪大减，故去连翘、薄荷等疏风之品，加瓜蒌仁清热化痰，润肠通便；加枇杷叶降肺气、桔梗宣通肺气，加强化痰而止咳。

本例配合局部滴鼻、滴耳、激光理疗等外治法，内外治疗相得益彰。王士贞指出，鼻衄为急症，临证时要注意观察轻、重、缓、急，辨证时要注意辨其实火、虚火，处方用药时也要注意小儿与成人用药之别。

（邱宝珊　高健莹　整理）

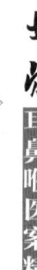

● 病案三

聂某，男，68岁。

2006年1月16日初诊。主诉：反复右鼻腔出血5天。患者于5天前突然出现右鼻腔出血，出血量多难止，即到当地医院急诊就诊并住院治疗。当地医院即行鼻腔填塞止血，并予止血、消炎等药治疗（具体药物不详），经治后鼻出血仍反复发作，较严重时血从口鼻流出，或从眼泪点涌出。1月16日上午到我科急诊，由急诊医师拟"鼻出血"收入院治疗。入院后鼻腔仍渗血，咽后壁见鲜血下流，主管医师即带患者到手术室在表+局麻下行鼻腔探查术，术中取出右侧鼻腔填塞物及清除鼻腔血痂后，见鼻咽光滑，未见新生物。右侧鼻中隔后下方有一小动脉断口呈搏动性出血，即予烧灼止血后放置明胶海绵1条，检查无明显渗血后术毕回病房。回病房后查房症见：患者精神疲惫，面色苍白，烦躁不安，右鼻出血止，鼻腔敷料在位，口干引饮，头微晕胀感，胃口一般，6天未解大便，小便尚调。脉弦细滑，舌质淡红，舌苔微黄。查体：血压140/80毫米汞柱。

中医诊断：鼻衄。

辨证分型：阴液亏虚。

治法：滋阴养液，养血止血。

处方：玄参15克、生地黄15克、麦冬15克、墨旱莲15克、女贞子10克、太子参15克、茯苓15克、白芍15克、仙鹤草15克、怀牛膝15克、石决明30克（先煎）、火麻仁15克（打）、甘草6克，3剂，每日1剂，水煎服。

外治法：复方薄荷油滴鼻液2支，滴鼻。

调护：嘱患者心态平和，饮食清淡，注意休息。

2006年1月19日二次查房。鼻腔已无渗血，患者精神尚好，口微干，睡眠可，胃纳一般，大便已排，小便正常。脉弦细滑，舌质淡红，舌苔白。专科检查：右鼻腔明胶海绵在位（仍未吸收）。血压：140/80毫米汞柱。

处方：守2006年1月16日方5剂。

2006年1月24日三次查房时询问主管医生，述患者鼻腔已无出血，精神佳，胃纳、二便常，已于2006年1月23日出院。

病 案 分 析

缘患者年事已高，脏腑虚弱，气、血、津液化源不足，鼻腔失于濡养，阴液亏虚日久，阴虚则阳偏盛，久则虚火内生，循经上犯鼻窍而致鼻衄。虚阳浮越，则头微晕胀感、烦躁不安；血随阳亢溢于脉外，故表现为出血量多难止。元代朱丹溪《局方发挥》说："夫口鼻出血，皆是阳盛阴虚，有升无降，血随气上，越出上窍。"大量出血过后，更加重阴液亏损，故表现口干引饮，脉弦细滑，舌质淡红，舌苔微黄；阴血耗损，血不养神，故患者精神疲惫；血液亏少，面色失于濡养，则面色苍白。气随血脱，气虚则脾胃运化失常，胃纳欠佳；气虚则升清泌浊无力，无法推动大肠蠕动，故多日未解大便。

治疗上以滋阴养液，养血止血为大法，方中玄参、生地黄、麦冬、白芍、女贞子、墨旱莲、太子参等皆为养阴药，其中玄参、生地黄、麦冬主要养肺胃阴液；白芍养肝阴；女贞子、墨旱莲养肾阴；怀牛膝补益肝肾阴液，养阴则生津，津血同源，二者可互相转化；墨旱莲、生地黄、仙鹤草有凉血止血的功效。本案鼻衄，气机升降方面表现为气机上逆，血随气逆，溢出鼻窍脉外而为鼻衄，所以王士贞在辨证施治方面还注意到调理病人的气机。方中的怀牛膝、石决明都具有沉降的药性，可以使气机下调，阴虚阳亢得到调整，引血下行而止血。本案治疗中除了注重养护阴液、养血止血、调理气机以外，还注意到脾胃的养护，方中的太子参、茯苓都是健脾胃的药物，两药药性平和，有健脾益气的功效，脾胃健才会阴血生，养阴药的大量使用也需要气机的推动才能到达全身，同时茯苓还有利湿消肿、安神的作用。方中还有一味特别的药物——火麻仁，火麻仁有润肠通便的作用，可以改善患者大便不通的症状，火麻仁的使用再一次体现了中医"肺与大肠相表里""肺开窍于鼻"的理论思想，也体现了王士贞注重局部辨证与全身辨证相结合治疗耳鼻咽喉科疾病的学术思想。

该案还予复方薄荷油滴鼻液濡养鼻腔黏膜，内外合治，使鼻腔黏膜得以修复，患者治疗8天后，诸症悉除。

（邱宝珊 徐慧贤 整理）

● 病案四

叶某，女，65岁。

2005年10月25日首次查房。主诉：左鼻出血半天。患者于今天早晨洗脸时突然左侧鼻腔出血，量多甚至从口吐出，即自行用棉球填塞左鼻腔后鼻出血暂时停止，遂到我院急诊求治。来诊时查见：左鼻腔有多量填塞

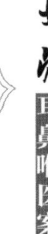

物，清除后见有鼻血涌出，量较多，即行前鼻孔填塞，并由急诊医生拟"鼻出血"收入院治疗。查房时症见：左鼻腔已无明显出血，口吐暗红色血痰。患者神志清，精神疲倦，鼻塞，头晕头痛，烦躁不安，口苦咽干，面色稍红，形体偏胖，无发热恶寒及心慌心悸等症状，平时睡眠可，胃纳一般，大便干结，小便调。脉弦滑，舌质红，舌苔白厚。患者既往有高血压病史多年，间断服用降压药（具体用药不详）。十年前曾有一次类似鼻出血，曾住院治疗，后再无鼻出血。专科检查：左鼻腔已做填塞，右下鼻甲黏膜充血肿胀，测血压：160/90毫米汞柱。

中医诊断：鼻衄（左鼻）。

辨证分型：肝阳上亢。

治法：清肝泻火，凉血止血。

处方：柴胡12克、黄芩15克、木通10克、车前子15克、怀牛膝12克、栀子12克、白茅根15克、茜草根15克、仙鹤草15克、生地黄15克、甘草6克，3剂，每日1剂，水煎服。

西药：寿比山（原在内科门诊诊治已配药，嘱按医嘱服药）。

外治法：①双耳尖放血1次。

②复方薄荷油滴鼻液2支，滴鼻。

调护：嘱患者消除恐惧，保持心态平和，饮食清淡，注意休息。

2005年10月27日二次查房。昨天（10月26日）上午已拔除鼻腔填塞物，双鼻腔无再渗血，双鼻腔通畅，咽喉不适，痰黏难咯，时有咳嗽，口微干，晨起稍头晕，胃纳、二便调。脉细，舌质淡红，舌苔白厚。专科检查：双鼻腔黏膜充血，稍肿胀。

处方：桑白皮12克、地骨皮12克、桔梗10克、甘草6克、蝉蜕10克、木蝴蝶10克、沙参15克、郁金12克、百合15克、苦杏仁10克、前胡10克、枇杷叶15克，3剂，每日1剂，水煎服。

2005年10月31日三次查房。患者已无鼻出血，精神佳，胃纳、二便调。予养肺润燥颗粒（本院制剂）2瓶，带出院。嘱出院后继续内科诊治高血压病。

病 案 分 析

　　肝为刚脏，体阴而用阳，主升主动。肺为娇脏，主肃降。肝主升发，肺主肃降，升降有制则气机协调。清代费伯雄《医醇賸义》卷二说："鼻衄之证，其平时肺气未伤，只因一时肝火蕴结，骤犯肺穴，火性炎上，逼血上行，故血从鼻出。"肝火上冲，风火相煽，克伐肺金，迫伤肺络，则鼻衄乃作。本案患者高血压多年，素体肝肾阴虚，阴虚阳亢，阴不维阳，肝阳上亢，亢而化火，肝火循经上炎，火载血升，伤络动血，则发为鼻衄。晨起鼻衄，当与此时阳气始升，肝气升动过甚有关。肝阳上亢，气血上冲，则头晕头痛，面色稍红；肝失柔顺，则烦躁不安；肝阳上亢，亢而化火，热伤津液，则咽干口苦；肝肾阴虚，则大便干结；血为气之母，患者鼻出血量多，故气虚，精神疲倦。故本病患者辨为肝阳上亢证，舌脉亦为佐证。

　　以清肝泻火，凉血止血为治疗原则。

　　初诊，方拟龙胆泻肝汤加减。其中柴胡、黄芩清泻肝火、疏肝理气；栀子归心经、肝经，除了泻肝火外，还有清心火、除心烦之功，治疗烦躁不安的症状，同时栀子还有凉血止血之效；木通、车前子有清热利尿的作用，与有引火下行作用的怀牛膝共用，使热邪从下而出；方中白茅根、茜草根能凉血、活血止血，仙鹤草能补虚止血，生地黄能清热凉血、养阴生津，甘草调和诸药。诸药合用起到清肝泻火，凉血止血的治疗作用。外治方面结合双耳尖放血祛热邪，使邪热随血而出；复方薄荷油滴鼻液濡养鼻黏膜。

　　服中药两剂后，患者已无鼻出血，考虑患者肝火上炎已消，但仍有余邪未清，余热在肺，热邪煎迫津液则有阴虚，故有口微干，黏痰难咯；余邪在肺，肺失肃降，肝气失疏，肝肺升降失调，故有咳嗽，晨起稍头晕。病位涉及肝、肺。再次遣方用药时应清润肝肺、养阴止血，处方用桑白皮、地骨皮以除肺热、止咳；木蝴蝶、郁金入肺、肝两经以清肺利咽，疏肝行气；苦杏仁、前胡、枇杷叶清肺降气以止咳；蝉蜕利咽、清肺以止咳；沙参、百合清肺养阴，润肺止咳；甘草调和诸药。同时辅以养肺润燥颗粒清润燥热，滋养肺胃，生津健脾。本例中医辨证治疗鼻衄，取得佳效。

（邱宝珊　徐慧贤　整理）

第五节　失嗅

失嗅，即嗅觉失灵的病证。失嗅是一种常见疾病，患病风险随着年龄的增长而增加，对患者生活质量产生严重影响。

失嗅，现代医学称之为嗅觉障碍，包括嗅觉减退和嗅觉丧失。对于失嗅，西医学的诊治原则是通过检查以明确失嗅的病因，对于鼻腔无局部解剖异常及息肉堵塞的病人，保守治疗多以强的松激素类药物消炎、银杏叶类药物改善微循环，而对于有解剖异常或息肉的则以手术治疗为主。

中医认为失嗅的病因病机，如《灵枢·脉度》所说："肺气通于鼻，肺和则鼻能知臭香矣。"嗅觉与鼻的正常功能相关，鼻的功能正常与否首先是与肺脏功能相关，而肺脏功能正常又有赖于脾气的健旺，如脾虚功能失健，气血生化之源不足，肺气虚弱，则鼻失所养，而至嗅觉失灵。

王士贞基于以上病机，对于失嗅治疗，治法以健脾益气为主，兼以利湿消肿，芳香通窍，以玉屏风散合苍耳子散加减。基础方：党参（或太子参）、五指毛桃（或黄芪）、白术、防风、辛夷花、白芷。

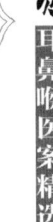

验 案 举 例

● **病案**

胡某，男，62岁。

2000年12月22日初诊。主诉：鼻塞、嗅觉减退约1个月。患者于1995年曾出现不明原因嗅觉减退，曾到某西医院治疗，稍有好转。近月来嗅觉明显减退，到某西医院诊治，诊为慢性鼻窦炎，经治稍有好转。来诊时嗅觉完全消失，鼻微塞，涕少，口微干，胃纳欠佳，二便调。舌质淡红，苔白，脉细滑。专科检查：双下鼻甲淡红肿胀，双中鼻道未见分泌物引流，鼻咽部稍充血，有少许分泌物附着。

中医诊断：嗅觉失灵。

辨证分型：脾虚湿困。

治法：健脾利湿，芳香通窍。

处方：太子参15克、茯苓15克、白术10克、防风10克、桑白皮12克、菊花12克、辛夷花10克、白芷10克、藿香10克、佩兰10克、川芎6克、甘草6克、郁金12克，5剂，每日1剂，水煎服。

外治法：①煎煮汤药时做鼻熏蒸疗法。

②复方辛夷滴鼻液（本院制剂）滴鼻，每日3次。

③耳穴贴敷，选穴：鼻、内鼻、内分泌、神门、肺、脾、肾上腺。

2000年12月28日二诊。仍无嗅觉，鼻塞稍减，鼻内有干燥感，口干，胃纳一般，二便调。舌质淡红，苔白，脉弦细滑。专科检查：双下鼻甲淡红，微肿，双中鼻道未见引流。

处方：太子参15克、五指毛桃15克、白术10克、防风10克、辛夷花10克、白芷10克、川芎10克、藿香10克、佩兰10克、白蒺藜15克、甘草6克、沙参15克、百合15克，7剂，每日1剂，水煎服。

外治法：同2000年12月22日。

2001年1月3日三诊。药后间有嗅觉，鼻微塞，鼻内干燥感减轻，口微干，胃纳、二便调。脉弦细滑，舌质淡红，苔微黄。

处方：太子参15克、五指毛桃15克、白术10克、防风10克、辛夷花10克、白芷10克、瓜蒌仁15克、蒲公英15克，7剂，每日1剂，水煎服。

外治法：嘱患者今后在煎煮中药时均须做鼻熏蒸疗法，每日2次。

2001年1月10日四诊。间有嗅觉，鼻干微塞，口干欲饮，少许黄痰，胃纳、二便调。舌质淡暗，苔黄略腻，脉滑。1月4日某西医院CT结果示：全副鼻窦炎并蝶窦积液。医生劝其行FESS手术治疗，患者畏惧手术，要求继续中医治疗。

处方：太子参15克、五指毛桃15克、白术10克、防风10克、辛夷花10克、白芷10克、瓜蒌仁10克、蒲公英15克、藿香10克、佩兰10克、生地黄15克、川芎6克、甘草6克，7剂，每日1剂，水煎服。

2001年1月17日五诊。嗅觉较前有进步，晨起到中午有嗅觉，鼻微干，涕黄量少，口不甚干。舌质淡暗，苔薄黄，脉滑。

处方：党参15克、黄芪15克、白术10克、防风10克、辛夷花10克、白芷10克、藿香10克、佩兰10克、鱼腥草15克、金银花15克、皂角刺15克、甘草6克、川芎10克，7剂，每日1剂，水煎服。

2001年2月1日六诊。自觉嗅觉又有提高，持续时间较前延长，微鼻塞，涕少，胃纳、二便调。舌质淡红，苔白，脉弦细滑。专科检查：双下鼻甲淡红，微肿，无引流。

处方：党参15克、黄芪15克、白术10克、防风10克、辛夷花10克、白芷10克、金银花15克、石菖蒲10克、藿香10克、佩兰10克、桑白皮15克、沙参15克、甘草6克，7剂，隔日服1剂，水煎服。

2001年2月14日七诊。白天嗅觉较好，夜间嗅觉仍差，鼻干，口微干，痰、涕少。舌质淡红，苔白，脉弦细滑。

处方：拟2001年2月1日方加麦冬15克，7剂，隔日服1剂，水煎服。

2001年2月28日八诊。白天嗅觉良好，夜间嗅觉仍差，夜间鼻干，口不甚干，胃纳、二便调。舌质淡红，苔白，脉弦细滑。

处方：党参15克、黄芪15克、白术10克、防风10克、辛夷花10克、白芷10克、石菖蒲12克、川芎10克、桑白皮15克、麦冬15克、藿香10克、菊花12克、甘草6克，7剂，隔天服1剂，水煎服。

2001年3月14日九诊。嗅觉逐渐恢复正常，鼻腔有少许干燥感，胃纳、二便调。舌质淡红，苔白，脉细滑。

处方：党参15克、黄芪15克、茯苓15克、白术10克、防风10克、川芎6克、辛夷花10克、白芷10克、麦冬15克、白芍15克、蒲公英15克、益智仁12克、甘草6克，7剂，隔日服1剂，水煎服。

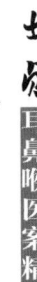

2001年4月14日十诊。嗅觉恢复正常，鼻内间有干燥感。

处方：党参15克、黄芪15克、白术10克、防风10克、辛夷花10克、白芷10克、川芎6克、麦冬15克、白芍15克、鱼腥草15克、益智仁12克、沙参15克、甘草6克，7剂，每日1剂，水煎服。

2001年9月25日随访。嗅觉保持正常，无明显不适。2001年9月21日某西医院副鼻窦MR检查结果示：蝶窦内见异常信号，余副鼻窦未见异常。意见：蝶窦炎。嘱服补中益气丸调治。

2003年5月30日随访。嗅觉保持正常，无明显不适。2003年5月21日某西医院副鼻窦CT扫描结果示：右侧上颌窦内见黏膜增厚，左侧上颌窦、筛窦、蝶窦及额窦窦腔清晰透亮，未见异常密度影，骨性窦壁完整，双侧下鼻甲肥大。意见：双侧下鼻甲肥大并右侧上颌窦慢性炎症。

病 案 分 析

本例患者因嗅觉失灵于2000年12月至2001年3月坚持在王士贞门诊进行中医治疗。患者于2001年1月4日，在广东省人民医院行鼻窦CT检查，结果示：全副鼻窦炎并蝶窦、筛窦积液。医生劝其入院进行手术治疗，患者因惧怕手术而寻求中医治疗。经3个余月中医调治，嗅觉恢复正常。至2001年9月21日复查鼻窦MR结果示：蝶窦内见异常信号，余副鼻窦未见异常。免除了手术之苦。

关于病名。本病例西医明确诊断为"化脓性鼻窦炎"，为什么中医不诊断为"鼻渊"呢？王士贞特别指出：因为患者突出的症状是嗅觉失灵，而没有鼻渊"浊涕下不止也"这一症状特点，故不下"鼻渊"病名，而按"嗅觉失灵"作为病证辨证论治。说明西医病名与中医病名并非绝对一一对应的关系。

本例患者来诊时突出症状是嗅觉失灵。《灵枢·脉度》："肺气通于鼻，肺和则鼻能知臭香矣。"鼻的正常功能，又有赖于脾气的健旺，患者鼻病多年，又年事已高，久病体虚，脾虚功能失健，气血生化之源不足，则鼻失所养，而致嗅觉失灵。鼻内干燥不适，时有口干等症状，为脾虚肺弱，津液不能上承。患者胃纳欠佳，舌质淡红，苔白，脉细为脾虚之征。

治法宜健脾益气为主，兼以利湿消肿，芳香通窍。以玉屏风散合苍耳子散加减。基础方：太子参（或党参）、五指毛桃（或黄芪）、白术、防风、辛夷花、白芷。加减用药：①鼻涕黄稠，加金银花、蒲公英、鱼腥草、皂角刺之类，清热利湿，排脓，或加桑白皮清宣肺热。②患者鼻内干燥感、口干为肺胃之阴不足，选用麦冬、沙参、生地黄等药，养肺胃之阴。③通窍药的灵活运用：除用辛夷花、白芷外，藿香、佩兰以芳香化浊通窍；川芎上行头目，辛香行散，温通血脉，活血祛瘀通鼻窍；石菖蒲化湿和胃，芳香通窍之力尤强。

外治配合滴鼻法、鼻熏蒸疗法及耳穴贴敷等中医特色治疗，内治与外治相结合，取得佳效。

（王培源　高健莹　整理）

第六节 鼻痛

　　鼻痛是指以鼻部疼痛为主要临床表现的病证，一般多见于鼻梁、眉棱骨疼痛，检查可无典型阳性体征。鼻痛一词，首见于隋代《诸病源候论》，在《诸病源候论·鼻痛候》中记载："肺气通于鼻。风邪随气入于鼻内，搏于血气，邪正相击，气道不宣，故鼻痛。"认为风邪侵袭，肺气不宣而致鼻痛。其后，在一些古典医籍中也有鼻痛的症状、病因病机及治疗的论述。如《兰室秘藏·眼耳鼻门》记有"治眉痛不可忍"用炙甘草、羌活、防风、黄芩。而后清代医家林佩琴在《类证治裁·卷之六》中说："眉棱骨痛，由风热外干，痰湿内郁，选奇汤。"沿用《兰室秘藏》之方，称此方为选奇汤。明清时期，《本草纲目·主治第四卷上》提出"鼻痛是阳明风热"列有外涂方药。《证治准绳》提出鼻痛治方："没药散治风冷搏于肺脏，上攻于鼻，则令鼻痛。"又设"桑根白皮散治肺脏积热，皮肤干燥，鼻痛无涕，头疼心闷"。《医林绳墨·卷之八》说"又有胃之络脉亦系于鼻梁，若鼻梁作痛者，不可专于肺论，亦因胃火之所动也，治亦宜清金之剂，兼降胃火"，从经络所循及脏腑辨证治疗。《张氏医通》又说："鼻痛，风火郁于上则痛……痛久服药不应，时痛剧，时向安。"指出鼻痛时轻时重，时痛时不痛的症状特点。总的来说，古代医家在长期的临床实践中，已认识到"鼻痛"这一病证，其对鼻痛的症状特点、病因病机及辨治方药均有论述，很有启迪。

　　王士贞指出，鼻痛这一病证，可令患者痛苦不堪，临床上并不少见，必须引起临床医师的重视。对鼻痛的辨病，临证时须与鼻渊引起的头痛相鉴别，关键在于有涕与无涕，鼻痛是"鼻痛无涕"，鼻渊是"鼻渊者，浊涕下不止也"。此外，也要注意与鼻腔及鼻咽的恶性肿瘤引起的鼻内疼痛相鉴别。对鼻痛的辨证，王士贞强调，应立足于整体辨证思维，鼻通过经络的联系，与肺、脾胃、肝胆、肾、心均有密切联系，又《灵枢·五色》曰："阙中者，肺也；下极者，心也；直下者，肝也；肝左者，胆也；下者，脾也；方上者，胃也。"说明了鼻面部位与所属脏腑的关系，临证时应从经络所循部位、鼻与脏腑的关系去思考，此外，临证时也必须详询病史，分析患者的全身症状，结合脉、舌，四诊合参，才能准确辨证用药。王士贞在临床中体会到，风邪（夹寒或夹热）犯肺、痰湿困郁鼻窍、久病肝郁气滞等，均可导致鼻窍脉络闭阻不通，清气不能上达清窍，是鼻痛的主要原因。通过内服中药，配合针灸疗法、鼻部熨法、熏蒸疗法等中医特色疗法，可获佳效。

验案举例

● 病案一

刘某，女，78岁。

2014年11月27日初诊。主诉：鼻梁反复疼痛4年。近4年来鼻梁疼痛反复发作，痛无定时，时痛连眉棱骨，无鼻塞流涕，鼻内稍有干燥感，口微干苦，少许黏痰，偶有胃脘不适或打嗝，胃纳、二便调。脉弦细滑，舌质淡红，舌苔白略厚。患者形体偏胖，有高血压、肾结石病史。专科检查：双下鼻甲淡红微肿，鼻腔干净无分泌物。前额眉棱骨及鼻梁无明显压痛。电子纤维鼻喉镜检查报告示：双中鼻道未见分泌物引流，鼻咽光滑，未见明显新生物。

中医诊断：鼻痛。

辨证分型：风邪外袭，痰湿内困。

治法：疏风散邪，理气化痰。

处方：柴胡10克、菊花10克、蔓荆子10克、辛夷花10克、白芷10克、法半夏10克、陈皮6克、浙贝母10克、柿蒂15克、黄芩15克、五指毛桃15克、毛冬青15克、桔梗10克、甘草6克，3剂，每日1剂，水煎服。

外治：复方薄荷油滴鼻液1支，滴鼻。

调护：嘱患者注意避风寒，防感冒。饮食清淡为宜。

2015年1月9日二诊。告知服上药3剂后，近月来已无鼻梁疼痛，鼻内无不适，故未来诊。近日又觉鼻梁微疼，即来诊。感觉鼻梁及眉棱骨轻微胀痛，无鼻塞流涕，口干口苦，胃纳、二便调。脉弦细，舌质稍红，舌苔微黄。

处方：柴胡10克、菊花10克、蔓荆子10克、辛夷花10克、白芷10克、栀子10克、夏枯草15克、龙脷叶10克、桔梗10克、甘草6克、法半夏10克、陈皮6克、柿蒂15克，5剂，每日1剂，水煎服。

外治：复方薄荷油滴鼻液1支，滴鼻。

嘱其服药5剂后继续来诊。

2015年1月21日三诊。5剂药后鼻梁已无疼痛，精神爽利，无鼻塞流涕等不适，口微苦，偶有胃脘不适，胃纳、二便调。脉弦细，舌质淡红，舌苔薄白。

处方：柴胡10克、菊花10克、蔓荆子10克、辛夷花10克、白芷10克、龙脷叶10克、桔梗10克、甘草6克、法半夏10克、陈皮6克、砂仁6克（后下）、毛冬青15克、五指毛桃15克、白术10克、防风10克，7剂，每日1剂，水煎服。

病 案 分 析

患者受鼻梁、眉棱骨疼痛的困扰已有4年之久，患者无鼻塞流涕等症状，从症状表现及检查所见，可排除鼻渊、鼻窒及鼻咽部疾病，故以主要症状"鼻痛"作为诊断。分析其因，患者鼻梁、前额眉棱骨疼痛，所属部位为阳明经，如《本草纲目·主治第四卷上》指出"鼻痛是阳明风热"，阳明经受风邪侵袭后，余邪郁困未解，又患者形体肥胖，脉弦滑，舌淡苔白厚，为素有脾虚痰湿之体，风邪与痰湿互结，浊阴上蒙清窍，鼻窍脉络阻塞不通，不通则痛。

治疗以疏散风邪，理气化痰为法，初诊方中以柴胡、菊花、蔓荆子、辛夷花、白芷疏风散余邪，清利头目，宣通鼻窍止疼痛；法半夏、陈皮、浙贝母、柿蒂理气化痰祛湿浊；黄芩、毛冬青、桔梗清肺胃之热；五指毛桃益气健脾，托邪外出。3剂药后患者鼻梁及眉棱骨痛等症状已除，故未来诊。40天后患者鼻梁及眉棱骨疼痛又发，再来诊。患者诉说此次发病鼻梁及前额眉棱骨疼痛症状已明显较前减轻，口干口苦，舌红苔微黄，肝郁有热之象，加栀子、夏枯草清肝热。并嘱患者药后要继续来诊，以巩固疗效。5剂药后症状已除，在上方基础上加玉屏风散，益气固表，以巩固疗效，以防复发。外治方面，因患者鼻腔干燥，故与复方薄荷油滴鼻液滴鼻，滋润鼻窍。

临证治疗，辨证求因，审因论治，治法方药环环相扣，很有启发。

（高健莹　整理）

● 病案二

许某，男，56岁。

2019年8月29日初诊。主诉：左侧鼻梁疼痛、头胀不适1月余。来诊时诉左侧鼻梁疼痛，头胀，胸闷，咳痰黄，无鼻塞流涕，口干口苦，胃纳一般，大便干结，夜睡鼾声大。脉弦滑，舌质淡红，舌苔白厚腻。患者有抽烟嗜好，平时喜食肥甘厚腻及海鲜之类。专科检查：双下鼻甲微肿，淡红，双鼻腔无分泌物引流。鼻咽部充血，鼻咽顶部隆起。2019年8月14日在某西医院鼻咽活检示：黏膜慢性炎症，淋巴组织增生。

中医诊断：鼻痛。

辨证分型：风邪阻肺，痰湿内困。

治法：疏散风邪，祛湿化痰。

处方：柴胡10克、菊花10克、蔓荆子10克、黄芩10克、法半夏10克、陈皮6克、枇杷叶10克、紫苏叶10克、龙脷叶10克、浙贝母15克、瓜蒌仁10克、毛冬青15克、甘草6克、猫爪草15克、砂仁6克，7剂，每日1剂，水煎服。

外治法：嘱患者煎药时做鼻熏蒸疗法，每日2次。

调护：注意饮食有节，忌食生冷及肥甘厚腻炙煿之品。

2019年9月11日二诊。鼻梁胀痛不适有所减轻，咽干引饮，胸闷，胃纳、二便调，痰灰黑。有胃炎病史。脉弦滑，舌质淡红，舌苔白厚腻。专科检查：双下鼻甲淡红，双鼻腔无分泌物引流。鼻黏膜充血。

处方：柴胡10克、菊花10克、蔓荆子10克、辛夷花10克、白芷10克、羌活15克、防风10克、法半夏10克、陈皮6克、瓜蒌仁15克、毛冬青15克、猫爪草15克、甘草6克、五指毛桃20克、枇杷叶10克，20剂，每日1剂，水煎服。

外治法：同初诊。

2019年9月26日三诊。鼻梁疼痛减轻八成，夜间左侧鼻塞，鼻塞时感觉头痛不适，涕不多，时有咳嗽，胸闷，胃纳一般，二便调，大便干，平时易感冒。脉弦滑，舌质淡红，舌苔白厚腻。专科检查：双下鼻甲淡红，肿胀，双鼻腔无分泌物引流。鼻窦CT提示：鼻咽黏膜增厚，考虑慢性炎症，双侧额窦、蝶窦轻度炎症。

处方：五指毛桃30克、茯苓15克、白术10克、防风10克、辛夷花10克、白芷10克、法半夏10克、陈皮6克、柴胡10克、菊花10克、蔓荆子10克、瓜蒌仁15克、猫爪草15克、枇杷叶10克、麦冬10克、浮小麦30克，20剂，每日1剂，水煎服。

外治法：同初诊。

2019年10月18日四诊。鼻梁疼痛不明显，鼻塞时稍有鼻梁疼痛或前额疼痛，仍有咳嗽，痰少，口不甚干，胃纳、二便调。

处方：五指毛桃30克、茯苓15克、白术10克、防风10克、辛夷花10克、白芷10克、法半夏10克、陈皮6克、柴胡10克、菊花10克、蔓荆子10克、苦杏仁10克、前胡15克、枇杷叶10克、紫苏叶10克、浮小麦30克、浙贝母10克，20剂，每日1剂，水煎服。

外治法：嘱患者煎药时做鼻熏蒸疗法，每日2次。

2019年11月13日五诊。左侧鼻梁疼痛、微胀,感觉遇冷遇热较甚,口干欲饮,无鼻塞流涕,胃纳一般,大便干,胸闷。脉弦细滑,舌质淡红,舌苔白腻。专科检查:双下鼻甲淡红,微肿,双鼻腔无分泌物引流,咽部未见明显异常。

处方:五指毛桃20克、党参20克、茯苓15克、白术10克、防风10克、辛夷花10克、白芷10克、川芎10克、柴胡10克、菊花10克、蔓荆子10克、法半夏10克、陈皮6克、瓜蒌仁15克、甘草6克、香附10克、砂仁6克(后下),20剂,每日1剂,水煎服。

外治法:同四诊。

2019年12月05日六诊。左侧鼻梁疼痛和眉棱骨疼痛经治疗已明显好转。最近感觉左侧鼻梁,印堂稍有疼痛,涕少,口干口苦引饮,胃纳一般,大便干燥(3日一次)。易感冒,时有咳嗽,痰黄。脉弦滑,舌质淡红,舌苔黄厚腻。专科检查:双下鼻甲淡红,肿胀,双鼻腔无分泌物引流,咽部未见明显异常。

处方:五指毛桃20克、太子参20克、茯苓15克、白术10克、防风10克、辛夷花10克、白芷10克、川芎10克、柴胡10克、菊花10克、蔓荆子10克、法半夏10克、陈皮6克、瓜蒌仁15克、薤白15克、甘草6克,20剂,每日1剂,水煎服。

外治法:同四诊。

2020年4月6日随访。经服药调理,并注意清淡饮食,已无鼻痛。

病 案 分 析

患者以"左侧鼻梁疼痛、头胀不适1月余"就诊,无明显鼻塞流涕,无鼻干,无眼胀眼痛,无畏光流泪,无头痛头晕等不适,专科检查示双下鼻甲微肿,淡红,双鼻腔无分泌物引流。结合患者病史、症状、体征及辅助检查,该患者无鼻渊、鼻窒等诊断依据,故以症状命名疾病,诊断为鼻痛。

分析患者鼻痛的原因,"巅顶之上,唯风可到",故头面外感诸疾以风为主，风为百病之长，可夹杂热、湿、寒等邪气致病，从而表现不一，外邪侵袭头面脉络，阻滞脉络循行，不通则痛。从鼻的部位和所系属脏腑的关系来看，《灵枢·五色》说"阙中者，肺也；下极者，心也；直下者，肝也；肝左者，胆也；下者，脾也；方上者，胃也"，指出阙中属肺，下极属心，鼻梁属肝，左侧属胆，鼻准属脾，两侧鼻翼属胃。患者除了表现为左侧鼻梁疼痛外，还有头胀，胸闷，咳嗽痰黄，口干口苦，大便干结，脉弦滑，舌苔厚腻。可见患者外有风淫犯肺，内有肝胆湿热之火上逆，则鼻窍脉络闭阻不通，是导致鼻痛的主要原因。

辨证用药分析方面，初诊、二诊时王士贞在临证中以选奇汤加柴胡、菊花、蔓荆子为基础方加减。选奇汤中羌活辛散苦燥，入太阳膀胱经，擅于散寒祛风、胜湿止痛；防风味辛微温，善于解表胜湿止痛，既能散外风，又能息内风，且甘缓不峻；黄芩苦寒，清热燥湿；甘草缓急止痛，调和诸药。加柴胡、菊花、蔓荆子三味药，清轻上浮，其中柴胡入肝胆经，疏散少阳风热；菊花疏散风热平肝阳；蔓荆子功偏清利头目，疏散头面之邪，又能祛风止痛。临证时再结合患者的表现不同加减用药，痰湿重者，常选用浙贝母、法半夏、陈皮；咽喉不利者用枇杷叶、紫苏叶、龙脷叶。三诊、四诊、五诊、六诊时鼻梁疼痛明显减轻，考虑到患者脾虚痰湿内困明显，卫表不固，鼻鼽时作，改方选用玉屏风散合参苓白术散加减，痰多胸闷选加瓜蒌仁、薤白；心烦不宁，选加浮小麦、麦冬；嗳酸嗳气加用砂仁、香附等。

本例在治疗过程中，王士贞重视辨证施治，通过望闻问切，详细了解疾病的发生发展及现状，针对患者症状，全面思考后辨证选方用药，取得显著疗效，配合鼻熏蒸疗法及滴鼻法，内治与外治相结合，也是取得佳效的重要一环。

（刘春松 欧芹 整理）

● 病案三

周某，女，31岁。

2019年3月28日初诊。主诉：鼻梁及眉棱骨疼痛1年余。患者于2018年春节期间感冒后出现左侧鼻梁、左额及眉棱骨处疼痛，经多方治疗，症状未见明显改善。来诊时诉鼻内痒不适，左侧鼻梁及左侧眉棱骨疼痛，疼痛时轻时重，严重时疼痛难忍，无鼻塞流涕，痰少，口不干，胃纳一般，二便尚调，时有嗳酸打嗝。患者形体偏肥胖。脉细滑，舌质淡红，舌苔白。

专科检查：双下鼻甲不大，淡红，双鼻腔无分泌物引流，咽黏膜未见明显异常。2018年5月23日在广东省惠州市中心人民医院鼻窦CT平扫结果示：双侧上颌窦、筛窦黏膜稍厚，鼻咽后壁增厚。2018年6月5日广东省惠州市第一人民医院电子鼻咽喉镜报告示：双鼻腔未见新生物及脓性分泌物，鼻咽黏膜轻度充血，双侧咽隐窝对称，未见新生物，喉部未见异常。

中医诊断：鼻痛。

辨证分型：余邪郁滞，痰湿内困。

治法：疏散风邪，祛湿化痰。

处方：防风10克、羌活15克、黄芩15克、甘草6克、蔓荆子10克、菊花10克、法半夏10克、陈皮6克、毛冬青10克、香附10克、浙贝母10克、砂仁6克（后下）、五指毛桃15克、扁豆花10克、怀牛膝15克，10剂，每日1剂，水煎服。

针灸疗法：左耳穴贴敷。取穴：鼻、内鼻、额、肺、脾、神门、内分泌，嘱患者每日自行按压穴位2次。

2019年4月18日二诊。到其他医生门诊诊治，仍有左侧鼻梁疼痛及左侧眉棱骨疼痛，取2019年3月28日方7剂。

2019年4月26日三诊。左侧鼻梁及眉棱骨疼痛减轻，偶有阵痛，无鼻塞，口不干，胃纳一般，大便稍溏，夜睡欠佳。脉弦细滑，舌质淡红，舌苔白。

处方：防风10克、羌活15克、柴胡10克、菊花10克、蔓荆子10克、白芍15克、白术10克、法半夏10克、陈皮6克、砂仁6克（后下）、香附10克、川芎10克、五指毛桃30克、地龙干10克、桂枝10克、远志15克、夜交藤30克、怀牛膝15克，10剂，每日1剂，水煎服。

针灸疗法同初诊。

2019年5月8日四诊。感觉已无鼻梁及眉棱骨疼痛，少许黏涕，口不干，胃纳一般，大便稍溏，夜睡梦多。脉弦细，舌质淡红，舌苔白。

处方：防风10克、羌活15克、柴胡10克、菊花10克、蔓荆子10克、白芍15克、白术10克、桂枝10克、法半夏10克、陈皮6克、香附10克、砂仁6克（后下）、五指毛桃30克、地龙干10克、远志15克、怀牛膝15克、甘草6克，10剂，每日1剂，水煎服。

针灸疗法同初诊。

2019年5月23日五诊。因近日稍有着凉后，偶尔左侧鼻内稍有胀痛感，左侧颧部有少许麻木感，痰微黄，汗较多，口不干，胃纳、二便调。脉细，舌质淡红，舌苔白。

处方：防风10克、羌活15克、柴胡10克、菊花10克、蔓荆子10克、黄芩15克、甘草6克、白芍15克、桂枝10克、法半夏10克、陈皮6克、浙贝母10克、麦冬15克、浮小麦30克，10剂，每日1剂，水煎服。

外治法及针灸疗法同初诊。

2019年6月5日六诊。已无鼻痛。

病 案 分 析

患者以"鼻梁及眉棱骨疼痛1年余"就诊，无明显鼻塞流涕，无鼻干，无眼胀眼痛，无畏光流泪，无头痛头晕等不适，专科检查无明显鼻中隔偏曲，双下鼻甲不大、色淡红，鼻腔未见明显新生物，鼻咽部光滑，眶上神经压痛不明显，鼻腔无明显新生物。该患者无鼻流浊涕，且鼻痛无鼻渊所致疼痛之规律性，故不考虑为鼻渊、鼻窒及鼻菌等疾病。结合患者病史、症状，以症状命名，诊断为鼻痛。

该患者1年前感冒后出现左侧鼻梁、左额眉棱骨处疼痛，经多方治疗后鼻痛反复发作，时轻时重，由此可知，患者应是1年前外感后余邪未清，肺卫伏邪，肺气失宣，鼻窍不通，而鼻窍以通为用，不通则痛；又患者形体肥胖，痰湿体质，痰湿内困，头为诸阳之会，其位高，其气清，其体虚，清阳之气均系于头，鼻位于头面部，然湿为土浊之气，阻遏清阳上升，使浊阴困聚于鼻窍不降，又湿性黏滞，不易速去，故患者1年来鼻痛反复发作，时轻时重。来诊时患者"左侧鼻梁及左侧眉棱骨疼痛，无鼻塞流涕，痰少，口不干，胃纳一般，二便尚调，时有嗳酸打嗝，脉细滑，舌质淡红，舌苔白"。四诊合参，辨病为鼻痛，辨证为余邪郁滞，痰湿内困，其病位在鼻，与肺、脾相关。

鼻痛应辨外感和内伤，外感者以祛邪为主，内伤者辨别痰、虚、瘀，再施以祛湿化痰、补虚、活血化瘀等，虚实夹杂者权衡主次，辨证选方，随症加减。王士贞在临证中用选奇汤加柴胡、菊花、蔓荆子为基础方加减。选奇汤中羌活善于散寒祛风、胜湿止痛；防风善于解表胜湿止痛，既能散外风，又能息内风，且甘缓不峻，是治风之通用药；黄芩清热燥湿，酒炒黄芩擅清上焦热；甘草缓急止痛，调和诸药。全方共奏祛风清热止痛之功。加柴胡、菊花、蔓荆子三味药，清轻上浮，疏散头面之邪，清利头目止疼痛。临证时再结合患者的表现不同加减用药：痰湿重者，常选用浙贝母、法半夏、陈皮；夹瘀者，常选用香附、川芎、毛冬青；咽喉不利者，常连用枇杷叶、紫苏叶、龙脷叶；脾胃虚弱者，常选用五指毛桃（或黄芪）、白术、扁豆花；久病络脉不通者，选用地龙干、桂枝；夜睡欠佳者，常选用夜交藤、合欢皮、珍珠母、远志；肝郁脾虚、大便溏者，常连用痛泻要方；心烦不宁者，常选用栀子、浮小麦、麦冬；反酸嗳气者，常加用砂仁、柿蒂；肝气郁结者，常加用白芍、郁金、薄荷。

个人体会：学习中医需要多阅读古籍，寻求古训，领悟前辈们的诊治思路，在临证中有所取舍地加减运用。解表抑或攻里，不取决于病程之长短，而在于病邪性质、病位之内外及深浅。患者就诊时虽已发病1年余，然余邪未清，仍需驱邪外出。再结合患者痰湿偏重体质，湿浊久困，鼻痛反复而致焦虑不安的心境，佐以健脾祛湿、疏肝理脾。王士贞临证时从整体出发，通过四诊合参，辨证论治而取效。王士贞治病重视内治与外治相结合，配合滴鼻法、熨法及耳穴贴压等治疗方法，通过调理经络及脏腑功能以使鼻窍清灵，清窍既通，疼痛得减。

（廖晓君　整理）

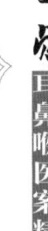

● 病案四

邹某，女，54岁。

2011年12月2日初诊。主诉：前额眉棱骨及鼻梁疼痛3个月。来诊时症见：前额眉棱骨疼痛，左侧鼻梁疼痛难忍，前额疼痛无时间规律，呈持续性疼痛，鼻内有干燥感，无鼻塞流涕。时有恶心欲呕，口微干，胃纳、二便调，脉细滑、舌质红、苔白厚。专科检查：双下鼻甲淡红、肿胀，双中鼻道未见引流。鼻内镜检查报告示：左中鼻道见息肉样新生物，钩突肥大。

中医诊断：鼻痛。

辨证分型：邪郁鼻窍。

治法：疏风散邪，除湿化浊。

处方：柴胡10克、菊花10克、蔓荆子10克、辛夷花10克、白芷10克、法半夏10克、陈皮6克、香附10克、桑白皮10克、五灵脂10克、竹茹10克、炙甘草6克、白芍15克、柿蒂15克，5剂，每日1剂，水煎服。

外治法：嘱患者煎药时做蒸气熏鼻，每日2次。

2011年12月7日二诊。左侧内眦及左眼眶仍有疼痛，鼻内干燥，近日咽微痛，口微干，胃纳一般，二便调。脉细、舌质淡红、苔白。专科检查：双下鼻甲淡红、肿胀、双中鼻道无引流。鼻窦CT检查结果示：双上颌窦及左侧筛窦黏膜增厚，左侧筛窦窦腔有少量积液。

处方：柴胡10克、菊花10克、蔓荆子10克、辛夷花10克、白芷10克、川芎10克、香附10克、郁金10克、党参15克、五灵脂10克、地龙干10克、砂仁6克（后下）、炙甘草6克，7剂，每日1剂，水煎服。

外治法：继续煎药时行蒸气熏鼻。

针灸疗法：取穴，双迎香穴、双上迎香穴、印堂穴、双太阳穴、双合谷穴（由本科医师执行），5次，每日1次。

2011年12月14日三诊。左侧内眦及前额疼痛减轻，时轻时重，左侧鼻梁仍时有疼痛，鼻内干燥感减轻，口不干，胃纳一般，二便调，脉细滑、舌质稍红、苔白厚。专科检查：双下鼻甲淡红，微肿。

处方：柴胡10克、菊花10克、蔓荆子10克、辛夷花10克、白芷10克、川芎10克、党参30克、毛冬青15克、五灵脂15克、茯苓15克、地龙干10克、砂仁6克（后下）、甘草6克，7剂，每日1剂，水煎服。

外治法和针灸疗法同2011年12月7日。

2011年12月21日四诊。左侧内眦及前额疼痛已明显减轻，口不干，胃纳、二便调，脉细滑，舌质红，苔白厚。专科检查：双下鼻甲不大、淡红、双中鼻道无引流。

处方：柴胡10克、菊花10克、蔓荆子10克、辛夷花10克、川芎10克、白芷10克、蝉蜕5克、地龙干10克、党参30克、五灵脂15克、怀牛膝15克、毛冬青15克、甘草6克，7剂，每日1剂，水煎服。

2011年12月28日五诊。鼻部已无疼痛，偶有鼻内微胀感，少许咽异物感，胃纳一般，二便调。脉细，舌质红，苔白略厚。专科检查：双下鼻甲无红肿，双中鼻道无引流。复查鼻内镜检查示：双鼻腔无新生物，左钩突肥大，鼻咽光滑。

处方：柴胡10克、菊花10克、蔓荆子10克、辛夷花10克、川芎10克、白芷10克、蝉蜕5克、地龙干10克、党参15克、五灵脂15克、毛冬青15克、枇杷叶10克、甘草6克，7剂，每日1剂，水煎服。

病 案 分 析

患者来诊时主诉是前额眉棱骨及鼻梁疼痛难忍，鼻内干燥不适，无鼻塞流涕等症状，故以"鼻痛"作为病证进行辨证论治。王士贞强调，虽然鼻内镜检查结果示"左中鼻道见息肉样新生物，钩突肥大"，西医诊断为"鼻窦炎、鼻息肉"，因患者无"浊涕下不止"，故中医不能诊断为"鼻渊"，中医病名与西医病名不能一一对照。

患者受前额、眉棱骨及鼻梁疼痛的困扰已3个余月。分析其病机，初起多为风邪外袭所致，又观其脉细滑，舌质红，舌苔白厚，可知体内有痰湿热困聚。风邪与痰湿互结，不得外解，蒙蔽清窍，阻遏于阳明经脉，不通则痛，故鼻梁、眉棱骨疼痛缠绵难愈。

针对其风邪与痰湿互结之病因病机，治疗以疏风散邪，除湿化浊为法。初诊方中柴胡、菊花、蔓荆子三药均为轻清升散之品，三药合用疏风散邪，清利头目止头疼之力尤强；辛夷花、白芷、桑白皮宣利肺气，升阳明清气，通利鼻窍；法半夏、陈皮燥湿化痰浊，合竹茹、柿蒂和胃降逆止呕；香附、白芍疏肝利气止疼痛，五灵脂加强止痛之功。全方疏散外邪，清利头目，又祛痰化浊，通利鼻窍而止痛。二诊、三诊、四诊、五诊随证加减用药，如加川芎、地龙干、蝉蜕，有走窜通窍止痛之功，地龙干还有利水消肿的作用。五诊时鼻部疼痛已愈，复查鼻内镜结果示，左侧中鼻道已无鼻息肉样新生物。疗效显现，体现了中医辨证治疗的优势。本例在治疗过程中，王士贞重视外治法的运用，始终配合鼻熏蒸疗法、滴鼻法及针灸疗法，内治与外治相结合，也是取得佳效的重要一环。

（高健莹　整理）

第三章

咽喉科医案

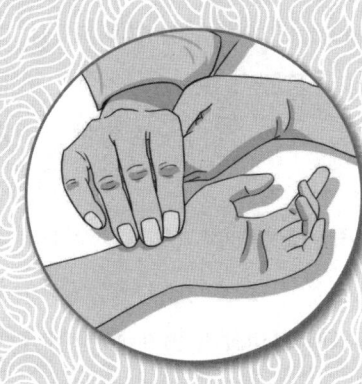

第一节　喉痹

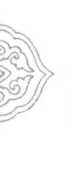

　　喉痹是指以咽痛或异物感，咽部红肿或喉底有颗粒突起等为主要特征的咽喉部疾病。在《黄帝内经》中有多处涉及，如《素问·阴阳别论》"一阴一阳结，谓之喉痹"。《素问·至真要大论》"岁太阴在泉，草乃早荣，湿淫所胜……嗌肿喉痹"，指出脏腑功能失调，阴阳失去平衡，君相二火困结于咽喉，或因气候的变化，外邪侵袭，引起阴阳失调，气血闭阻，搏结于咽喉而发病。现代中医认为喉痹主要病因病机为外邪侵袭、脏腑内热（实热与虚热）、脏腑虚弱失养、脏腑功能失调致积食、气滞痰凝血瘀而致病。临床上可分为外邪侵袭、肺胃热盛、肺肾阴虚、脾气虚弱、脾肾阳虚、积食痰凝血瘀等证型。中医学治疗喉痹，辨证予中药内服治疗，主要以疏风散邪、清热解毒、滋阴降火、健脾益气、温补脾肾、消食化痰祛瘀为法。外治以含漱、喷药、雾化、嚼化，或配合针灸疗法、穴位贴敷、按摩导引等治疗，疗效明显。

　　根据喉痹的临床症状特点，现代医学的急性咽炎、慢性单纯性咽炎、慢性肥厚性咽炎、干燥性咽炎、过敏性咽炎、反流性咽炎等均可归属"喉痹"的范畴，可按喉痹进行中医辨证治疗。目前西医学对急性咽炎的治疗多采用抗生素治疗，而对慢性咽炎的治疗原则包括病因治疗、生活方式的改变、局部对症处理，如过敏性咽炎加用抗组胺药、抗白三烯药物，反流性咽炎加用抑制胃酸药物，临床疗效欠理想。

　　王士贞指出，喉痹为临床常见病、多发病，新病者易治，但对于缠绵难愈的久病者，是目前治疗的一个难题，应立足于中医的整体调治，中药内服、外治、针灸、按摩导引等治疗手段为本病提供了丰富的治疗方法，辨证选用中医特色疗法，大部分病人可收到较好疗效，值得重视和发挥。

临证时，王士贞强调详询病史，辨证求因，审因论治。重视寒热虚实之辨，梳理虚实夹杂之证。对于起病急、病程短者，以实证为多见，实证也须区分表里，对于风邪侵袭之表证，常用六味汤（《喉科秘旨》）加减以疏风散邪，消肿利咽；肺经热盛者，则喜用泻白散（《小儿药证直诀》）加减以清泻肺热，宣肺利咽。虚证者，如阴虚、脾胃虚弱、肝脾不和、脾肾阳虚等，均应详辨才能处方用药。此外，王士贞还指出，病程日久者，各型中还可出现夹痰夹瘀，症见咽喉哽哽，痰黏难咯，胸闷不适，舌质暗红或有瘀点瘀斑，喉底颗粒增多或融合成片，则宜在方中灵活加祛痰化瘀，散结利咽的药物，如合二陈汤；或选加胆南星、猫爪草、瓜蒌仁、天竺黄等化痰散结之品；或选加桃仁、红花、当归尾、赤芍等活血化瘀之药。对本病的治疗，王士贞重视内治与外治相结合，如常用刺血疗法、耳穴贴敷、咽部贴敷、含漱、噙化、雾化吸入、熨法、颈三线按摩、沐足等法。

在治病的过程中，王士贞常与患者耐心讨论，告知防病于未然的重要性，如指导患者饮食，生活起居有常，避免接触异气异味、避免忧思过度等，加强患者治病信心，也是取得佳效的重要一环。

验 案 举 例

● 病案一

张某某，男，54岁。

2001年9月12日初诊。主诉：咽痛反复半年。患者半年来反复咽痛，以说话多时明显，吞咽及进食无明显咽痛，偶出现声嘶，咽喉哽哽不利，有痰黏附感，但难咯出，时有嗳气反酸，无明显口干口苦，眠可，二便调。舌淡暗苔白稍厚，脉弦滑。形体偏胖，颈粗，面色黧黑，声粗洪亮。职业为工程承包负责人，每天电话较多，话语比较急且大声。平素应酬多，有抽烟喝酒史，3个月前开始戒烟，但仍有喝酒，晚上通常要过十二点才能睡觉。专科检查：咽充血（++），双扁桃体不大，咽后壁淋巴滤泡增生，色暗红，并见暗红色扩张的微血管。鼻咽检查欠合作，喉咽检查见舌根滤泡增生，声带无法暴露。辅助检查：电子喉镜检查见鼻咽光滑，未见明显新生物，咽后壁及舌根滤泡增生，声带无明显红肿，闭合可，但环杓关节处黏膜轻度充血肿胀。

中医诊断：喉痹。

辨证分型：脾胃失调，痰瘀互结。

治法：健脾化痰，祛瘀利咽。

处方：拟半夏厚朴汤加减。法半夏10克、茯苓30克、姜厚朴15克、紫苏梗15克、丹参30克、赤芍15克、威灵仙30克、浙贝母15克、白术15克、木香10克、蝉蜕10克、甘草5克，7剂，每日1剂，水煎服。

调护：嘱戒酒，早睡，饮食清淡，说话音量减轻，语速放慢。

2001年9月19日二诊。患者诉咽痛减轻，但说话多时仍痛，痰减少，时有白痰咳出，仍有咽部异物感。仍有外出应酬吃饭，不喝酒，胃纳可，无明显嗳气反酸，二便调。专科检查：咽充血，咽后壁及舌根滤泡增生，但咽后壁扩张血管较前变淡。舌质暗淡，苔白，脉弦滑。

处方：上方去木香，加全瓜蒌15克。7剂，每日1剂，水煎服。并予咽后壁扩张血管挑刺放血。

2001年9月26日三诊。患者诉诸症减轻，基本无明显咽痛，但有少许咽异物感及黏痰感。仍有外出应酬吃饭，不喝酒，每晚十一点前睡觉，二便调。专科检查：咽充血不明显，咽后壁及舌根滤泡增生，但咽后壁扩张血管消失。舌质暗淡，苔薄白，脉弦滑。

处方：法半夏10克、茯苓30克、姜厚朴15克、紫苏子15克、泽兰15克、赤芍15克、威灵仙30克、浙贝母15克、白术15克、全瓜蒌15克、龙脷叶15克、甘草5克，7剂，每日1剂，水煎服。

2001年10月10日四诊。患者诉无明显咽痛，偶有痰黏感。上周因国庆假期，外出没吃药，但自觉咽喉较舒服，要求再用药进行巩固。专科检

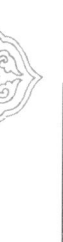

查：咽充血不明显，咽后壁及舌根滤泡少许增生。舌质淡，苔薄白，脉细滑。

处方：陈夏六君子汤加减以健脾化痰。法半夏10克、陈皮5克、党参20克、茯苓30克、姜厚朴15克、紫苏子15克、蝉蜕10克、僵蚕10克、浙贝母15克、白术15克、甘草5克，7剂，每日1剂，水煎服。

病 案 分 析

本例患者因长期饮食不节（肥甘厚味、抽烟、喝酒）及长期熬夜，损伤脾胃，运化失司，痰浊内阻，加之用嗓过度，反复发作而致喉痹。余邪留滞，久病入络，经脉痹阻，咽喉气血痰凝阻滞而出现说话咽痛、痰黏于喉，哽哽不利。舌淡暗苔白稍厚，脉弦滑为痰瘀互结之征。治以健脾化痰，祛瘀利咽。半夏厚朴汤加行气活血化瘀药物进行治疗，并对咽喉部瘀滞所致血脉扩张进行放血以疏通局部血脉，并泻积聚之痰瘀。痰瘀之邪祛除之后，再以六君子汤加减健脾化痰而收功。

（刘春松　整理）

● **病案二**

梁某，女，35岁。

2001年11月9日初诊。因"咽痒咳嗽1周"来诊。患者1周前受凉后出现咽痒咳嗽，咳嗽以夜间为主，白天说话及大口吸气时较明显，痰少、色白，怕风，汗少，无明显咽痛，无鼻塞喷嚏，无明显口干口苦，眠可，二便调。舌淡苔白，脉浮滑。专科检查：咽充血（＋），双扁桃体不大，咽后壁无明显淋巴滤泡增生。鼻咽光滑，未见明显新生物及分泌物，喉咽检查未见异常。

中医诊断：喉痹。

辨证分型：外邪侵袭，肺气不宣。

治法：疏风解表，宣肺利咽。

处方：拟六味汤合三拗汤加减。炙麻黄10克、荆芥10克、防风10克、桔梗10克、枳壳10克、法半夏10克、苦杏仁15克、蝉蜕10克、薄荷6克、甘草10克，4剂，每日1剂，水煎服。

调护：嘱忌食生冷海鲜，注意保暖。

2001年11月13日二诊。患者诉咽痒咳嗽明显好转。咽干，有痰难咳出，胃纳欠佳，二便调。专科检查：咽轻度充血，舌质淡，苔白，脉浮滑。

处方：杏苏散加减以轻宣理肺化痰。紫苏叶10克、白术15克、浙贝母15克、防风10克、桔梗10克、枳壳10克、法半夏10克、苦杏仁15克、蝉蜕10克、白芍15克、甘草10克。

<h2 style="text-align:center">病 案 分 析</h2>

本例患者外感风寒之邪，肺气不宣，有咽痒咳嗽，怕风，汗少之表证，并无明显咽痛、口干口苦之热症表现，舌质淡，苔白，脉浮滑均为风寒外束之证。治以疏风解表，宣肺利咽。拟六味汤合三拗汤加减治疗。二诊表证大部分已解，因时值入秋，合有秋燥之邪，故出现咽干，痰黏难出等伤津表现，二诊选用杏苏散以轻宣理肺化痰，效果明显。

（刘春松　整理）

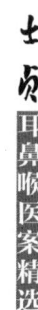

● **病案三**

李某，男，47岁。

2003年1月24日初诊。患者因"咽喉不适反复发作1年余，近几周咽喉疼痛不适"来诊。症见：咽喉疼痛，咽喉异物堵塞感，哽哽不利，咽痒咽干，时有"吭喀"，痰黏少，时有嗳气恶心，口微干苦，精神疲惫，焦虑不安，睡眠欠佳，胃纳一般，大便时溏。患者体形偏瘦，面色稍黄，告知平时工作较忙，经常熬夜，饮食较清淡，无烟酒嗜好。有鼻衄病史及胃炎病史。脉弦细滑，舌质淡暗，舌苔薄黄，专科检查：咽黏膜稍暗红，咽侧索肥厚，咽后壁少许淋巴滤泡增生。

中医诊断：喉痹。

辨证分型：肝脾不和。

治法：调和肝脾。

处方：柴胡10克、白芍15克、白术10克、法半夏10克、陈皮5克、麦冬15克、防风10克、蝉蜕10克、僵蚕10克、浙贝母10克、桑白皮15克、砂仁5克（后下）、甘草5克，5剂，每日1剂，水煎服。

针灸疗法：左耳穴贴敷（王不留行籽）1次。取穴：咽、喉、肺、脾、神门、内分泌、肾上腺。

调护：嘱患者注意劳逸结合，忌熬夜，忌食寒凉之物，保持心情舒畅。

2003年1月29日二诊。咽喉疼痛减轻，仍觉咽喉异物堵塞感，咽干痒，胃脘微胀，偶嗳气恶心，胃纳一般，二便尚调。脉细，舌质淡红，舌苔白。专科检查：咽黏膜稍暗红，咽侧索肥厚。电子鼻咽喉镜检查结果示：鼻咽及双侧声带未见异常。

处方：柴胡10克、白芍15克、白术10克、法半夏10克、陈皮5克、麦冬15克、茯苓15克、枇杷叶10克、紫苏子10克、龙脷叶10克、浙贝母12克、蝉蜕10克、僵蚕10克、砂仁5克（后下）、甘草5克，7剂，每日1剂，水煎服。

针灸疗法：右耳穴位贴敷，取穴同2003年1月24日。

导引按摩：嘱患者自行颈三线按摩，每日2次。

2003年2月5日三诊。咽痛症状已明显减轻，咽异物堵塞感轻，咽微干痒，胃纳、二便调。脉细，舌质淡红，舌苔薄白。

处方：守2003年1月29日方，去蝉蜕、僵蚕，加太子参15克、五指毛桃15克，7剂，每日1剂，水煎服。

针灸疗法：左耳穴贴敷1次，取穴同2003年1月24日。

嘱患者继续行颈三线按摩。

2003年4月11日来诊。患者前来诊治鼻衄，问其近2个月来咽喉情况如何，告知：自2月初服药后，平时注意饮食忌生冷寒凉，不熬夜，心态放松，又坚持自行颈三线按摩，咽病未再发。

病案分析

本例患者咽痛反复1年余，患者平时工作较忙，经常熬夜，平素饮食较清淡，无烟酒嗜好。病机主要为肝失疏泄，肝气郁结，木横侮土，影响脾胃功能，脾失健运，则痰湿内生，气滞痰凝上阻咽喉，出现咽喉疼痛，但疼痛的程度较轻，常为隐隐作痛，进食时无明显痛，伴有异物堵塞感，哽哽不利，咽痒咽干，时"呃嗝"，痰黏少；胃功能失调，胃气上逆则出现嗳气恶心，胃纳一般，口微干苦；精神疲惫，焦虑不安，睡眠欠佳，大便时溏，脉弦细滑，舌质淡暗，舌苔薄黄均为肝气郁结，脾气虚弱互见，肝脾不和，兼有内热的表现。患者有鼻衄病史及胃炎病史，体质素虚，肺脾之气不足，无以运化，化生无力，故患者体形偏瘦，面色稍黄。故诊断为肝脾不和。

治疗上初诊以调和肝脾，清热除烦，化痰利咽为主，方用四逆散合痛泻要方加减，两方合用疏肝理脾，补脾泻肝；二陈汤及蝉蜕、僵蚕、浙贝母化痰散结利咽；加砂仁行胃气；加桑白皮、麦冬清肺泻热，养胃生津。二诊患者咽喉疼痛减轻，仍觉咽喉有异物堵塞感，咽干痒，胃脘微胀，偶嗳气恶心，胃纳一般，眠好转，便可，脉细，舌质淡红，舌苔白。守上方去防风、桑白皮，加枇杷叶、龙脷叶加强利咽的功效。三诊患者咽喉症状已明显减轻，咽稍有异物堵塞感，咽微干痒，胃纳、二便调。脉细，舌质淡红，舌苔薄白。守二诊方，去蝉蜕、僵蚕，加太子参、五指毛桃加强健脾益气的功效以善后。取相应的耳穴贴敷调节脏腑经络。患者自行颈三线按摩，颈三线中间是任脉走行（主要穴位有廉泉、天突），任脉总一身之阴经，调节阴经气血，为"阴脉之海"，两侧为足阳明胃经走行（主要穴位有人迎、水突、气舍），按摩此三线，亦有调和肝脾，健胃行气，化痰利咽的功效。内调外治，虽患者病已逾1年，但三诊即达到良好的治疗效果。

（邱宝珊 钟艳萍 整理）

● 病案四

李某，女，52岁。

2019年5月7日查房。主诉：咽喉疼痛反复发作约2年，加重10天。5月2日因咽剧痛，吞咽时咽喉刺痛，双耳胀痛堵塞感，到我科门诊诊治，由门诊医师收入院治疗。2019年5月6日行电子鼻咽喉镜检查见鼻咽红肿，肿块隆起，即行鼻咽活检，冰冻病理活检结果示：鼻咽黏膜炎症性改变。查房时症见：患者仍觉咽喉疼痛较剧，特别是吞咽时痛甚，双耳堵塞感，口干，咳嗽痰黏、少，因咽喉疼痛影响饮食及睡眠，烦躁不安。患者形体肥胖，面色红赤，脉弦滑略细，舌质暗红，舌苔微黄厚。

中医诊断：喉痹。

辨证分型：肺经蕴热，痰火上炎。

治法：清泻肺热，祛痰利咽。

处方：桑白皮15克、地骨皮15克、黄芩15克、桔梗10克、甘草6克、法半夏10克、陈皮6克、浙贝母10克、枇杷叶10克、紫苏叶10克、龙脷叶10克、麦冬15克、浮小麦30克、毛冬青15克、蔓荆子10克、苦杏仁10克，7剂，每日1剂，水煎服。

外治法：①清咽滴丸，含服；银连含漱液，含漱。

②复方辛夷滴鼻液（本院制剂）2支，滴鼻。

③咽部穴位贴敷1次（廉泉、天突、双人迎）。

④刺血疗法：双耳尖、耳垂放血1次。

调护：忌食炙煿煎炒、肥甘厚腻，避风邪，防感冒。

2019年5月13日查房。患者已无咽痛，胃纳、二便调。鼻咽检查：鼻咽红肿明显减轻，肿块隆起也明显缩小。继续清肺经余热。

处方：守上方5剂，带出院。

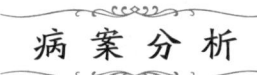

病 案 分 析

患者咽喉剧痛，专科检查见鼻咽红肿，中医诊断为喉痹。

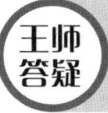

王老师回答："首先我们复习喉痹的定义，'喉痹是以咽部红肿疼痛或异物哽阻不适、喉底或有颗粒突起为主要特征的疾病'。本例患者以咽喉疼痛为主要症状，鼻咽专科检查见鼻咽红肿。颃颡与喉底相连，鼻咽也是咽结构的一部分，故诊断为喉痹无可非议。西医可诊断为急性鼻咽炎。"

患者咽喉疼痛反复发作有2年，又形体肥胖，为痰湿之体，说明患者素体较虚弱，但体内有积热痰湿内困，这次发病来势急骤，多为外感邪毒乘虚而袭，邪热入里，内外邪热搏结，热壅于肺，邪热循经上犯，燔灼咽喉，故咽喉疼痛剧烈，吞咽时有刺痛。痰热困结于颃颡，则鼻咽红肿疼痛，耳内有堵塞感。咳嗽痰黏，口干为肺热之表现。故辨证为肺经蕴热，痰火上炎。

治疗予清泻肺热，祛痰利咽。方用泻白散合桔梗甘草汤加减，方中桑白皮清泻肺热；地骨皮清肺中伏火；黄芩清肺泻火解毒；桔梗、浙贝母、苦杏仁、甘草清热化痰、利咽消肿；法半夏、陈皮以二陈之功化痰散结；枇杷叶、紫苏叶、龙脷叶三叶宣肺化痰利咽喉；麦冬、浮小麦养阴除烦；蔓荆子清利头目、通窍止痛；毛冬青活血化瘀利咽。全方共奏清肺泻热，化痰通络，利咽止痛之功。配合外治法之噙化、滴鼻与咽部穴位贴敷法，以清咽滴丸慢慢含服，配合咽部穴位贴敷，可加强清热解毒，散结除痰，消肿止痛之功。王士贞特别指出，本例患者虽为实证热证，但其患病反复缠绵，体质素虚，故用药不宜过于大苦大寒。

（王培源 高健莹 整理）

● 病案五

张某，女，36岁。

2000年9月13日初诊。主诉：咽喉疼痛伴左颌下疼痛2月余。患者告知

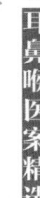

近2个多月来咽喉疼痛不适，晨起咽喉干痛、有灼热感，咳嗽痰黏，口微干苦，胃纳一般，大便稍干结。患者精神尚可，形体偏瘦，面色稍暗，平时因工作较忙时有熬夜，饮食喜煎炒甜食。脉细略数，舌质稍红，舌苔微黄略厚。专科检查：咽黏膜充血，双扁桃体Ⅰ度肿大，无脓点，咽后壁淋巴滤泡增生充血，左颌下瘰核肿大压痛。纤维鼻咽喉镜检查结果示：鼻咽充血光滑。

中医诊断：喉痹。

辨证分型：肺经伏热。

治法：清肺泻热。

处方：桑白皮12克、地骨皮12克、桔梗10克、甘草6克、玄参15克、浙贝母12克、夏枯草15克、柴胡12克、赤芍15克、牡丹皮12克、知母12克、白蒺藜15克，3剂，每日1剂，水煎服。

外治法：①清金开音片（本院制剂）1瓶，含服，每次4片，每日3次。

②银连含漱液（本院制剂）1瓶，含漱，每日3～4次。

③煎煮中药后，取药渣趁热用布包熨左颌下。

针灸疗法：①双耳尖放血1次。②双耳穴贴敷1次，取穴：咽喉、肺、脾、皮质下、内分泌、肾上腺。

调护：嘱患者注意口腔清洁，饮食清淡，忌食煎炒炙煿，忌熬夜。

2000年9月15日二诊。药后咽喉疼痛稍有减轻，晨起仍有咽干灼热感，左侧颌下及颈部胀痛不适，口微干，微咳，痰黏少，胃纳、二便调。脉弦细，舌质稍红，舌苔微黄。专科检查：咽部黏膜充血，咽后壁淋巴滤泡增生充血，左颌下瘰核肿大压痛。

处方：柴胡12克、白芍15克、菊花12克、蔓荆子12克、黄芩12克、桔梗10克、甘草6克、白蒺藜15克、浙贝母12克、羌活12克、岗梅根15克、茯苓15克，3剂，每日1剂，水煎服。

外治法及针灸疗法同2000年9月13日。

2000年9月20日三诊。咽喉已无疼痛，咽喉灼热感已明显减轻，口不甚干，已无咳嗽，痰少，胃纳、二便调。脉弦细，舌质淡红，舌苔白。专科检查：咽黏膜稍潮红，咽后壁少许淋巴滤泡，充血轻微，左侧颌下臖核已消。

处方：五指毛桃15克、茯苓15克、白术10克、防风10克、蝉蜕10克、地龙干10克、枇杷叶10克、僵蚕10克、白蒺藜15克、桔梗10克、甘草6克、龙脷叶10克，7剂，每日1剂，水煎服。

外治法：清金开音片2瓶，含服。

2003年6月25日来诊。患者因咽喉不适又前来门诊。问及其2年多未再来诊，情况如何，患者告知平时注意饮食，尽量做到不熬夜，心情舒畅，咽喉疾病已很少发作。

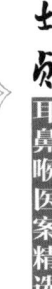

病 案 分 析

患者咽痛2个月不愈，伴颌下臖核。平时作息及饮食不节，经常熬夜，日久而致肺经伏热，加之饮食喜煎炒甜食，胃热炽盛，肺胃热盛，上攻咽喉，以致咽喉肿痛；热灼津液致痰浊内生，饮食不节致脾虚湿困，湿浊化痰，痰热互结于咽旁以生臖核；肺热盛，则咳嗽痰黏，肺与大肠相表里，则见大便稍干结；脾胃失调，则胃纳欠佳；加之工作繁忙，肝胆气机失畅，故见口微干苦。舌质红，舌苔微黄厚，脉弦数均为肺经有热，痰浊壅阻的表现。

治疗上初诊以清肺泻热、疏肝化痰散结，方中桑白皮、地骨皮、桔梗、甘草清肺泻热；玄参、浙贝母、夏枯草化痰散结；知母清热顾护阴液；柴胡、赤芍、牡丹皮、白蒺藜疏肝和脾。二诊时咽喉疼痛减轻，颌下肿痛减轻，但觉左颈部胀痛不适，口微干，微咳，痰黏少，胃纳、二便调。脉弦细，舌质稍红，舌苔微黄。表明患者肺经的热势已减，但邪气仍滞留，局部气血运行不畅，出现一侧颈胀痛不适，病位于少阳经，考虑患者肝胆枢机不利，应加强疏肝通络和解之功，柴胡、白芍、菊花、黄芩、白蒺藜清肝疏肝，蔓荆子、羌活疏通头颈气血，浙贝母、茯苓、桔梗、甘草化痰散结、祛湿利咽。三诊患者诸症已不明显，邪去正已虚，予补益肺脾加化痰散结利咽以善后，予以玉屏风散加减治疗。

在汤药治疗的同时结合使用清肺泻热利咽的中成药清金开音片、清热解毒的银连含漱液含漱以加强疗效，并取药渣外敷肿痛臀核，内调外治。早期热盛时予耳尖放血以泻其热，并取相应的耳穴贴敷，以调节失调的脏腑经络，从而达到良好的治疗效果。

（邱宝珊　钟艳萍　整理）

● 病案六

张某，男，67岁。

2001年8月20日初诊。主诉：咽喉不适，咽干灼热难忍约3个月。患者数月来咽干灼热不适，尤以夜间为甚，晚上起床饮水3～4次，口干时饮水也不解渴，精神疲倦，间有咳嗽，痰黏少。胃纳一般，夜尿多。专科检查：咽黏膜稍干亮潮红，鼻咽正常。空腹血糖正常，血压正常。舌质稍红偏暗，苔薄白，脉弦细。

中医诊断：喉痹。

辨证分型：肺肾阴虚。

治法：滋养肺肾，利咽生津。

处方：麦冬15克、五味子10克、山萸肉10克、茯苓15克、牡丹皮15克、知母10克、生地黄15克、山药15克、毛冬青15克、龙脷叶10克、益智仁10克，5剂，每日1剂，水煎服。

2001年8月25日二诊。药后自觉咽干灼热感大减，夜间仍需起床饮水2次，精神较前好转，舌质稍红偏暗，脉弦细。

处方：上方加墨旱莲15克、女贞子10克，5剂，每日1剂，水煎服。

2001年9月2日三诊。服上药5剂后，咽干灼热感已基本消失，夜间一般不必起床饮水。专科检查：咽黏膜仍稍充血，湿润。舌质稍红偏暗，苔薄白，脉弦细。守2001年8月25日方7剂，以巩固疗效。

病 案 分 析

患者因咽干灼热不适3个月来诊。分析其因，老年患者，阴虚体质居多，肺肾阴虚，阴液暗耗，咽喉失于滋养，故咽干难忍，尤以夜间为甚。虚火上炎，灼于咽喉，故咽喉焮热，咽黏膜干亮少津。舌质红而偏暗，为内有虚热并有夹瘀。故辨证为肺肾阴虚。

治疗选用有敛肺滋肾之功的麦味地黄丸。《医贯·卷四》："盖缘肾水亏损，相火无制而然，须用六味地黄、门冬、五味大剂作汤服之。"方中六味地黄丸滋补肝肾之阴；麦冬、五味子敛肺养肺，纳气止咳。临证时灵活加减用药，如加益智仁以暖脾肾缩小便；毛冬青、龙脷叶清肺化痰，利咽喉；加墨旱莲、女贞子增强滋养肝肾之阴的作用。人之一身，津液流润，水升火降，无壅无滞，则咽喉自利。

（高健莹　整理）

● 病案七

周某，男，23岁。

2019年12月20日初诊。患者因1周前感冒后出现咽部不适，咽有灼热感，咽痛，吞咽时较痛，咽喉哽哽不利，伴有口干口苦，流涕微黄，无鼻塞，痰黏少。胃纳、二便调。脉弦细滑，舌质稍红，苔白。专科检查：咽部黏膜充血。

中医诊断：喉痹。

辨证分型：肺经蕴热。

治法：清肺泻热。

处方：桑白皮15克、地骨皮15克、黄芩15克、桔梗10克、甘草6克、沙参15克、玄参15克、毛冬青15克、法半夏10克、陈皮6克、枇杷叶10克、龙脷叶10克、牡丹皮15克、浮小麦30克、知母10克，7剂，每日1剂，水煎服。

中成药：咽喉饮（本院制剂）2瓶，口服，25毫升/次，每日3次。

外治法：清金开音片（本院制剂）2瓶，含服，4片，每日3次。

王士贞 耳鼻喉医案精选

针灸疗法：咽部穴位贴敷1次。取穴：廉泉、天突、双人迎。

调护：嘱忌食煎炒炙煿及肥甘厚腻，适当运动，预防感冒。

2019年12月27日二诊。诉咽痛明显减轻，说话时咽微痛不适，伴有口干、流涕、痰少，胃纳、二便调。脉弦细滑，舌质稍红，苔白。专科检查：咽黏膜稍潮红。

处方：桑白皮15克、地骨皮15克、黄芩15克、桔梗10克、甘草6克、沙参15克、太子参15克、毛冬青15克、法半夏10克、陈皮6克、枇杷叶10克、紫苏叶10克、蔓荆子10克、辛夷花10克、白芷10克，7剂，每日1剂，水煎服。

中成药及外治法同初诊。

病 案 分 析

患者感冒后出现咽喉灼热疼痛，专科检查见咽黏膜充血，诊为喉痹。风热邪毒外袭，外邪不解，壅盛传里，肺经蕴热，内外邪热上灼，搏结于咽喉，则致咽喉燃热疼痛。肺主气，宜清肃下降，若肺中蕴热，则气逆不降而致咽喉哽哽不利。如《诸病源候论·卷之三十九》谓："喉痛者，风热毒客于其间故也……热乘其脉，热搏咽喉，故令喉痛也。"口干，鼻塞涕黄，舌红为肺热之象。故辨证为肺经蕴热。

治疗宜清肺泻热，选用泻白散加减。初诊方中桑白皮、地骨皮泻肺以清郁热；黄芩清热解毒，增强方中清肺泻热之力；桔梗、甘草宣降肺气，利咽止痛；沙参、玄参养阴清肺；加法半夏、陈皮化痰理气和中；枇杷叶、龙脷叶、毛冬青清肺热，利咽喉，降肺胃之气；牡丹皮、知母清热降火而无苦燥伤阴之弊；浮小麦养心除烦。全方清肺中之蕴热，降肺气以利咽喉，养肺胃之阴而不伤正。7剂药后咽症已大减，二诊亦随证加减，如加太子参以益气养阴，加蔓荆子、辛夷花清利头目，通塞利窍。本例在治疗过程中，重视外治法的运用，如咽部穴位贴敷、含咽法等，内治与外治相结合而取效。

（钟艳萍 欧芹 整理）

第二节　乳蛾

　　乳蛾是指以咽痛或异物感不适，喉核红肿，表面或有黄白色脓点，形如蚕蛾的病证。症状与上一节喉痹相类似，宋代以前未单列乳蛾一病，多见于喉痹等病证中，所以其病因病机及治则均与喉痹相类似。清代《喉科心法》指出喉痹与乳蛾的鉴别要点："凡红肿无形为痹，有形是蛾。"《太平惠民和剂局方》首先提出单蛾、双蛾，"治急喉闭、缠喉风、飞扬、单蛾、双蛾……"单蛾指单侧的喉核肿大，双蛾指双侧喉核肿大。现代中医认为其病因病机为外邪侵袭，火热邪毒搏结喉核而致，或若病久体弱，脏腑虚损，咽喉失养，无力托毒，邪毒久滞喉核而发。日久不愈，病久则瘀阻脉络，痰浊凝聚而发病。临床上可分为外邪侵袭、邪热传里、肺肾阴虚、脾胃虚弱、痰瘀互结等证型。辨证予中药内服治疗，发病急骤者，多为实证、热证，宜疏风清热、泻热解毒。病程迁延或反复发作者或虚实夹杂证，多为虚证，宜滋养肺肾、健脾和胃。久病入络或喉核肥大，触之石硬者，宜活血化瘀、祛痰利咽。外治可选用含漱、喷药、雾化、噙化、烙治法、啄治法、针灸、耳穴贴敷、放血疗法等。

　　根据乳蛾的临床症状特点，现代医学的急性扁桃体炎、慢性扁桃体炎均可按乳蛾进行中医辨证治疗。目前西医学对急性扁桃体炎多采用抗生素治疗，而对慢性扁桃体炎的治疗则以生活方式改变、药物增强免疫力为主，对反复发作者、扁周脓肿病史者，或过于肥大、打鼾严重者，或引起肾炎、风湿等疾病者予以切除扁桃体。

　　王士贞指出，本病既有实证，也有虚证，还有虚实夹杂证，临证时要注意局部体征与全身症状及舌象、脉象，四诊合参，辨证时才有方向。要详观喉核的形态、色泽及分泌物，有助于为辨病、辨证提供依据，但喉核的大小并不能作为乳蛾的辨病依据，因为儿童时期，其喉核可呈生理性肥大，而成人的喉核病变多呈萎缩，其体积虽小，若漏诊而忽视之，则因邪毒滞留于内而危害更大。

辨证治疗方面。王士贞认为对乳蛾的治疗，应以中药内服为主，并配合吹药、含漱、刺血、噙化、烙治法、啄治法等外治法，内外治疗相结合，发挥中医的优势，常能取得好的疗效，且没有西药抗生素的耐药性和副作用，及手术创伤等问题。对于表热者不宜过于苦寒清热，而应注意疏风透热，如适当用荆芥、防风、蝉蜕、牛蒡子等疏解，并可加入桔梗、桑白皮、地骨皮、前胡等以宣肺达邪。对于里热者，应注意通利大便，肺与大肠相表里，宜用釜底抽薪，效果较佳。虚证者，临床以肺肾阴虚或脾胃虚弱为多见，还有夹痰夹瘀之虚实夹杂证，临证时应从所属脏腑辨证施治。此外，王士贞根据患者的临床表现，灵活运用化痰散结药，如常选用浙贝母、法半夏、陈皮、猫爪草、天竺黄等以化痰散结利咽喉；祛腐排脓药，如选用蒲公英、皂角刺、天花粉等。王士贞尤其重视儿童乳蛾病的治疗，认为儿童乳蛾的手术切除尤应慎重考虑，小儿为"稚阴稚阳"之体，气血形体未充，扁桃体作为"把门大将军"的角色尤显重要。对于儿童乳蛾病治疗尤重视脾胃功能的恢复，小儿有"脾常不足"的特点，容易出现积食或纳差的表现，一方面让家长观察是否有口臭、便臭便干、食欲的改变，也要求家长注意对患儿的调护，如在喂养方面多做减法，避免过饱过肥甘及寒凉饮食。

验 案 举 例

● 病案一

桂某，男，34岁。

2015年11月6日初诊。时有咽异物堵塞感、咽痛干痒、咳嗽等症反复发作2年余，每2～3个月发作1次，近日又咽痛不适，前来就诊。来诊时症见：咽喉疼痛不适已3～4天，干痒微咳，痰黏少，胃纳一般，二便尚调。患者体质壮实，面色红润，不嗜烟酒。脉弦滑，舌质稍红，舌苔薄黄。专科检查：咽黏膜潮红，双扁桃体Ⅱ度～Ⅲ度肿大，充血。

中医诊断：乳蛾。

辨证分型：肺经伏热。

治法：清肺利咽。

处方：桑白皮15克、地骨皮15克、黄芩15克、桔梗10克、甘草6克、浙贝母10克、毛冬青15克、连翘15克、岗梅根15克、龙脷叶10克、枇杷叶10克、薄荷6克（后下）、木蝴蝶10克，7剂，每日1剂，水煎服。

外治法：①双扁桃体啄治法1次。

②清金开音片（本院制剂）2瓶，含服，每次4片，每日3～4次。

③嘱其用淡茶水漱口，每于食后必漱口。

2015年11月18日二诊。仍有咽痛，2天前曾有发热，口干，胃纳一般，二便尚调。脉弦细滑，舌质稍红。专科检查：咽黏膜稍红，双扁桃体Ⅱ度～Ⅲ度肿大，充血。

处方：桑白皮15克、地骨皮15克、黄芩15克、桔梗10克、甘草6克、浙贝母10克、毛冬青15克、连翘15克、岗梅根15克、龙脷叶10克、牛蒡子10克、赤芍15克、猫爪草15克、甘草6克，7剂，每日1剂，水煎服。

外治法：同2015年11月6日。

2015年11月25日三诊。已无咽痛、咽痒、咽干等症状，偶稍有咽异物感，少许黏痰，口不干，胃纳、二便调。专科检查：咽黏膜无明显充血，双扁桃体Ⅱ度肿大，稍红。

处方：五指毛桃15克、茯苓15克、白芍15克、法半夏10克、陈皮6克、桔梗10克、甘草6克、龙脷叶10克、浙贝母10克、毛冬青15克、岗梅根15克、枇杷叶10克、紫苏叶10克、苦杏仁10克，7剂，每日1剂，水煎服。

外治法：同2015年11月6日。

2016年6月15日随诊。患者带其儿子前来诊治鼻病，告知咽喉病没有再发。

病 案 分 析

　　患者因咽喉疼痛反复约2年，近3～4天咽痛不适前来就诊，专科检查见喉核红肿，中医诊断为乳蛾。患者咽痛不适病程较长（2年余），有反复发作的特点（每2～3个月发作1次）。由于乳蛾病反复发作，肺气虚弱无力祛邪外出，余邪未清，肺中蕴热，若起居不慎易受外邪侵袭，引动肺经之伏火，内外邪热搏结，上灼咽喉而致病。如《重楼玉钥·卷上》说："此症由肺经积热，受风邪凝结感时而发。"患者咽痛，咽喉微痒、咳嗽3～4天，可知遇外邪后乳蛾又发。从脉、舌、局部检查及症状分析，脉弦滑，舌红，舌苔薄黄，咽黏膜充血，扁桃体充血肿大，为邪热困结于肺，故辨证为肺经伏热。

　　治疗宜清肺利咽，用泻白散加减，初诊方中桑白皮、地骨皮清泻肺热，除肺中伏火；黄芩善清泻肺火，解毒消肿；桔梗、甘草、浙贝母宣肺泻邪，祛痰利咽；连翘、龙脷叶、毛冬青、岗梅根清热消肿利咽；枇杷叶、木蝴蝶、薄荷清肺利咽，疏肝和胃。全方清肺泻热，消肿利咽。二诊仍守初诊方加减，去薄荷、木蝴蝶、枇杷叶，加猫爪草、赤芍以加强方中祛痰散结之功。三诊咽症已大减，肺中蕴热已渐除，此时应扶正以祛余邪，以防日后复发，故予补气健脾，清热利咽之剂调理以巩固疗效。辨证治疗过程中，并配合扁桃体啄治法，使邪热外泻，疏通脉络，利咽止痛。啄治法操作简便、无痛苦、无毒副作用，有泻热祛邪，通络止痛，祛瘀消肿的作用，内外治疗相结合从而达到治疗的目的，取得满意疗效。

（高健莹　整理）

● 病案二

利某某，男，5岁。

2001年7月20日初诊。主诉：咽痛、发热反复发作3个月。患者家人代诉：患者3个月来反复咽痛，并伴有发热，每次都要静滴青霉素才能控制，但通常隔2～3周又反复一次。西医医生建议手术切除扁桃体，但家人并不愿意进行手术，因此来寻求中医治疗。患儿1周前曾咽痛发作1次，当时发热2天，静滴青霉素3天后咽痛好转，无发热，现在轻咽痛，咳嗽有痰，无明显鼻塞。胃纳可，大便干，口臭，睡不安稳，睡后汗多，形体偏胖，面色白，口唇红。舌红苔白稍厚，脉弦滑。细问家长，患儿喜欢吃冰冻的食物，喜吃肉，经常出现口臭、便秘。专科检查：咽充血（++），双扁桃体Ⅱ度肿大，充血，未见明显脓点，咽后壁见黏痰，鼻咽未查，喉咽检查欠合作。辅助检查：2001年7月12日外院血常规示白细胞及中性粒细胞升高明显，予复查血常规示白细胞及中性粒细胞正常，淋巴细胞稍低。

中医诊断：乳蛾。

辨证分型：积食痰困，化热上扰。

治法：健脾消积，化痰利咽。

处方：拟保和汤加减。法半夏6克、茯神15克、山楂10克、神曲10克、陈皮3克、连翘10克、莱菔子10克、浙贝母15克、枳壳10克、炒麦芽15克、蒲公英10克、甘草3克，5剂，每日1剂，水煎服（双煎）。与患儿及其家属协商进行扁桃体啄治，但未能同意。

调护：嘱家长勿再给予冰冻寒凉之物，饮食清淡，早晚及进食后予淡盐水含漱。

2001年7月25日二诊。咽痛减轻，咳少，仍有痰，无发热，大便前硬后软，纳可，无明显口臭。舌质淡，苔白，脉细滑。专科检查见咽充血，扁桃体充血轻，未见脓点。咽部未见痰液。

处方：上方去山楂、连翘，加党参10克、白术5克，7剂，每日1剂，水煎服（双煎）。经协商后并予扁桃体啄治，因合作欠佳，两侧各快速挑治三下。

2001年8月1日三诊。无咽痛发热。痰少，纳可，便可，无口臭，睡后汗减。专科检查见咽充血不明显，扁桃体仍有Ⅱ度肿大，总体积较初诊时缩小，充血不明显。舌质淡，苔薄白，脉细滑。

处方：党参10克、白术5克、法半夏6克、茯神15克、陈皮3克、猫爪草15克、浙贝母15克、枳壳10克、炒麦芽15克、桔梗5克，甘草3克，14

剂，每日1剂，水煎服（双煎）。予扁桃体啄治1次。（因患儿奶奶欲趁暑假带其返老家住一段时间，开药2周，之后未见其再复诊。）

病 案 分 析

本例患儿因"咽痛、发热反复发作3个月"来诊，专科检查见咽部充血，喉核充血肿胀，诊为乳蛾，皆因喂养不当，家长过于宠溺，长期进食生冷肥甘，以致脾胃功能失调，积食化热化痰，上犯咽喉，聚于喉核，而致乳蛾频发，已被劝进行手术治疗。王士贞在详问其饮食及生活细节后，结合症状、舌脉辨证为痰食内阻，郁久化热，首先嘱其家属正确认识喂养细节，并予健脾消积、化痰利咽之法，保和丸加减治疗。5天后积食已化，予健脾益气，化痰利咽，六君子汤加减治疗，并得到患儿配合，予扁桃体啄治以清泻余热。三诊近1个月获良效。王士贞指出儿童乳蛾多因积食而起病，其病机一为积食日久生痰化热，积聚喉核，郁而化痰，病机二则为积食日久损伤脾胃，致喉关失其正气濡养而致邪气难祛，病情反复。治疗上需调节饮食，截断病因，通过内外结合治疗，使积食化痰化火之邪有出路，之后健脾益气而恢复正气，则邪出病安。

（刘春松　整理）

● **病案三**

赵某某，女，25岁。

2002年3月15日初诊。主诉：咽痛、发热2天。患者2天前出现咽痛，并伴有发热，自测体温最高时39.2℃，自行服药（具体药物不明）症状未见减轻，伴全身酸痛，乏力，头痛，咳嗽痰黄，便干，口干口苦。舌红苔薄黄，脉弦滑数。专科检查：咽充血（++），双扁桃体Ⅱ度肿大，充血，见散在脓点，鼻咽光滑，有少许分泌物，喉咽检查会厌无红肿，声带未见。辅助检查：急查血常规示白细胞及中性粒细胞明显升高。

中医诊断：乳蛾。

辨证分型：肺经风热。

治法：疏风清热，利咽消肿。

处方：荆芥10克、防风10克、黄芩15克、桑白皮15克、牛蒡子15克、金银花20克、浙贝母15克、枳壳10克、赤芍15克、蒲公英15克、大青叶15克、玄参15克、甘草10克，4剂，每日1剂，双煎，水煎服。

外治法：①扁桃体分散啄治1次。

②少商及耳尖放血1次。

2002年3月20日二诊。患者诉初诊后未再出现发热，咽痛逐渐减轻，现咽轻痛，但觉咽中有痰，用力咳出为黄色，大便仍干，无头痛，无全身酸痛。舌红苔薄，脉弦滑。专科检查见咽充血（＋），扁桃体Ⅱ度肿大，轻充血，未见脓点。

处方：黄芩15克、桑白皮15克、牛蒡子15克、全瓜蒌20克、浙贝母15克、枳实15克、赤芍15克、蒲公英15克、玄参15克、土牛膝30克、甘草10克，4剂，每日1剂，双煎，水煎服。

外治法：扁桃体啄治1次。

病 案 分 析

本例患者"咽痛、发热2天"来诊，专科检查见喉核充血肿胀，表面有脓点，诊为乳蛾。起病较急，属乳蛾的急性发病，除局部咽痛外，伴有的全身症状明显，因外感风热邪毒，搏结于咽部喉核，而致咽喉肿痛，入里犯肺，致肺经有热，出现咳嗽有黄痰，便干，口干口苦。舌红苔薄黄，脉弦滑数均为肺热的表现。中药投以疏风清热汤以疏风清热，利咽消肿。配合扁桃体啄治放血泻热，少商及耳尖放血加强泻热之功效。二诊大热已去，余热在肺，并结于大肠，以致有黄痰、便秘等症，去疏风解表药物，加强化痰通便药物，以清痰通便，继以乳蛾啄治以泻余热。对于乳蛾的急性发病，出现咽痛发热病症，只要我们能正确地辨证施治，即使不输液，也能短时间使病人热退症除，体现了中医的简、便、效、廉的特点。

（刘春松　整理）

第三节　喉痈

　　喉痈是指发生于咽喉及其邻近部位的痈肿。由于发病部位不同，而名称各异。生于喉关者称喉关痈；生于喉底者称里喉痈；生于颌下者称颌下痈；生于会厌者，称会厌痈。本病皆因热毒引发，病情发展迅速，每致咽喉肿塞、剧痛、吞咽困难，甚则阻塞呼吸，危及生命。中医学对喉痈的病因病机和治疗研究有悠久的历史，最早在《黄帝内经》已有记载，总结历代医家对喉痈病因病机的认识，认为主要为寒邪致病、脏腑积热，早期医家认为是脏腑气血不调，寒邪客于咽喉之间，致气血壅结不散所致。但这观点逐渐不被后世医家赞同，现多数医家认为火热炽盛、血腐肉败是导致喉痈的基本病机。现代中医认为本病多因脏腑蕴热，复感风热邪毒，或异物、创伤染毒，内外热毒搏结咽喉，灼腐血肉而为脓，毒聚而成痈肿。临床上分为外邪侵袭、热毒搏结，热毒困结、化腐成脓，气阴耗损、余邪未清三个证型。内治法有清热解毒、化腐成脓，泻热解毒、消肿排脓，益气养阴、清解余毒。喉痈脓成之后，应及时排脓，可行穿刺抽脓，或切开排脓。

　　根据喉痈的临床特点，现代医学的扁桃体周围脓肿、急性会厌炎及会厌脓肿、咽后脓肿、咽旁脓肿等疾病可参考本病辨证论治。西医对本病的治疗主要是未成脓前，给以广谱、足量的抗生素控制感染，并给以输液及对症支持治疗，局部水肿明显者，可加用适量的糖皮质激素治疗。成脓后，根据各部位的解剖特点，选用不同的穿刺抽脓或切开排脓的方法。本病及时、有效地治疗，多能取得很好的治疗效果；未能及时有效地治疗，可引起各种严重并发症，如致命性大出血、窒息等，严重者可致死亡。

王士贞指出，喉痈是急危重病症，病情急，进展快，失治或误治可导致严重后果，因此在临床上应高度重视。喉痈的中医治疗为中药内服与外治相结合，运用恰当，多有较好的效果。喉痈的辨证以脓肿为中心，根据脓肿是否形成及是否溃破，可分为酿脓期、成脓期、溃脓期，脓之形成多为热毒困结致血肉腐败，多为实证、热证，而溃脓期由于气阴耗伤，余邪未清，多为虚实夹杂证。临证时王士贞在辨证治疗的基础上，灵活运用排脓药，如清热解毒，利湿排脓常选用鱼腥草、蒲公英、冬瓜仁、薏苡仁、天花粉、土茯苓等；活血排脓则酌加赤芍、皂角刺、桃仁等。对于气阴亏虚而邪毒未清者，常选加黄芪、五指毛桃、太子参、当归等以补益气血，托毒排脓；对于热毒伤阴，津液亏损者，则重视顾护津液，常选加太子参、石斛、沙参、麦冬、玉竹等。

外治方面，王士贞强调喉痈脓熟而未溃者，应及时予穿刺排脓或切开排脓，对减轻咽喉剧烈疼痛及缩短病情起到重要作用。并酌情选用外治法，如吹药法、含漱法、雾化吸入法、噙化法、熨法、外敷法等，根据病情选用刺血法、针灸疗法，充分发挥中医的特色疗法优势。

王士贞重视对喉痈患者的调护，嘱医护注意严密观察患者病情变化，做好气管切开的准备。嘱患者注意冷暖、防外邪侵袭、保持口腔卫生等，并指导患者饮食。

验案举例

● **病案一**

李某，女，42岁。

患者因"咽喉疼痛4天，加剧2天"于2018年2月9日就诊。来诊时症见：咽喉疼痛剧烈，吞咽困难，言语含糊，张口困难，痛苦难忍，伴发热头痛，口涎外溢，口干甚，小便黄，大便干结，脉弦滑略数，舌质淡红，舌苔白略厚腻。专科检查：左侧喉核、喉关明显红肿突出，触之软、有波动感，左下颌触及臀核、压痛，诊为喉关痈，即收入院治疗。入院后接诊主管医师予行左扁周脓肿切开排脓，并予银连含漱液含漱、清金开音片含服，扁桃体及耳尖放血等处理。内服中药以清热解毒，消肿止痛为法，予五味消毒饮加减。

2018年2月13日查房。患者入院后经以上治疗，咽喉症状及体征一度明显减轻，但自2月12日起，病情出现反复，查房时症见：咽痛甚，吞咽不利，张口困难，尤以左侧面颌及左颈部疼痛难忍，转颈受限，口不甚干，胃纳差，大便少，舌质淡红，脉细滑。专科检查：左侧喉核、喉关仍稍有红肿，左侧颌面部明显红肿，按之硬痛，左侧颈部红肿。王士贞指出：患者病情反复，已由喉关痈进一步发展为颌下痈。观其症状及舌、脉，出现一派本虚邪实之象。分析其病因病机，多因体虚，邪毒困郁于里而致。治法宜补益气血，托里排脓。

处方：黄芪30克、党参20克、当归尾10克、法半夏10克、陈皮6克、白芷10克、白术10克、皂角刺15克、防风10克、连翘15克、金银花15克、蒲公英15克、黄芩15克、牡丹皮15克、甘草6克，3剂，每日1剂，水煎服。

外治法：继续含漱、含服法。送手术室行咽旁脓肿切开排脓及引流。

2018年2月16日询问主管医师病者情况，告知已于2月14日送手术室行咽旁脓肿切开排脓术，颌下红肿疼痛等症状已大减，计划2月17日带药出院。嘱患者出院后注意饮食有节，起居有常，锻炼身体为要。

病 案 分 析

此例喉关痈，因治疗不彻底，又发展为颌下痈，病情较重。分析患者病情好转又转重的原因，为患者体质虚弱，正不胜邪，致邪毒蔓延，热毒蕴结于里，流窜于咽旁间隙而致颌下痈。在《喉科指掌·喉痛门》称为外症喉痈："此症生于颌下，天突穴之上，内外皆肿，饮食有碍……此风毒喉痈也。"

治法宜补益气血，托里排脓，方用托里消毒散加减。方中黄芪、党参补气健脾，益气生血，托毒排脓；白术、防风合党参益气固表，增强方中益气之力；金银花、黄芩、连翘、蒲公英清热解毒，渗湿排脓；白芷、皂角刺解毒排脓，以促邪毒消解及脓液排出；当归尾、牡丹皮活血消肿，散瘀止痛；法半夏、陈皮理气和中，燥湿祛痰。全方益气养血，补托排脓。

外治方面，脓成之后应即排脓，以泻毒外出。历代医家非常强调喉痈成脓后必须排脓，如明代陈实功《外科正宗·卷之二》提出："喉痈不放脓……此皆非法。"本例喉痈，及时行咽旁脓肿切开排脓，对减轻咽喉剧痛及缩短病程起到关键作用。本例准确辨证，内治与外治相结合而取效。

（王培源 高健莹 整理）

● 病案二

陈某，女，52岁。

2006年2月12日初次查房。主诉：咽喉疼痛逐渐加剧，吞咽不利，伴低热，头痛约10天。缘患者近10年来咽喉疼痛反复发作，于半个月前因受凉及饮食肥甘厚腻后，咽喉疼痛再次发作，曾到某西医院治疗，静脉滴注多天（何药不详）未见明显好转，故收入院治疗。查房时症见：患者痛苦面容，咽喉疼痛剧烈难忍，以左侧为甚，痛连左侧耳窍及左侧颌面部，吞咽困难，说话含糊，痰黏难咯，口干欲饮，发热38℃，胃纳差，可进少许流质饮食，小便黄，大便溏。舌质红，舌苔黄腻，脉滑数。专科检查：咽黏膜充血，双扁桃体Ⅱ度肿大、充血，左侧上方红肿隆起，软腭红肿，触之有波动感。

中医诊断：喉关痈。

辨证分型：肺胃热盛。

治法：清泻肺胃，排脓利咽。

处方：黄芩15克、黄连10克、牛蒡子15克、连翘15克、僵蚕10克、陈皮6克、皂角刺15克、马勃19克、黄芪15克、薏苡仁30克、赤芍15克、甘草10克，3剂，每日1剂，双煎，水煎服。

外治法：①即行排脓，于脓肿高突处行穿刺抽脓，抽出黏稠黄色脓液

5毫升。

②双耳尖放血1次。

③喷喉：双黄连注射液10毫升+生理盐水20毫升，行超声雾化吸入，每日2次。

④清金开音片1瓶，含服，每次4片，每日3~4次。

⑤紫金锭3片，水调成糊状，外敷颌下疼痛处。

2006年2月16日二次查房。已无发热。咽喉疼痛已明显减轻，但吞咽时仍较疼痛，可半流饮食，痰少，口不甚干，胃纳欠佳，小便黄，大便稍溏。脉细滑略数，舌质红，舌苔微黄略厚腻。专科检查：咽黏膜充血，双扁桃体充血Ⅱ度肿大、充血，左侧腭弓充血稍肿胀。

处方：桑白皮15克、地骨皮15克、黄芩15克、桔梗10克、甘草10克、土茯苓30克、土牛膝15克、赤芍15克、五指毛桃20克、太子参20克，陈皮6克，5剂，每日1剂，双煎，水煎服。

外治法：继续行超声雾化喷喉及含服清金开音片。

2006年2月22日三次查房。已无咽喉疼痛，稍有咽异物感，无痰，精神佳，胃纳、二便调。脉弦细略滑，舌质稍红，舌苔薄白。专科检查：咽部无充血肿胀，双扁桃体Ⅱ度肿大，无充血。

处方：桑白皮15克、地骨皮15克、桔梗10克、甘草10克、法半夏10克、陈皮6克、茯苓15克、五指毛桃30克、太子参20克，5剂，带出院。

病 案 分 析

此例喉关痈，来诊时已发病10天，专科检查可见一侧软腭红肿，触之有波动感，属于喉痈成脓期。病因为外感加之进食肥甘食品，致邪热入里，肺胃热盛，上结喉关部位，热盛肉腐成脓所致。治宜清泻肺胃，排脓利咽，方用清咽利膈汤加减。方中加入黄芪以补气托毒排脓尤为精妙。对于咽喉肺胃热盛之症，及早泻下，并通过病灶或经络放血疗法，让邪有出路，尤其重要，本病例内外治均体现了此治则。外治方面，脓成之后应即排脓，以泻毒外出。本例喉痈，及时行喉关痈穿刺排脓，对减轻咽喉剧痛及缩短病情起到关键作用。本例准确辨证，内治与外治相结合而取效。

（邱宝珊 高健莹 整理）

附：重舌病案一例

郭某，女，16岁。

2018年5月22日查房。主管医师汇报："患者因舌底肿痛，颏下红肿疼痛1周，由门诊医师收入院治疗，入院后给予抗生素静脉滴注。"查房时症见：发热（昨晚发热39℃），头疼，舌下肿痛，颏下红肿疼痛，语言不清，吞咽困难，口含唾液，口微干，已2天未进食，二便尚调。脉细滑，舌质稍红，舌苔白厚。专科检查：舌下红肿，有一小溃口，有少许脓液渗出。颏下红肿，压痛明显，触之稍硬。

中医诊断：重舌。

辨证分型：脾胃积热，热毒困聚。

治法：清热解毒，消肿排脓。

处方：金银花15克、防风10克、白芷10克、陈皮6克、甘草6克、赤芍15克、当归尾10克、皂角刺15克、五指毛桃30克、黄芩15克、野菊花10克、土茯苓15克、薏苡仁30克，6剂，每日1剂，水煎服。

外治法：①舌下脓肿穿刺抽脓。

②银连含漱液2瓶，含漱，每日3～4次。

③双料喉风散1支，吹舌下。

④熨法：热封包熨颏下及双颌部。

2018年5月29日查房。主管医师汇报：2018年5月23日做了舌下脓肿穿刺抽脓，服上方6剂，及每日行含漱、吹药及熨法等外治法，肿消，于2018年5月28日出院。

病 案 分 析

重舌，以舌下肿胀疼痛为主要症状，中医古籍又称子舌、重舌风、雀舌、莲花舌、舌下痛等，如《喉症全科紫珍集·卷下·重舌五十》："此

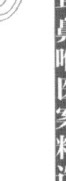

症因心火旺动，或受郁怒酒色而起。舌下生一小舌，久则大舌卷起，疼痛不止，饮食不下，颏下肿硬。"西医类似疾病如舌下腺炎、口底间隙蜂窝织炎。临床上应与舌痰包相鉴别。重舌发病较急，可发展为舌下脓肿。患者发热，头痛，颏下、舌下红肿疼痛，为热毒炽盛之征。热毒灼腐肌肤为脓，舌下见小溃口，并有脓液渗出，可见已发展为舌下脓肿。

故治法予清热解毒，消肿排脓，方用仙方活命饮加减。方中金银花清热解毒；陈皮理气行滞；防风、白芷散风消肿；当归尾、赤芍、皂角刺活血消瘀，散结排脓，消肿止痛；土茯苓解毒利湿；黄芩泻火解毒，清热燥湿。全方清热解毒，活血止痛，消溃疮疡。外治法予舌下脓肿穿刺排脓，如《灵枢·终始》说："重舌，刺舌柱以铍针也。"脓出毒泻则肿胀消。此外，还配合中药含漱、吹药，药物能直达患处，消肿止痛。熨法，使药物迅速达于肌肤，疏通腠理，调气行血，温通经络而发挥疗效。经内、外治疗相结合，取得满意疗效。

（王培源　高健莹　整理）

第四节　喉瘖

喉瘖是指以声音嘶哑为主要特征的喉部疾病。历代医家对喉瘖的认识不一，所沿用的病名很多，起病急骤者，有"暴瘖""卒瘖"之称；反复发作或迁延不愈，或久病体虚而致者，又有"久瘖""久无音""久嗽声哑""久病失音"之称。此外尚有瘖、喑、喑哑、声嘶、声喝、暴言难、卒失音、声哑喉、虚哑喉、金伤声碎、哑劳等不同的名称。早在先秦甲骨卜辞中，已有"音有疾""疾言"的记载。《黄帝内经》中始用"瘖"作病名，并有"暴瘖""卒瘖"等病名记载。明代《医学纲目·卷之二十七》提出"喉喑"这一病名，并将喉喑与舌喑分开："喑者，邪入阴部也。……然有二症：一曰舌喑，……一曰喉喑，乃劳嗽失音之类是也。……喉喑但喉中声嘶，而舌本则能转运言语也。"《景岳全书·卷二十八》对"声瘖"的病因病机、证候特点及辨证论治有了较全面的论述，确立了"金实不鸣""金破不鸣"的理论基础，对后世研究本病产生了深远的影响。

根据喉瘖的临床症状特点，西医学喉的急慢性炎症性疾病、喉肌无力、声带麻痹等可参考本病进行辨证施治。目前西医学除对声带息肉、肿物采取手术摘除的方法外，对病变行之有效的其他治疗方法较少，以局部药物（抗生素、激素）雾化吸入及声带休息为主。

王士贞指出本病主要表现为声音嘶哑，喉腔检查除可以作为辨病的依据之外，详细观察声带的形态、色泽以及声门的闭合可提供辨证的参考依据，局部辨证与全身兼证以及舌、脉合参，辨证更有方向性。暴瘖者多为风邪侵袭喉窍而致，或为风寒，或为风热，患者近期多有外感病史或用

嗓过度史，专科检查可见声带局部充血肿胀，声门闭合不利。久瘖者多为脏腑虚损，多因肺脾气虚，喉窍失养，鼓动声门无力而发为喉瘖，或为阴虚，喉窍失濡而为瘖。久病者常有夹痰夹瘀，专科检查可见喉及声带黏膜肿胀肥厚，或声带有小结、息肉；又有声带白斑者，专科检查可见声带覆盖厚浊之白膜，多为痰浊邪毒，结聚于声带而致，临证时应详加辨别。

王士贞认为，喉瘖无论是暴瘖还是久瘖，中医治疗均有优势，以辨证内服中药为主，配合针灸、按摩导引及中药雾化、熨法、嚼化等疗法，对各类型喉瘖的临床疗效均较满意，且安全无毒副作用。王士贞在辨证选方用药的同时，灵活运用开音药，在各型喉瘖中均可选加蝉蜕、木蝴蝶、诃子、人参叶等；痰瘀互结之喉瘖，喜选加猫爪草、铁包金、鸡内金、天竺黄，或合二陈汤、温胆汤等以化痰开音；瘀滞者则常选加桃仁、毛冬青、赤芍、当归尾等。

王士贞认为对喉瘖患者的调护十分重要，临证时须与患者耐心解释，指导患者饮食有节，起居有常，不过度用声，加强个人修养，心平气和，讲话平和，以助于病情恢复。

验 案 举 例

● 病案一

张某，女，28岁。

2002年7月7日初诊。主诉：声嘶失音1天。因不慎受凉后突然声音嘶哑1天，咽喉微痛，哽哽不利，咳嗽，微恶风寒，口干，胃纳一般，大便稍干结。专科检查：咽黏膜轻度充血，双侧声带肿胀充血，闭合欠佳，舌质淡红，苔薄白，脉浮紧。

中医诊断：喉瘖。

辨证分型：风寒袭肺。

治法：疏风散寒，宣肺开音。

处方：荆芥10克、防风10克、蝉蜕10克、僵蚕10克、桔梗10克、牛蒡子10克、赤芍10克、木蝴蝶10克、玄参15克、龙脷叶10克、甘草5克，3剂，每日1剂，水煎服。

外治法：①鱼腥草注射液20毫升，超声雾化喷喉，每日1次。

②清金开音片1瓶，含服，每次2片，每日3次。

调护：嘱患者饮食清淡，注意声带休息，患病期间少讲话。

2002年7月9日二诊。仍声嘶，但已明显减轻，讲话声音嘶哑低沉。咳嗽，口微干，无恶寒，胃纳一般，二便正常。专科检查见双侧声带肿胀，充血较前减轻，闭合欠佳，舌质稍红，苔薄微黄，脉弦滑。风寒表证已除，肺中有热，治宜清宣肺中邪热，利喉开音。

处方：桑白皮15克、地骨皮15克、蝉蜕10克、僵蚕10克、防风10克、桔梗10克、甘草5克、木蝴蝶10克、苦杏仁10克、枇杷叶10克、浙贝母10克、岗梅根15克，3剂，每日1剂，水煎服。

外治法：清金开音片1瓶，含服，每次2片，每日3次。

2002年7月11日三诊。已无声嘶，少许咳嗽，口不干，胃纳、二便调。双侧声带仍有轻度充血，呈淡红色，已无肿胀，闭合佳。舌质淡红，苔薄白，脉细滑。予清金开音片2瓶，含服。以巩固疗效，嘱注意声带休息。

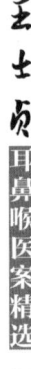

病 案 分 析

患者感受风寒之邪，壅遏肺气，肺气不宣，风寒壅闭于喉，致声带开合不利，故卒然声音不扬，声嘶失音；寒主凝闭，气血凝滞于喉，致喉黏膜、声带肿胀较甚，声门闭合欠佳，故声音嘶哑；患者微恶寒，舌质淡红，苔薄白，脉浮紧等，均为风寒在表之征。治宜疏风散寒，宣肺开音，方用六味汤加减。六味汤中防风、荆芥疏风散寒；桔梗、甘草宣肺利咽喉；僵蚕、蝉蜕、木蝴蝶祛风痰，利咽喉，开声音。加牛蒡子、玄参、赤芍、龙脷叶祛邪利咽消肿。二诊风寒表证已解，但声嘶、声带红肿，舌苔微黄，可知肺中有热，故宜清肺泻热，利喉开音，方用泻白散加减。桑白皮、地骨皮、桔梗、甘草、岗梅根清肺利咽；蝉蜕、僵蚕、木蝴蝶、祛风化痰，利喉开音；苦杏仁宣降肺气，止咳除痰；防风疏风散余邪；枇杷叶、浙贝母加强化痰利咽之功。经服药6剂，配合含服清金开音片，病除。

六味汤出自清代喉科专著《喉科秘旨》，由桔梗、甘草、薄荷、荆芥、防风、僵蚕六味药组成，本方药少而精，药效专一，在《喉科秘旨》中，以六味汤加减，用于治疗乳蛾、喉痹、声哑、喉风、喉痛等各种咽喉疾病。

（邱宝珊　高健莹　整理）

● 病案二

黄某，男，48岁。

2018年3月20日初次查房。主诉：声音嘶哑1月余。患者于1个余月前感冒后出现声音嘶哑，讲话费力，咽有堵塞感不适，到我科门诊诊治，3月16日电子鼻咽喉镜检查示：双侧声带水肿，右侧声带表面欠光滑，左侧声带前中1/3见新生物，双室带未见充血，未见新生物，声门闭合欠佳。诊为左侧声带新生物性质待查，由门诊医生收入院，准备安排手术治疗。查房时症见：声嘶失音，讲话费力，咽喉有堵塞感，咳嗽胸闷气喘，痰稠黄，口干，胃纳一般，二便尚调。患者体质壮实偏胖，面色红润，平时喜食肥甘厚腻之品。脉弦滑，舌质暗红，舌苔白厚。

中医诊断：喉瘤。

辨证分型：痰浊困聚。

治疗：化痰消肿，利喉开音。

处方：法半夏10克、茯苓15克、陈皮6克、浙贝母10克、蝉蜕5克、木蝴蝶10克、铁包金15克、猫爪草15克、枇杷叶10克、紫苏叶10克、龙脷叶10克、鸡内金15克、甘草6克、五指毛桃20克，6剂，每日1剂，水煎服。

针灸疗法：①穴位注射1次，取穴：廉泉、天突、双大迎。

②咽喉部位穴位贴敷，每日1次。

外治法：①清金开音片，含服，4片，每日3～4次。

②中药雾化喷喉，每日1次。

2018年3月27日二次查房。声音嘶哑、咽喉堵塞感症状明显减轻，已无咳嗽胸闷气喘，口微干，痰微稠黄，胃纳、二便调。脉弦细滑，舌质暗红，舌苔白。

处方：守2018年3月20日方去紫苏叶，加毛冬青15克。6剂，每日1剂，水煎服。

建议复查电子鼻咽喉镜。

2018年4月3日三次查房，患者声音嘶哑已明显减轻，已无咽喉堵塞感，无咳嗽气喘，精神佳。于3月28日复查电子鼻咽喉镜检查示：右侧声带前中1/3稍隆起，左侧声带前端见半透明样稍隆起。不必行手术，已于3月30日带药7剂出院。

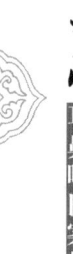

病 案 分 析

患者形体壮实肥胖为痰湿型体质，平时饮食不节，恣食肥甘厚腻，脾胃受损，痰湿内困已久。1个多月前患感冒后，又不注意调护，外邪袭肺后余邪仍留滞于体内。一方面，脾失健运，聚湿生痰，上渍于肺；另一方面，肺失肃降，痰热亦壅聚于肺，致痰浊困结于咽喉，声门肿胀隆起开合不利，则声嘶、咽喉堵塞哽哽不利。肺脾气机不利，则胸闷咳嗽气短。咳嗽痰黄，脉弦滑，舌质暗红，舌苔厚腻，为痰湿夹热之象。

治疗以化痰浊，散结聚为主，方用燥湿化痰、理气和中之二陈汤加味。如《景岳全书·卷二十八》提出："痰气滞逆而为瘤者，如二陈汤、六安煎、贝母丸、润下丸之类。"方中法半夏、陈皮燥湿化痰，健脾和胃，理气降逆；茯苓健脾渗湿，利湿消肿；枇杷叶、紫苏叶、龙脷叶，三叶清降肺胃之气，利咽化痰，火降则痰顺；浙贝母、猫爪草二药合用，化痰消肿散结之功尤强；铁包金、鸡内金祛瘀散结化坚，并能理肺健胃；五指毛桃健脾益气，化湿祛痰。全方祛痰浊散结聚则肿胀消，健脾胃理气机则湿浊除。

王士贞 耳鼻喉医案精选

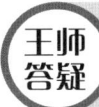**请老师谈谈铁包金这味药。**

王老师回答："铁包金在《岭南采药录》中有记载，其性味苦、涩、平，入肺、肝经，有理气化痰止咳、散瘀解毒、止咳止痛、健胃消痹之功，本品药性平和，故喜用于喉瘤有声带肥厚或息肉小结者，在方中选加用之。与鸡内金合用，祛瘀化痰化坚；与猫爪草同用，化痰散结之力尤胜。"

本例配合穴位注射、咽部穴位贴敷、中药雾化喷喉及噙化法，以疏通局部脉络，消肿散结。经2周治疗，声嘶已明显减轻，声带肿胀及新生物也明显缩小，免除了手术之苦。

（王培源　高健莹　整理）

● 病案三

黄某，女，57岁。

2018年4月20日初诊。声嘶约3个月，讲话费力，咽喉哽哽不利，痰白黏少，口微干，胃纳一般，二便尚调。患者平素喜食肥甘，对家事多虑，多语、声大。脉细滑，舌质淡红，苔白。专科检查：咽充血轻。电子鼻咽喉镜检查报告示：右声带前中1/3见息肉样新生物，鼻咽顶后囊肿。西医建议手术治疗，因其惧怕手术，前来中医诊治。

中医诊断：喉瘤。

辨证分型：脾虚气弱，痰湿困聚。

治法：健脾益气，化痰散结。

处方：五指毛桃20克、茯苓15克、白术10克、白芍15克、法半夏10克、陈皮6克、浙贝母10克、蝉蜕6克、木蝴蝶10克、铁包金15克、鸡内金15克、甘草6克、桔梗10克、龙脷叶10克，10剂，每日1剂，水煎服。

外治法：清金开音片（本院制剂）4瓶，含服，每次4片，每日3～4次。

针灸疗法：咽穴贴敷1次。

调护：嘱其饮食有节，忌食生冷、肥甘厚腻及炙煿之品，忌大声讲话，注意声带休息，保持心情舒畅，少生气。

2018年5月25日二诊。仍有声嘶，痰黏少难咯，口干欲饮，胃纳、二便调。脉细滑，舌质淡红，苔白。专科检查：咽黏膜无明显充血。

处方：五指毛桃20克、茯苓15克、白芍15克、沙参15克、百合15克、蝉蜕5克、木蝴蝶10克、浙贝母10克、猫爪草15克、法半夏10克、陈皮6克、鸡内金15克、毛冬青15克、甘草6克，20剂，每日1剂，水煎服。

外治法：清金开音片5瓶，含服，每次4片，每日3~4次。

针灸疗法：咽部穴位贴敷1次。

2018年12月5日三诊。患者因口干，咽喉不适来诊。告知2018年5月25日门诊后，按医嘱服药20剂，平时注意饮食清淡，不大声说话，少生气，声嘶已消失，半年来咽喉无明显不适。近日口干，舌涩，夜睡欠佳，胃纳、二便调。脉细滑，舌质淡红，苔白。专科检查：咽黏膜无明显充血。复查电子鼻咽喉镜示：双声带、室带未见明显充血及新生物。予益气养阴，安神利咽之剂调之。

处方：五指毛桃20克、太子参20克、沙参15克、百合15克、毛冬青15克、浙贝母10克、仙鹤草15克、陈皮6克、远志15克、夜交藤30克、合欢皮15克、桔梗10克、甘草6克，10剂，每日1剂，水煎服。

病 案 分 析

患者因声音嘶哑3个月来诊，电子鼻咽喉镜检查示右侧声带前中1/3见息肉样新生物，中医诊断为喉瘤。分析其因，患者平时喜食肥甘厚腻，家事繁忙，多思多虑，脾胃受伤；又平时用声不当，多语耗气，导致脾虚肺弱。脾虚健运失职，痰浊内生，结聚咽喉，而致息肉内生，声门开合不利则声嘶，咽喉哽哽不利；肺脾气虚，无力鼓动声门，也致声嘶失音。脉细滑，舌质淡红，苔白为脾虚肺弱之候。故辨证为脾虚气弱，痰湿困聚。

治疗予健脾益气、化痰散结、利喉开音。初诊方中五指毛桃、茯苓、白术补气健脾，益气祛湿；法半夏、陈皮、浙贝母祛痰散结；蝉蜕、木蝴蝶二药协用，开宣肺气，利咽喉，开声音之力尤强；桔梗、甘草、龙脷叶宣肺祛痰，开音利咽；铁包金、鸡内金祛瘀散结化坚；全方共奏益气健脾，散结开音之功。二诊诉口干欲饮，为肺胃阴津不足，故加沙参、百合以养肺胃之阴。治疗过程中配合中成药清金开音片利咽化痰、散结开音。并予咽部穴位贴敷，通利经络，利喉开音。前后共服中药30剂而愈，免除手术之苦。

纵观王士贞喉瘖病用药，注重脾胃，兼顾肝肺，辨证用药，同时巧用祛痰散结开音药，指导患者声带休息等个人调护，用药虽平实，但疗效满意，值得临床借鉴学习。

（杨素娟　整理）

● 病案四

赖某，女，50岁。

2014年12月3日初诊。主诉：声音嘶哑，咽痒，咽有异物感2月余。患者于2个多月前因感冒后出现声音嘶哑，咽痒，咽有异物感不适。来诊时症见：声音嘶哑，讲话费力，咽异物堵塞感，咽痒咳嗽，痰多黏白，时有胸闷，胃脘不适，胃纳一般，大便溏，每日3～4次。脉细滑，舌质淡红，舌苔白。2014年11月26日电子纤维喉镜检查结果示：鼻咽正常，双侧声带前中1/3见针尖样突起，闭合欠佳（声带小结？）。

中医诊断：喉瘖。

辨证分型：肝脾不和，痰湿困喉。

治法：调和肝脾，化痰散结，利喉开音。

处方：柴胡10克、茯苓15克、白芍15克、法半夏10克、陈皮6克、枇杷叶10克、紫苏叶10克、龙脷叶10克、党参20克、砂仁6克（后下）、柿蒂15克、甘草6克，7剂，每日1剂，水煎服。

针灸疗法：咽穴贴敷1次。取穴：双人迎、天突、廉泉。

调护：嘱患者注意声带休息，忌食生冷及炙煿之品。

2014年12月10日二诊。声音嘶哑时轻时重，咽痒咳嗽，痰少，口微干，胃纳一般，夜尿多，大便溏，每日3～4次。脉细，舌质淡红，舌苔白。

处方：柴胡10克、茯苓15克、白芍15克、法半夏10克、陈皮6克、枇杷叶10克、紫苏叶10克、党参20克、五指毛桃20克、桂枝10克、砂仁6克（后下）、柿蒂15克、毛冬青15克、炙甘草6克，7剂，每日1剂，水煎服。

咽部穴位贴敷1次。

2014年12月17日三诊。基本无声音嘶哑，咽痒咳嗽等症状有明显好转。晨起微咳，痰少，口干，胃纳一般，二便调。脉细，舌质淡红，舌苔白。

处方：柴胡10克、茯苓15克、白芍15克、法半夏10克、陈皮6克、枇杷叶10克、紫苏叶10克、党参20克、五指毛桃20克、桂枝10克、砂仁6克（后下）、浙贝母10克、干姜5克、柿蒂15克、炙甘草6克，7剂，每日1剂，水煎服。

咽部穴位贴敷1次。

2014年12月24日四诊。声音嘶哑已明显减轻，晨起微咳，痰少，夜间口微干，胃纳一般，二便调。脉细滑，舌质淡红，舌苔白。

处方：柴胡10克、茯苓15克、白芍15克、法半夏10克、陈皮6克、枇杷叶10克、紫苏叶10克、党参20克、五指毛桃30克、桂枝10克、砂仁6克（后下）、干姜10克、柿蒂15克、益智仁15克、炙甘草6克，7剂，每日1剂，水煎服。

咽部穴位贴敷1次。

患者告知，因路途遥远，咽喉如无不适，则不再来诊。

病 案 分 析

患者2个月前感冒后，因外邪没有彻底疏解，邪热传经入里，气机为之壅遏，肝失疏泄，肝木乘脾，脾胃健运失职，痰湿内生，阻于气道，使声门开合不利，故见声音嘶哑，讲话费力，咽有异物堵塞感。痰湿困结凝聚声户，咽喉为肝经循行要道，肝气失于疏泄，痰湿循经上扰，加之外邪蕴肺，肺气失于宣肃，故见咽痒咳嗽、痰多、胸闷不舒。胃脘不适，大便溏泄亦为肝脾不和所致。舌淡红苔白略厚、脉细滑为内有痰湿之征。故辨证为肝脾不和，痰湿困喉。

治法宜调和肝脾，化痰散结，利喉开音。初诊方用四逆散合二陈汤加减，以调和肝脾，但以调肝化痰为主。方中柴胡疏肝解郁，调畅气机，透邪外出，白芍并能敛阴柔肝。二药合用，疏肝之中柔肝，疏柔相济使肝气条达；法半夏、陈皮理气行滞，燥湿化痰；党参、茯苓、甘草健脾益气，渗湿化痰；枇杷叶、紫苏叶降肺气以化痰止咳，行滞利咽；砂仁化湿醒脾，行气温中，与柿蒂合用则健脾化湿、降逆利咽尤胜；龙脷叶入肺经，增强化痰止咳之功效。全方共奏调理肝脾，化痰散结，利喉开音之功用。二诊诸症好转，则侧重于健脾和胃，加五指毛桃增强补益肺脾之力，桂枝温通经脉，合五指毛桃、党参温脾阳；三诊时患者仍有晨起微咳，加用干姜温中暖脾以强"生痰之源"，浙贝母散结消肿以开音。四诊时患者症状明显缓解，再予汤药调理以巩固疗效。

四逆散为调和肝脾基础方，二陈汤为燥湿化痰基础方，本案例中二方合用，体现"治痰先理气、气顺则痰消"用意，全方重在调理肝脾，化痰散结。

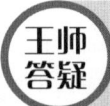 **请问老师："为什么用四逆散却去枳实？"**

王老师回答："枳实通降胃肠，破气消积利气之力尤强，本例患者脉细，舌淡，大便溏每日3～4次，说明患者患病后体质已较虚弱，不宜用过于破气的药，且方中有陈皮、砂仁健脾理气即可。"可见王士贞用药之精当。纵观王士贞在本例辨证治疗过程中，利咽喉开音之品虽不多，但因为抓住病机，故而收到了良好疗效，可谓"治病求本"之体现。

（杨素娟　整理）

● 病案五

张某，男，49岁。

2015年10月21日初诊。患者因声带有白斑于2015年9月20日在我科行手术治疗，术后1月余仍声嘶失音而来诊。来诊时症见：声嘶失音，发音困难，气短，咽喉有异物感，痰少，口淡不干，焦虑不安，胃纳一般，二便调。脉弦细滑，舌质淡胖，舌苔白。既往有胃手术及胆囊手术史。专科检查：咽黏膜无明显充血。电子鼻咽喉镜检查结果示：双声带肿物切除术后改变，双声带充血，微肿，右声带前中1/3稍隆起，声带运动正常，闭合稍差。

中医诊断：喉瘖。

辨证分型：肺脾气虚，气滞于喉。

治法：补益肺脾，顺气散滞，利喉开音。

处方：五指毛桃30克、党参20克、茯苓15克、白芍15克、蝉蜕5克、木蝴蝶10克、地龙干10克、浙贝母10克、法半夏10克、陈皮6克、砂仁6克（后下）、柿蒂15克、枇杷叶10克、毛冬青15克、甘草6克，7剂，每日1剂，水煎服。

外治法：①清金开音片2瓶，含服，每次2片，每日3～4次。

②维生素B$_{12}$ 0.5毫克+利多卡因5毫升，穴位注射1次。取穴：天突穴、廉泉穴、双人迎穴。

③嘱患者自行做颈三线按摩。

调护：嘱患者保持心情开朗，忌用力讲话，注意声带休息。

2015年10月28日二诊。仍声嘶，稍可开音，咽有异物感不适，口不干，仍有焦虑恐惧感，胃纳、二便调。脉细滑、舌质淡红、舌苔白。专科检查：咽部无明显充血。

处方：五指毛桃20克、党参20克、茯苓15克、白芍15克、蝉蜕5克、木蝴蝶10克、法半夏10克、陈皮6克、砂仁6克（后下）、柿蒂15克、枇杷叶10克、香附10克、远志15克、甘草6克，7剂，每日1剂，水煎服。

外治法同2015年10月21日。

2015年11月6日三诊。已可开音说话，但讲话仍较费力，声音稍低沉，口不干，心情已开阔，胃纳、二便调。脉细滑，舌质淡红，苔白。

处方：五指毛桃20克、党参20克、茯苓15克、白芍15克、蝉蜕5克、木蝴蝶10克、法半夏10克、陈皮6克、浙贝母10克、砂仁6克（后下）、柿蒂15克、龙脷叶10克、枇杷叶10克、麦冬15克、甘草6克，7剂，每日1剂，水煎服。

外治法同2015年10月21日。

2015年11月13日四诊。讲话声音较清亮，但讲话不能持久，口不干，胃纳、二便调。脉细滑，舌质淡红，舌苔薄白。

处方：守2015年11月6日方7剂，每日1剂，水煎服。

病 案 分 析

患者素体虚弱，加上手术创伤，故术后恢复缓慢。其症声嘶失音、气短无力、口淡不干、舌质淡胖，脉细等，均为肺脾气虚的表现。声带充血、肿胀，为湿浊困聚声门。患者咽喉有异物感不适，并感焦虑不安，为气滞气郁，气机不利之征。故证属肺脾气虚，气滞于喉。

治疗重在补益肺脾，行气散滞，利喉开音。方中五指毛桃、党参补益肺脾；茯苓健脾渗湿消肿；地龙干亦为利水消肿之品，声带肿消而开音；陈皮、砂仁、柿蒂、枇杷叶、木蝴蝶等药均为理气之品，疏理气机。其中，法半夏得陈皮之助则气顺痰消；砂仁化湿醒脾，行气温中；柿蒂专入胃经，善降胃气；枇杷叶降肺胃之气；木蝴蝶入肝、胃二经，疏肝气、和胃气，又归肺经，配蝉蜕、枇杷叶清肺之余热而利喉开音。白芍敛肝和营，柔肝缓急；毛冬青为岭南常用中草药，有清肺热，通血脉，祛痰利咽喉的作用。全方补益肺脾，疏利气机，顺气下气，从而达到利喉开音的作用。

王士贞指出，对术后患者应注意术后调理及心理疏导，以促进患者术后的康复。

（高健莹　整理）

病案六

郑某，女，51岁。

2018年5月9日初诊。主诉：声嘶半年。近半年来声嘶，讲话费力，咽喉哽哽不利，口微干，痰少，胃纳一般，大便干结，胃脘不适，平时嗳酸打呃。脉细滑，舌质淡暗，舌苔白。2014年3月9日曾行甲状腺结节手术。专科检查：咽黏膜充血轻。2018年4月27日电子耳鼻咽喉镜检查示：双声带黏膜增厚暗红，前中1/3对称隆起（小结）。

中医诊断：喉瘖。

辨证分型：脾胃不和，痰浊困喉。

治法：调和脾胃，化痰散结。

处方：法半夏10克、茯苓15克、陈皮6克、浙贝母10克、猫爪草15克、铁包金15克、蝉蜕6克、木蝴蝶10克、桔梗10克、甘草6克、瓜蒌仁15克、五指毛桃20克、砂仁6克（后下）、柿蒂15克、毛冬青15克，7剂，每日1剂，水煎服。

外治法：清金开音片（本院制剂），含服，每次2～4片，每日3～4次。

针灸疗法：咽部穴位贴敷1次。取穴：廉泉穴、天突穴、双人迎。

2018年5月23日二诊。声嘶稍减轻，咽有异物感堵塞感减轻，胃纳一般，二便尚调。脉弦滑，舌质稍暗红，舌苔微黄略厚。专科检查：咽黏膜无明显充血。

处方：法半夏10克、茯苓15克、陈皮6克、浙贝母10克、猫爪草15克、铁包金15克、蝉蜕6克、木蝴蝶10克、桔梗10克、甘草6克、砂仁6克（后下）、灯心草2克、麦冬15克、浮小麦30克、五指毛桃20克，14剂，每日1剂，水煎服。

外治法与咽部穴位贴敷同初诊。

2018年6月13日三诊。声嘶明显减轻，咽仍稍有异物感，痰少，口不干，胃纳一般，大便稍干，小便调，偶胃脘不适，畏冷。脉弦细滑，舌质淡红，苔白。专科检查：咽无明显充血。

处方：法半夏10克、茯苓15克、陈皮6克、浙贝母10克、猫爪草15克、铁包金15克、蝉蜕6克、木蝴蝶10克、桔梗10克、甘草6克、香附10克、枇杷叶10克、龙脷叶10克、浮小麦30克、五指毛桃20克，14剂，每日1剂，水煎服。

外治法与咽部穴位贴敷同初诊。

2018年7月4日四诊。声音嘶哑明显减轻，咽微痛、咽有异物感，口微干，胃纳一般，二便尚调，近日，舌痛、舌边有溃疡，畏冷，夜眠可。脉细滑，舌质淡暗，苔白。专科检查：咽无明显充血。

处方：法半夏10克、茯苓15克、陈皮6克、浙贝母10克、猫爪草15克、铁包金15克、蝉蜕6克、木蝴蝶10克、白芍15克、桂枝10克、砂仁6克（后下）、香附10克、五指毛桃20克、远志15克，14剂，每日1剂，水煎服。

咽部穴位贴敷1次。

2018年8月22日五诊。仍有声嘶但已较前明显减轻，咽稍有堵塞感，痰黏少，口不甚干，胃纳一般，二便调。畏冷，恶心欲呕，脉弦细滑，舌质淡略暗，苔白，专科检查：咽无明显充血。

处方：五指毛桃20克、党参20克、茯苓15克、白术10克、法半夏10克、陈皮6克、白芍15克、桔梗10克、砂仁6克（后下）、猫爪草15克、柿蒂15克、香附10克、郁金15克、浙贝母10克、甘草6克，14剂，每日1剂，水煎服。

咽部穴位贴敷1次。

2018年9月19日六诊。声嘶时重时轻，口微干，痰少，胃纳一般，二便调，咽有异物感，大便稍干，夜眠可。脉细滑，舌质淡暗，苔白。专科检查：咽无明显充血。

处方：五指毛桃20克、党参20克、茯苓15克、白芍15克、沙参15克、百合15克、蝉蜕5克、木蝴蝶10克、铁包金15克、法半夏10克、陈皮6克、浙贝母15克、枇杷叶10克、紫苏梗10克、甘草6克，14剂，每日1剂，水煎服。

2018年10月25日七诊。声嘶已明显减轻，但仍有咽异物感，痰少，口干，胃纳一般，大便干结，精神疲倦。脉弦细滑，舌质淡红，苔白。专科检查：咽无明显充血。电子鼻咽喉镜检查示：左声带黏膜增厚，双声带未见充血，未见明显新生物，声带活动正常，闭合良好。

处方：五指毛桃20克、党参20克、茯苓15克、白芍15克、沙参15克、百合15克、蝉蜕5克、木蝴蝶10克、法半夏10克、陈皮6克、铁包金15克、浙贝母10克、枇杷叶10克、砂仁6克（后下）、甘草6克，10剂，每日1剂，水煎服。

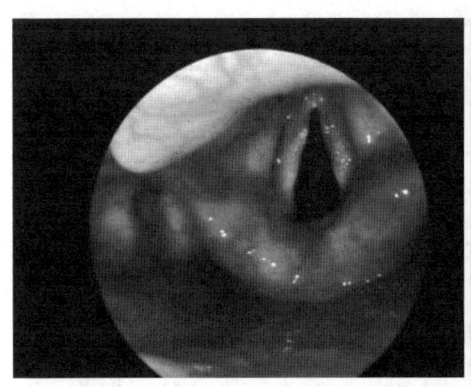
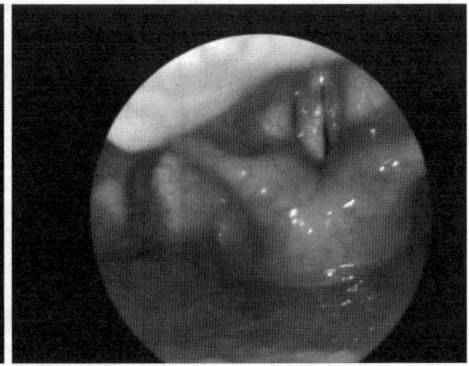

2018年4月27日，治疗前

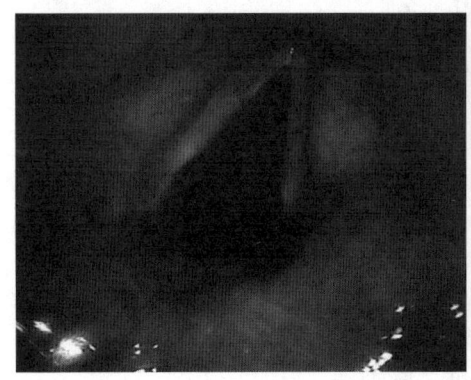
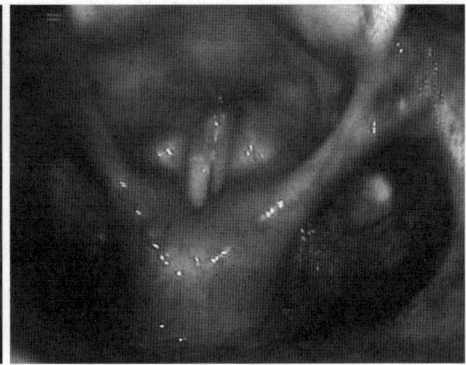

2018年10月25日，治疗后

病案分析

患者平素脾胃虚弱，脾失健运，可导致胃失和降而上逆，故患者平时胃脘不舒，嗳酸打嗝。而胃失和降，也可影响脾的运化功能，脾健运失职，水湿不化，则痰湿内生，日久痰瘀互结于声户，则可致声带黏膜暗红增厚、小结。声门开合不利，则声嘶反复难愈，讲话费力，咽喉哽哽不利。脾胃阴津不足则致口干、大便干结。脉细滑，舌质淡暗，舌苔白厚为脾虚湿困之象。故辨证为脾胃不和，痰浊困喉。

治法宜健脾理气，化痰散结，利喉开音。初诊，用二陈汤加味，方中二陈汤健脾理气，燥湿化痰散结；加五指毛桃、茯苓增强健脾益气之功；砂仁、柿蒂和胃降逆；浙贝母、瓜蒌仁、猫爪草化痰散结消肿；毛冬青、铁包金活血化瘀，消肿胀利咽喉；蝉蜕、木蝴蝶、桔梗、甘草清咽利喉开音。全方健脾理气，化痰祛瘀散结，利咽喉开声音。初诊至四诊，均以初诊方为基础加减处方。服药20剂后声嘶已明显减轻，四诊时患者舌痛舌边溃疡，畏冷，故加白芍、桂枝调和营卫。五诊时患者恶心欲呕，畏冷，说明虽痰湿渐去，但脾胃仍较虚弱，应加强补气健脾，用香砂六君子汤加五指毛桃，以补脾益气，祛痰浊；柿蒂降逆止呕；桔梗、甘草宣肺祛痰，利喉开音；猫爪草祛痰散结。六诊、七诊用补益气阴之剂调理以巩固疗效。经5个多月调治，2018年10月25日电子鼻咽喉镜复查结果示，除左声带黏膜稍肥厚外，声带小结已消失。疗效显著。

在辨证治疗过程中，王士贞常在方中加猫爪草、铁包金，意在加强方中祛痰消肿散结的作用，为王士贞治疗喉瘤的经验用药，值得我们在临床中学习借鉴。

（高健莹 杨素娟 整理）

● 病案七

黄某，女，59岁。

2019年10月10日初诊。主诉：声嘶伴咽有异物堵塞感10个月。自觉讲话声粗，咽中痰黏感，喜清嗓，痰不多，口微干，胃纳、二便调。舌质暗淡，苔白，脉细滑。平素话多，讲话大声，遇事易紧张烦躁。专科检查：口咽稍充血。2019年8月27日电子纤维喉镜检查示：双室带稍充血，双声带充血肥厚，前中1/3见息肉样新生物隆起。

中医诊断：喉瘖。

辨证分型：肺虚气弱，痰凝血瘀。

治法：补益肺脾，理气化痰，散结开音。

处方：柴胡10克、茯苓15克、白芍15克、法半夏10克、陈皮6克、浙贝母10克、猫爪草15克、铁包金15克、砂仁6克（后下）、香附10克、五指毛桃20克、党参20克、蝉蜕5克、木蝴蝶10克、甘草6克、枇杷叶10克，7剂，每日1剂，水煎服。

外治法：清金开音片（本院制剂）3瓶，含服，每次4片，每日3次。

针灸疗法：咽部穴位贴敷1次（双人迎、天突、廉泉）。

调护：嘱患者忌食生冷及肥甘厚腻。调整心态，避免过度用嗓，注意声带休息。

2019年10月23日二诊。自述声嘶有减轻，少许咽喉有异物感，痰不多，时有"吭喀"，口不甚干。胃纳、二便调。舌质淡略暗，苔白，脉细。

处方：柴胡10克、茯苓15克、白芍15克、法半夏10克、陈皮6克、浙贝母10克、猫爪草15克、铁包金15克、香附10克、党参20克、五指毛桃20克、蝉蜕5克、紫苏梗10克、甘草6克、木蝴蝶10克、枇杷叶10克，10剂，每日1剂，水煎服。

咽部穴位贴敷1次。

2019年11月6日三诊。自述仍有少许声嘶，晨起咽喉不适，少许黏痰，少许咽痛，口干。胃纳、二便调。舌质淡暗，苔白，脉细滑。

处方：五指毛桃20克、太子参20克、茯苓15克、白芍15克、沙参15克、百合10克、法半夏10克、陈皮6克、猫爪草15克、铁包金15克、枇杷叶10克、紫苏梗10克、蝉蜕5克、木蝴蝶10克、香附10克、甘草6克，10剂，每日1剂，水煎服。

2019年12月4日四诊。自述咽部哽哽不利等症状有减轻，仍有少许声嘶，咽喉稍有异物感，口不干。胃纳、二便调。舌质淡暗，苔白，脉弦细滑。

处方：五指毛桃20克、太子参20克、茯苓15克、白芍15克、沙参15克、百合10克、法半夏10克、陈皮6克、猫爪草15克、铁包金15克、蝉蜕5克、木蝴蝶10克、柴胡10克、香附10克、甘草6克，15剂，每日1剂，水煎服。

2020年1月8日五诊。自述声嘶明显减轻，晨起有痰较稠，或黄或白，口不干。胃纳、二便调。脉细略滑，舌质淡暗，苔白。专科检查：咽部正常。复查电子纤维喉镜结果示：双声带肥厚，右声带前中1/3见息肉样新生物隆起，较2019年8月27日已有明显缩小。

处方：五指毛桃20克、太子参20克、茯苓15克、白芍15克、法半夏10克、陈皮6克、猫爪草15克、浙贝母10克、铁包金15克、蝉蜕5克、木蝴蝶10克、香附10克、毛冬青15克、桔梗10克、甘草6克，20剂，每日1剂，水煎服。

嘱患者继续坚持调护。

病 案 分 析

患者平素多语，讲话大声，一是多语损气，过度用声耗伤肺气，肺气不足，喉窍失养，金破不鸣而为瘖；二是用声过度致喉窍脉络受损，则气血阻滞咽喉亦可致瘖，如《张氏医通·卷之五》所云："亦有叫骂声嘶而喉破失音者。"又患者平时遇事易紧张，容易有情绪，情志抑郁不舒，影响肝的条达，肝气郁结，肝郁脾滞，气郁痰聚，气血痰瘀凝聚于喉窍，形成息肉而致瘖。故辨证为肺虚气弱，血瘀痰凝。

治宜补益肺脾，理气化痰，散结开音。初诊、二诊方用四逆散加陈夏六君子汤加减。在方中以柴胡、白芍条达肝气，疏肝解郁；陈皮、法半夏、茯苓可补脾健胃，理气化痰；以五指毛桃、党参补益肺脾之气；猫爪草、铁包金化痰祛瘀散结；蝉蜕、木蝴蝶长于宣肺利咽、开音疗哑。二诊药后声嘶已明显减轻，三诊时口干黏痰，为气阴不足，故以益气养阴为主，加入了沙参、麦冬，养阴润燥、益胃生津。至五诊复查电子鼻咽喉镜结果示：患者声带息肉已明显缩小，仍守益气养阴、化痰散结之法，以巩固疗效。

本例喉瘤，王士贞强调整体辨证，通过调理脏腑功能，指导患者饮食有节，声带养护，避免过度用声，疗效显著。

（邱宝珊 欧芹 整理）

● 病案八

罗某，女，5岁。

2014年12月12日初诊。主诉：咽喉微痛，声音嘶哑3个月。患儿3月前开始出现咽喉疼痛不适，声音嘶哑，一直未见好转，现为求进一步诊疗而就诊。来诊时症见：咽喉微痛，声音嘶哑，时有"吭喀"，口不干，胃纳一般，大便每日2～3次。舌质淡红，苔白，脉细。其父诉患儿平时较易感冒，3岁时曾患上呼吸道感染及出血性紫癜住院治疗2次。专科检查：发育中等，双鼻腔通畅，双扁桃体Ⅱ度肿大，稍潮红。电子鼻咽喉镜检查示：双侧声带前中1/3见白斑样新生物，声带运动正常，声门闭合欠佳，见图1a。

中医诊断：喉瘤。

西医诊断：声带白斑。

辨证分型：脾虚肺弱，痰浊困喉。

治法：健脾益气，祛痰散结，利喉开音。

处方：五指毛桃10克、茯苓10克、白芍10克、沙参10克、百合10克、蝉蜕5克、木蝴蝶10克、浙贝母10克、灯心草1克、扁豆花10克、龙脷叶10克、桔梗10克、甘草3克、谷芽15克、岗梅根10克，7剂，每日1剂，水煎服。

外治法：①清金开音片（本院制剂），含服，每次1片，每日3～4次。

②中药雾化喷喉3次，每日1次。

二诊、三诊，中药均守初诊方随症加减，每日1剂，外治法同初诊。

2015年1月8日四诊。其母诉，声嘶减轻，仍有少许咽痛，口不干，胃纳一般，大便次数较多，每日2～3次，脉细，舌质淡红，苔白。复查电子鼻咽喉镜检查示：双侧声带前中1/3见少许白色斑片状新生物附着，较前缩小，见图1b。

处方：五指毛桃10克、太子参10克、茯苓10克、白芍10克、蝉蜕5克、木蝴蝶10克、僵蚕10克、浙贝母10克、猫爪草10克、龙脷叶10克、诃子10克、桔梗10克、甘草3克、竹茹10克、陈皮3克，14剂，每日1剂，水煎服。

五诊、六诊，声嘶较前减轻，期间有感冒数天，鼻塞，涕中带血，守四诊方随症加减。

2015年2月25日七诊。声嘶渐有减轻，口不甚干，微咳，少许白痰，胃纳一般，二便调，舌质稍红，舌苔白。专科检查：咽黏膜充血轻，双扁桃体无脓点。复查电子鼻咽喉镜检查示：双侧声带稍充血，双侧声带前中1/3游离缘见些许白色斑片状附着，较2015年1月8日略有缩小，声带运动正常，声门闭合欠佳，见图1c。

处方：五指毛桃10克、太子参10克、茯苓10克、白芍10克、法半夏8克、陈皮3克、蝉蜕5克、木蝴蝶10克、猫爪草10克、鸡内金10克、浙贝母10克、连翘10克、毛冬青10克、桔梗10克、甘草3克，7剂，每日1剂，水煎服。

八诊至十三诊期间，患儿声嘶逐渐改善，中药仍守七诊方随症加减。

2015年4月22日十四诊。无咽痛，无明显声嘶，胃纳一般，二便调。脉细，舌质淡红，苔白。专科检查：咽黏膜无充血。电子鼻咽喉镜检查报告示：双声带轻度充血，未见新生物，活动正常，声门闭合正常，见图1d。

处方：守十四诊方去浙贝母、猫爪草、辛夷花、杏仁、白茅根，加紫苏叶10克、谷芽20克、五指毛桃10克，7剂，每日1剂，水煎服。

2015年8月15日随访。患儿无声嘶等症状出现，胃纳、二便调。

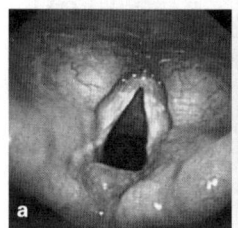 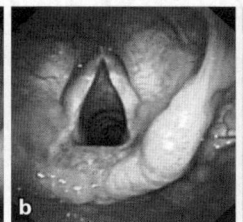 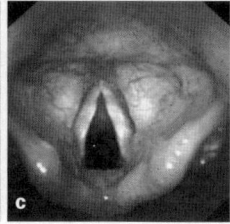 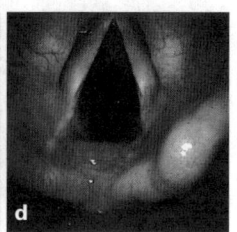

| 2014年12月12日 | 2015年1月8日 | 2015年2月25日 | 2015年4月22日 |

图1 各时间点电子鼻咽喉镜检查的声带镜像表现

<h1>病 案 分 析</h1>

患儿以咽喉微痛、声音嘶哑为主要症状，经电子鼻咽喉镜检查诊断为声带白斑。该病发生于小儿，临床上较为罕见。

王士贞认为本例中医属"喉瘖"之范畴，与肺、脾有关。缘患儿平素易感冒，2～3岁时曾患上呼吸道感染及出血性紫癜2次住院治疗，说明患儿体质较虚弱，脾虚肺弱是其主要病因病机。肺气虚弱，卫外功能较弱，最易为外邪侵袭；脾气虚弱，脾气不充，运化失健，湿浊内困，导致外感之邪毒与体内之湿浊交结，困聚于声门而为病。在治疗上，王士贞重在健脾益气，祛痰散结，利喉开音。基础方：五指毛桃、太子参、茯苓、白芍、蝉蜕、木蝴蝶、猫爪草、浙贝母、鸡内金、龙脷叶、桔梗、甘草。方中五指毛桃、太子参健脾益气养阴，茯苓健脾渗湿，利水消肿；白芍敛阴和营；猫爪草、浙贝母、鸡内金为祛痰浊、散结聚之品，猫爪草味辛以散，化痰浊，消痰火之郁结之力尤胜，鸡内金还有消积滞、化坚消结之功；蝉蜕、木蝴蝶、桔梗、甘草利喉开音。临证加减用药方面，如健脾补气药，除用五指毛桃、太子参外，还可以选用党参、炒扁豆之类；渗湿利湿药还可选用土茯苓、薏苡仁、灯心草、扁豆花等；祛痰散结药除用猫爪草、浙贝母、鸡内金外，也可适当选用僵蚕、法半夏、陈皮；利喉开音药，如蝉蜕、木蝴蝶、桔梗、甘草、诃子、枇杷叶、毛冬青、龙脷叶、岗梅根等均可视病情适当选用；小儿饮食欠佳，还可选加健脾消积滞的药，如谷芽、麦芽、山楂、独脚金等。小儿用药须审慎，原则上不宜使用大苦、大寒、大辛、大热之品，以免耗伤正气。同时在治疗过程中，王士贞认为配合外治法也是重要的一环，如喉熏蒸疗法、含服法等。患儿在门诊服药治疗，历时4个余月，终获疗效。

（郭华民　整理）

● 病案九

王某，男，31岁。

2017年8月31日初诊。主诉：咽痛，咽喉哽哽不利，讲话费力3个月。

患者3个月前开始出现咽痛，咽喉哽哽不利，声音低沉，讲话费力，一直未能缓解，平时时有胃脘不适，或有饱胀打呃。来诊时症见：咽喉微痛，咽喉哽哽不利，讲话费力，伴痰多色白，口干欲饮，胃纳欠佳，二便尚调。舌质淡红，苔白略厚，唇暗，脉细滑。专科检查：咽黏膜稍红。辅助检查：电子鼻咽喉镜检查结果示：双侧声带、室带表面充血，双声带肥厚增生，右侧甚，其前中1/3见白斑状新生物。

中医诊断：喉瘖。

西医诊断：声带白斑。

辨证分型：脾胃虚弱，痰湿困喉。

治法：健脾和胃，化痰开音。

处方：太子参15克、茯苓15克、白芍15克、柴胡10克、法半夏10克、陈皮6克、蝉蜕5克、木蝴蝶10克、猫爪草15克、砂仁6克（后下）、柿蒂15克、枇杷叶10克、紫苏叶10克、龙脷叶10克、甘草6克，14剂，每日1剂，水煎服。

外治法：清金开音片（本院制剂）2瓶，含服，每次3片，每日3～4次。

2017年9月20日二诊。感觉咽喉疼痛及哽哽不利症状明显减轻，讲话稍费力，痰少，口微干，胃纳一般，胃中有酸气，大便黏稀。专科检查：咽黏膜稍红，舌质淡红，苔白，唇色暗，脉细滑。

处方：太子参15克、茯苓15克、白芍15克、柴胡10克、法半夏10克、陈皮6克、蝉蜕5克、木蝴蝶10克、猫爪草15克、砂仁6克（后下）、柿蒂15克、枇杷叶10克、龙脷叶10克、五指毛桃15克、甘草6克，14剂，每日1剂，水煎服。

外治法：清金开音片3瓶，含服，每次3片，每日3～4次。

2017年10月9日三诊。复查电子鼻咽喉镜检查结果示：双声带、室带稍充血，右侧声带稍肥厚，其前中1/3见少许白斑，与2017年8月31日对比白斑减少，声带活动正常，声门闭合尚好。守2017年9月20日方，7剂，每日1剂，水煎服。

2017年11月24日四诊。咽喉无明显不适，口微干，少许黏白痰，偶饭后打呃，胃纳、二便正常，舌质淡红，舌苔白，唇暗，脉细。复查电子鼻咽喉镜检查结果示：双侧声带淡红，未见明显新生物，双侧室带未见明显充血及新生物，声带活动正常，声门闭合好。

外治法：予清金开音片2瓶，含服。

2017年12月13日随诊。咽喉无不适。

病案分析

本例声带白斑患者，主要是脾气虚弱，胃气上逆，痰湿困郁声门所致。脾气虚弱，导致胃失和降而上逆，则出现胃脘不适，饱胀打呃，咽喉哽哽不利等症状；脾失健运，不能升清化浊，湿浊内生，则见胃纳差，痰多色白，舌淡苔白厚等症状。故治疗应予健脾和胃，化痰浊，散结聚，利喉开音之剂，疗效显著。

（郭华民　整理）

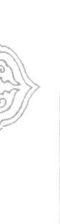

● 病案十

赖某，女，56岁。

2017年5月24日初诊。主诉：咽喉疼痛，声音嘶哑约1个月。患者诉于1个多月前患感冒后，一直声音嘶哑，讲话费力，咽喉哽哽不利，"吭喀"不适，痰多，色白或时黄，口干欲饮，时有打嗝嗳酸，胃纳一般，二便尚调。患者形态偏肥胖，喜大声说话，平常已比较注意饮食清淡。脉细滑略数，舌质稍暗红，舌苔白略厚。专科检查：咽黏膜稍红。电子鼻咽喉镜检查结果示：双侧声带前中1/3见白膜覆盖。患糖尿病多年有服药，病情稳定。

中医诊断：喉瘖。

西医诊断：声带白斑。

辨证分型：肺经伏热，痰湿困喉。

治法：泻肺清热，化痰利喉。

处方：桑白皮15克、地骨皮15克、桔梗10克、甘草6克、法半夏10克、陈皮6克、浙贝母10克、枇杷叶10克、紫苏叶10克、龙脷叶10克、玉米须20克，7剂，每日1剂，水煎服。

针灸疗法：咽部穴位贴敷1次。

调护：嘱患者忌食生冷、肥甘厚腻及炙煿之品，忌大声说话，注意声带休息。并告知定时复诊，检查电子鼻咽喉镜。

2017年6月1日二诊。服药后已无咽喉疼痛，仍声音嘶哑，少许咳嗽，痰黏白或黄，咽喉哽哽不利，口微干，仍时有打嗝嗳酸，胃纳一般，二便调，脉弦细滑，舌质稍红，舌苔白。

辨证分型：脾胃不和，痰湿困喉。

治法：调和脾胃，化痰利喉。

处方：柴胡10克、茯苓15克、白芍15克、法半夏10克、陈皮6克、党参20克、枇杷叶10克、紫苏叶10克、龙脷叶10克、砂仁6克、柿蒂15克、猫爪草15克、鸡内金10克、桑白皮15克、甘草6克、玉米须20克，15剂，每日1剂，水煎服。

中成药：加味胃炎消片（本院制剂）2瓶，每次4片，每日3次。

针灸疗法：咽部穴位贴敷1次。

2017年8月23日三诊。患者近2个月没有来诊，问其原因，告知服用6月份的15剂药后，声嘶症状减轻，再在当地取药10剂煎服。最近十余天咽微痛，仍有声嘶，咽中有痰色白黏，口干，胃脘不适，时有打嗝，夜间腰酸，双下肢有抽筋的现象。胃纳可，二便调。脉细滑，舌质暗红，舌苔白略厚腻。专科检查：咽黏膜稍红。

处方：柴胡10克、茯苓15克、白芍15克、法半夏10克、陈皮6克、党参20克、白术10克、砂仁6克（后下）、柿蒂15克、枇杷叶10克、紫苏叶10克、香附10克、麦冬15克、浙贝母10克、桑寄生30克、玉米须20克、甘草6克，14剂，每日1剂，水煎服。

中成药：加味胃炎消片2瓶，每次4片，每日3次。

针灸疗法：咽部穴位贴敷1次。

嘱其按时复诊。

2017年9月7日四诊。声嘶明显减轻，咽喉哽哽不利症状也缓解，少许黏白痰，胃脘不适症状已有好转，打嗝少。脉细滑，舌质稍红，舌苔薄白。电子鼻咽喉镜检查示：双侧声带前中1/3少许白膜附着。

处方：柴胡10克、茯苓15克、白芍15克、法半夏10克、陈皮6克、党参20克、白术10克、砂仁6克（后下）、柿蒂15克、蝉蜕5克、木蝴蝶10克、枇杷叶10克、紫苏叶10克、扁豆花10克、玉米须20克、甘草6克，14剂，每日1剂，水煎服。

2017年9月28日五诊。声音嘶哑及咽喉哽哽不利等症状基本消失，胃脘不适症状也未再出现，无打嗝。胃纳、二便调。脉细，舌质淡红，舌苔薄白。取药以巩固疗效。

处方：柴胡10克、茯苓15克、白芍15克、法半夏10克、陈皮6克、党参20克、白术10克、砂仁6克（后下）、柿蒂15克、蝉蜕5克、木蝴蝶10克、枇杷叶10克、紫苏叶10克、灯心草2克、玉米须30克、甘草6克，14剂，每日1剂，水煎服。

2017年10月12日随访。患者告知：数月来注意生活起居，饮食有节，不大声讲话，声嘶及咽喉诸症已除。复查电子鼻咽喉镜结果示：双声带、室带未见明显充血及新生物，声带活动度可，声门闭合佳。

2020年7月6日其儿子来诊病，随访其母赖某喉病情况，告知：2年多来，注意饮食有节，保护声带，不大声讲话，咽喉无不适。

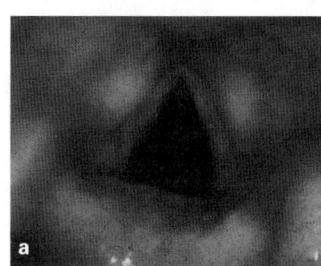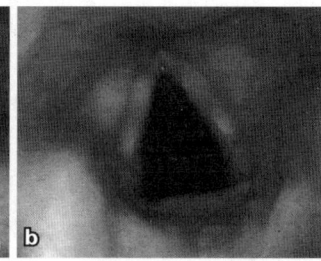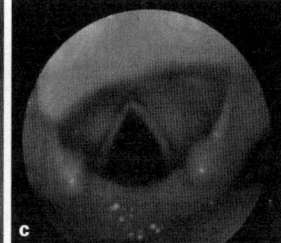

| 2017年5月24日 | 2017年9月7日 | 2017年10月12日 |

图2　各时间点电子鼻咽喉镜检查的声带镜像表现

病 案 分 析

患者因感冒后声音嘶哑，咽喉哽哽不利来诊，电子鼻咽喉镜检查结果示：双侧声带前中1/3见白膜覆盖，诊为声带白斑，属中医"喉瘖"范畴。

患者形体肥胖，为脾虚痰湿体质，又因外感后余热未清，肺中有伏火郁热，火热炼津为痰，痰热壅肺上蒸咽喉，痰困于喉，发为声带白斑。声门闭合不利，致声音嘶哑，讲话费力。因肺中有热，又多语损气，肺热阴虚则口干引饮。患者时有打嗝，脉细滑，舌质淡暗，舌苔白厚为脾虚湿困之象。故初诊辨证为肺经伏热，痰浊困喉。

治疗以清泻肺中伏热，化痰浊为主。初诊时先用泻白散合二陈汤加减。方中桑白皮、地骨皮泻肺中伏热，桔梗、甘草为甘桔汤，宣通肺气，开音利咽；法半夏、陈皮燥湿化痰，理气和中；枇杷叶、紫苏叶、龙脷叶、浙贝母清肺化痰，和胃降逆；玉米须利湿消肿。初诊药后，已无咽喉疼痛，咳嗽痰黄等症，肺中郁热渐除。但患者为肥胖痰湿之体，胃脘不适，常打嗝嗳酸，痰多，为脾胃不和之征。故二诊、三诊、四诊、五诊的治疗均重在健脾和胃，除湿化痰，利喉开音。方用香砂六君子汤加减，加柴胡、白芍以增强肝之疏泄功能，则脾胃升降正常；枇杷叶、紫苏叶、龙脷叶等，以宣肺利咽喉；蝉蜕、木蝴蝶利喉开音；玉米须、扁豆花甘淡利湿消肿，有利于消除声带肿胀。另外，结合外治法咽部穴位贴敷，亦有助于疏通咽喉局部经络。经近4个多月辨证治疗，取得满意疗效，充分体现中医治疗的优势。

（高健莹　整理）

第五节　鼾眠

鼾眠是指以睡眠中鼾声过响，甚或出现呼吸暂停为主要特征的一种疾病。隋代《诸病源候论·卷之三十一》明确提出鼾眠这一病名，并列有"鼾眠候"进行专题论述："鼾眠者，眠里喉咽间有声也。人喉咙，气上下也，气血若调，虽寤寐不妨宣畅；气有不和，则冲击喉咽而作声也。其有肥人眠作声者，但肥人气血沉厚，迫隘喉间，涩而不利亦作声。"这里不仅将"眠里喉咽间有声"（即打鼾）定义为"鼾眠"，而且认识到其病因病机与肥人气血不调有关。

西医学的单纯性鼾症、阻塞性睡眠呼吸暂停低通气综合征、儿童腺样体肥大、扁桃体肥大等疾病可参考本病进行辨证治疗。目前西医学对于鼾症的治疗主要采用气道正压通气和手术治疗2种方法，儿童鼾症，多因扁桃体及腺样体肥大所致，也以手术切除为主，但远期疗效不尽如人意。

王士贞指出，鼾眠的病因病机，成人与儿童有所不同。成人常见于形体肥胖之人，多因平素嗜食肥甘厚腻之品，脾胃功能受损，而致脾失健运，痰瘀内生，阻塞气道所致。小儿五脏六腑的形与气皆属不足，为稚阳稚阴之体，一是小儿"肺为娇脏"，易为外邪所伤，引发肺系疾病，如鼻鼽、鼻渊、喉痹、乳蛾等，这些疾病的发生，均可使气道受阻，而导致鼾眠的发生；二是小儿"脾常不足"，若脾胃受伤，肺脾气虚同时出现，则痰浊上聚堵塞清窍，而致气息不通；三是小儿肾气不固，摄纳无权，鼻病频发而致气道不通。故小儿鼾眠的病因病机以肺脾气虚为主，常兼肾气不足，虚中夹湿夹痰。

王士贞认为，以中药内服结合中医特色外治法治疗鼾眠有其自身的优

王士贞耳鼻喉医案精选

势，方法简便，毒副作用少，值得深入探讨。对于小儿鼾眠，要内治与外治相结合，并注意鼻、咽喉诸窍并治。内治法旨在调节脏腑功能，治宜健脾益气，益智开窍，喜用参苓白术散加减。夹湿夹痰者，可合二陈汤加减运用，或选加猫爪草、浙贝母等以化痰散结；平素易感冒，鼻衄频发者，合玉屏风散加减，以益气固表；注意力不集中，遗尿、流涎、清涕长流者，常选加益智仁、芡实、金樱子等，以暖脾肾，摄津液，启智慧；夜睡不宁，躁动不安者，选加白芍、钩藤、灯心草、浮小麦等，以养心敛神；胃纳欠佳者，选加谷芽、麦芽、独脚金之类，以健脾胃消积滞。对于外治法目的在于疏通气道，喉核肥大者，烙治法、啄治法为首选，疗效确切，是中医耳鼻喉科传承创新的典范。鼻塞、涕多者，可选用滴鼻、鼻熏蒸疗法或熨法。此外，针灸疗法及小儿推拿也可选用。

在预防调护方面，王士贞认为，防病于未然更重要，增强体质，抵御外邪，预防感冒，积极治疗鼻病及咽喉疾病，告诫家长培养小儿良好饮食习惯。

验 案 举 例

● 病案一

李某，女，5岁。

2017年1月26日初诊。主诉：夜眠鼾声大1个月。其母代诉：患儿元旦前数天曾患感冒，夜睡鼾声大1个月，到某西医院诊治后，确诊为腺样体肥大，建议手术治疗，因畏惧手术，前来寻中医诊治。来诊时症见：睡眠打鼾，鼾声较大，张口呼吸，夜睡不宁，鼻塞，流浊涕，咳嗽有痰声，患儿形体偏瘦弱，平时易患感冒，经常鼻塞流涕，纳差，二便尚调。脉细，舌质淡红，舌苔白。专科检查：双鼻腔见脓涕。双扁桃体Ⅱ度～Ⅲ度肿大，无明显充血。

中医诊断：鼾眠。

辨证分型：肺脾气虚，痰聚清窍。

治法：益气健脾，化痰散结。

处方：五指毛桃10克、熟党参10克、茯苓10克、白术8克、防风8克、辛夷花8克、白芷8克、浙贝母10克、枇杷叶10克、紫苏叶10克、瓜蒌仁10克、甘草3克、扁豆花10克、谷芽20克，7剂，每日1剂，水煎服。

外治法：复方辛夷滴鼻液（本院制剂），1支，滴鼻。

调护：嘱忌食生冷、炙煿及肥甘厚腻之品，注意保暖，预防感冒。

2017年2月15日二诊。药后夜睡鼻鼾声减轻，夜睡较前安宁，鼻塞减轻，涕少，已无咳嗽，胃纳一般，二便调。脉细，舌质淡红，舌苔白。专科检查：双鼻腔少许涕痂，双侧扁桃体Ⅱ度～Ⅲ度肿大，无充血。

处方：五指毛桃10克、熟党参10克、茯苓10克、白术8克、防风8克、辛夷花8克、白芷8克、浙贝母10克、猫爪草10克、炒扁豆10克、陈皮3克、谷芽20克、甘草3克，7剂，每日1剂，水煎服。

2017年2月22日三诊。夜睡鼻鼾声明显减轻，已无鼻塞流涕，口微干，胃纳一般，二便调。脉细，舌质淡红，舌苔白。专科检查：双下鼻甲不大，淡红，双鼻腔无分泌物。双扁桃体Ⅱ度肿大。

处方：继续服用二诊处方7剂，水煎服。

2017年3月1日四诊。夜睡少许鼻鼾声，夜睡安宁，无鼻塞流涕，偶夜间遗尿。脉细，舌质淡红，舌苔白。专科检查：双下鼻甲不大，淡红，双鼻腔干净，双扁桃体Ⅱ度肿大，无充血。

处方：五指毛桃10克、熟党参10克、茯苓10克、白术8克、防风8克、白芷8克、浙贝母10克、炒扁豆10克、陈皮3克、谷芽20克、益智仁10克、芡实10克、鸡内金10克、炙甘草3克，7剂，每日1剂，水煎服。

2017年3月8日五诊。夜睡已无鼻鼾声，夜睡安宁。取药调理。再取四诊方剂7剂。

2018年3月23日随诊。其母带他人来诊，询问其情况，告知：患儿药后已无鼾眠症状。近1年来感冒少，生长发育良好。

病 案 分 析

　　鼻、咽喉是呼吸气流出入的通道，是肺之门户，若该通道过于狭窄，则睡眠时呼吸受阻，冲击作声。该患儿鼻塞流涕，扁桃体、腺样体肥大，导致呼吸之气出入不畅通而致鼾眠。患儿素体较弱，平时易感冒，经常鼻塞流涕，为肺气虚弱，卫表不固。形体偏瘦，胃纳欠佳，鼻流浊涕，脉细，舌淡苔白，为脾虚湿困的表现。故辨证为肺脾气虚，痰聚清窍。

　　故治法以益气健脾，化痰散结。初诊方中以玉屏风散合四君子汤加减，玉屏风散益气固表，四君子汤为补气健脾之要方，两方合用，肺脾之气健旺，相互为用，肺气得宣，湿浊得化，则鼻窍通畅。加辛夷花、白芷芳香通窍止涕；枇杷叶、紫苏叶、浙贝母、瓜蒌仁宣肺止咳化痰；扁豆花健脾利湿，谷芽健胃醒脾消积滞。全方益气健脾，使肺气得宣，湿浊得化，则患儿鼻塞减轻，涕少，无咳嗽，痰浊之邪渐除，故二诊在原方基础上去枇杷叶、紫苏叶、瓜蒌仁等，加炒扁豆、猫爪草、陈皮以加强健脾化湿之功，兼以散结。三诊患儿鼻鼾声明显减轻，无鼻塞流涕，故守二诊方药以巩固疗效。四诊患儿夜睡安宁，无鼻塞流涕，鉴于患儿夜间遗尿，方中加益智仁、芡实、鸡内金、炙甘草以温脾肾、止遗尿。经过调治，鼾眠已除，避免手术之苦。

（项秀英　整理）

● 病案二

　　张某，男，5岁。

　　2019年8月23日初诊。主诉：鼻塞、张口呼吸1年。患儿近1年来经常鼻塞，夜睡不宁，张口呼吸。到当地医院诊治，医生告知腺样体肥大，堵塞后鼻孔超过2/3，建议行手术治疗，因惧怕手术，前来中医治疗。来诊时症见：鼻塞，时有抽鼻动作，咽喉不利，频频"吭喀"，张口呼吸，夜睡鼻鼾声大，夜睡不宁，口不甚干，胃纳欠佳，二便尚调。脉细，舌质淡红，舌苔白略厚。专科检查：双下鼻甲淡红，微肿，双鼻腔未见分泌物引流；咽黏膜无明显充血，双扁桃体Ⅰ度肿大。珠海市人民医院电子鼻内镜检查示：双下鼻甲肥大，腺样体堵塞后鼻孔超过2/3。

中医诊断：鼾眠。

辨证分型：肺脾气虚。

治法：益气健脾，宣通肺窍。

处方：五指毛桃10克、太子参10克、茯苓10克、白术8克、防风10克、辛夷花8克、白芷8克、益智仁10克、诃子10克、枇杷叶10克、紫苏叶8克、浙贝母10克、猫爪草10克、灯心草1克、扁豆花10克、甜叶菊1克，7剂，每日1剂，水煎服。

外治法：①复方辛夷滴鼻液（本院制剂）2支，滴鼻，每日2次。

②自行用粗盐炒热布包熨脊柱（或家中备用热敷包亦可），每日2次。

调护：嘱忌食生冷及肥甘厚腻，注意保暖，增强体质，预防感冒。

2019年8月30日二诊。其母代诉：药后鼻塞减轻，抽鼻减少，仍有咽喉哽哽不利，时有"吭喀"，夜睡鼾声大，口不干，胃纳一般，二便调。脉细，舌质淡红，舌苔白。

处方：五指毛桃10克、太子参10克、茯苓10克、白术8克、防风8克、辛夷花8克、白芷8克、益智仁10克、诃子10克、金樱子10克、枇杷叶10克、龙脷叶10克、浙贝母10克、猫爪草10克、甘草3克、陈皮3克、谷芽30克，10剂，每日1剂，水煎服。

2019年9月11日三诊。患儿鼻塞较二诊时又有减轻，偶"吭喀"，已无抽鼻，仍有时张口呼吸，胃纳、二便调。脉细，舌质淡红，舌苔白。

处方：五指毛桃10克、太子参10克、茯苓10克、白术8克、防风8克、辛夷花8克、白芷8克、益智仁10克、诃子10克、枇杷叶10克、紫苏叶10克、龙脷叶10克、浙贝母10克、猫爪草10克、陈皮3克、毛冬青10克、甘草3克，10剂，每日1剂，水煎服。

2019年9月25日四诊。鼻塞明显减轻，睡眠无张口呼吸，夜睡安宁，基本无"吭喀"，胃纳、二便调。脉细，舌质淡红，舌苔薄白。

处方：五指毛桃10克、太子参10克、茯苓10克、白术8克、防风8克、辛夷花8克、白芷8克、益智仁10克、诃子10克、枇杷叶10克、龙脷叶10

克、浙贝母10克、猫爪草10克、陈皮3克、谷芽30克、甘草3克，10剂，每日1剂，水煎服。

2019年10月14日随诊。其母告知，药后已无鼻塞，也无抽鼻、"吭喀"等症状，睡眠时无张口呼吸。夜睡安宁。

病 案 分 析

鼻与咽喉为呼吸道门户和通道，若该通道过于狭窄，则睡眠时气息出入受阻，致睡眠打鼾。该患儿因鼻塞、腺样体肥大而致睡眠时张口呼吸，夜睡不宁。肺为主气之枢，脾为生气之源，患儿肺脾气虚，肺气虚则肺失清肃，肺气不宣，鼻窍不利，故经常鼻塞，抽鼻，张口呼吸；若脾虚健运失职，津液不化，聚湿生痰，上渍于肺则致痰咳，咽喉哽哽不利，呼吸不畅。患儿胃纳欠佳，脉细，舌淡苔白为肺脾虚弱之象。故辨证为肺脾气虚。

治疗以健脾益气为主，兼化痰散结。方中五指毛桃、太子参、茯苓、白术、防风、甘草，健脾益气固表；益智仁、金樱子补脾肾；辛夷花、白芷芳香通鼻窍；枇杷叶、紫苏叶、龙脷叶、诃子宣肺止咳，清利咽喉；浙贝母、猫爪草、陈皮祛痰散结；谷芽健脾消积滞。全方补脾益肺，祛痰浊散结聚，通鼻窍利咽喉。

王师答疑 请问老师："为何热熨脊柱？"

王老师回答："脊柱为督脉经所循，主治五脏六腑相关病证及头面五官病，脊柱旁开为足太阳膀胱经所循，有肺俞、心俞、肝俞、脾俞、肾俞等穴位，主治头面五官疾病，故热熨脊柱有温补肺、脾、肾，温通清窍而疏通气道的作用。指导家长自行操作，简单易学。"内外治疗相结合，历时1个半月的调治，鼾眠得愈。

王士贞强调整体辨证治疗，通过调理脏腑，清气上濡清窍，气息顺畅而鼾眠除。

（高健莹　整理）

第六节　鼻咽癌

　　鼻咽癌是指发生于鼻咽部的癌肿。临床上以血涕、鼻塞、耳鸣耳聋、颈部恶核及头痛等为主要症状。鼻咽癌是我国高发肿瘤之一，尤以广东、广西、湖南、福建等省（自治区）发病率较高，男性发病率为女性的2～3倍，40～60岁为高发年龄组。

　　由于鼻咽癌病变部位较隐蔽，古代缺乏必要的器械设备进行检查，因此没有专门的病名及论述，但对鼻咽癌的常见症状，古医著中有所记载，如在"失荣""上石疽""瘰疬""真头痛"等病证中就有类似鼻咽癌常见症状的描述。

　　参考古代文献，对于鼻咽癌病因病机，多认为本病的发生，与气候、环境、不良嗜好、情志等因素有关。由于各种不良刺激，使肺、脾、肝、肾等脏腑功能失调，出现了气血凝滞、痰浊结聚、火毒困结等病理变化，以致经络壅阻，结聚而成肿块。治疗以行气活血，软坚散结；清化痰浊，行气散结；泻火解毒，疏肝散结为法。随着现代医学的发展，对本病的诊断已较准确，甚至能做到早期诊断及分析诊断。由于鼻咽癌细胞对放射线敏感，放射治疗是鼻咽癌的首选治疗，目前鼻咽癌的现代治疗是以放疗为主的综合治疗，但放、化疗过程的痛苦及后遗症状，让患者身心俱损。中医对鼻咽癌的治疗主要体现在放、化疗之后的干预，对于鼻咽癌放、化疗后的证型分析，现代中医认为以肺肾阴虚、脾胃失调、气血亏损、肾精不足为多见，临床治疗可分别以清肺养胃、润燥生津，健脾益气、和胃止呕，健脾养心、益气补血，补肾固本、滋阴降火为法。

　　王士贞认为，中医药的治疗扶助正气，有利于鼻咽癌放、化疗的顺利进行，减轻放、化疗的毒副反应，提高机体的抗病能力，改善生活质量，降低复发可能性。王士贞认为鼻咽癌进行放疗和化疗过程中，在杀伤鼻咽癌细胞的同时，也必将杀伤人体正常细胞，损耗了人体正气，她根据临床观察及用药经验体会，综合舌象、脉象及证候特征，并考虑到放射线具有中医火热特征，将其常见证型分为阴津耗伤、脾胃失调、气血亏虚等。阴津耗伤临床需辨清肺阴虚、脾胃阴虚及肾阴虚三种。肺阴虚者，治宜养阴清肺，生津润燥，方用泻白散合养阴清肺汤加减，常用药物：桑白皮、地骨皮、白芍、麦冬、天冬、甘草、生地黄等。脾胃之阴不足者，治宜健脾养胃，生津润燥，方用沙参麦冬汤或麦门冬汤加减，常用药物：沙参、麦冬、石斛、甘草、大枣、太子参、葛根、谷芽、麦芽、竹茹、山楂等。肾精亏损者，治宜补肾固本，滋阴降火，方用六味地黄丸加减，常用药物：生地黄、牡丹皮、泽泻、山茱萸、山药、茯苓、女贞子、菟丝子等。脾胃失调者，治宜健脾益气，和胃止呕，方用香砂六君子汤或陈夏六君子汤加减，常用药物：党参、陈皮、法半夏、茯苓、白术、麦芽、谷芽、砂仁、竹茹、猫爪草、薏苡仁、炒扁豆。气血亏虚者，治法宜补益气血，健脾养心，方用归脾汤、十全大补汤、大补元煎等，可选加制何首乌、鸡血藤、黄精、熟地黄、桑椹、枸杞子、阿胶等药。对于鼻咽癌放化疗的后遗症，如放射性鼻咽喉口腔黏膜炎症、放射性鼻窦炎、放射性中耳炎、放射性颌骨骨髓炎等，尽管其病名不同，其临床表现多为口鼻痰、涕多，王士贞认为可从痰饮、痰湿论治。放、化疗后，脾失健运，水湿不化，湿浊困结官窍，故宜从脾论治，予健脾利湿，益气通窍，常选用托里消毒散、托里透脓汤加减，外治方面则配合鼻腔冲洗、滴鼻、鼻熏蒸疗法、熨法等。

放射性脑脊髓病是鼻咽癌放疗后的一种严重后遗症，王士贞认为本病病机为气血津液亏耗，脉络痹阻不通，脑失所养，治法为活血祛瘀、补气养血、滋肾益髓、通窍醒脑。基础方为自拟活血健脑方：桃仁、红花、黄芪、熟地黄、女贞子、益智仁、白附子、石菖蒲、制何首乌。方中桃仁、红花活血祛瘀，消肿止痛；黄芪为补气要药，与桃仁、红花同用，补气活血通窍；熟地黄补气血，滋肾水，益真阴；女贞子、制何首乌补养肝肾，益精血；益智仁补脾肾，益精健脑；白附子燥湿化痰，祛风止痉，解毒散结；石菖蒲开窍宁神，化湿和胃。全方既不偏温燥，也不过于滋腻，活血祛瘀、解毒散结之中又不过于破散，故对放射性脑脊髓病患者有调整机体阴阳平衡、增强体质的作用。此外，王士贞还善于应用岭南中草药治疗鼻咽癌，常用中草药包括：山海螺、石上柏、猫爪草、白花蛇舌草、重楼等。

验 案 举 例

● 病案一

李某，女性，47岁。

2002年3月21日初诊。主诉：痰血6个月，颈部肿块、复视约2个月。缘患者于2001年9月开始出现咽喉疼痛，咯痰黄稠、带血丝，在单位医务室就诊，曾服抗生素（具体药物不详），症状稍减轻，至2002年2月出现左颈肿块、左侧偏头痛、耳鸣、听力下降、视蒙、复视，遂到我科诊治。经鼻咽活体组织检查，病理诊断报告示：鼻咽低分化鳞癌。CT检查报告示：鼻咽癌侵犯颅底骨质，左淋巴结转移。EB病毒VCA-IgA：1：160阳性。确诊为鼻咽癌。

来诊时症见：咽喉疼痛，痰黄稠带血，味腥臭，左偏头痛，呈持续性，左耳鸣，听力下降，视蒙，复视，口干纳呆，大便干，小便黄，睡眠欠佳，舌淡红，苔黄厚，脉弦细滑。专科检查：间接鼻咽镜检查示鼻咽顶左侧壁菜花状新生物，表面覆盖黄色脓性分泌物，左颈深上扪及约2cm×3cm大的淋巴结，固定，质硬，表面欠光滑，左眼球内斜固定。患者无鼻咽癌家族史，20岁开始在广州某工厂工作，有长期粉尘接触史。

确诊为鼻咽癌后，准备行放射治疗。现患者在做放疗前准备，要求内服中药。

诊断：鼻咽癌。

辨证分型：痰火结聚。

治法：化痰散结，泻火解毒。

处方：法半夏10克、胆南星15克、瓜蒌仁15克、山栀子15克、黄芩15克、野菊花15克、桃仁15克、茯苓15克、重楼15克，冬瓜仁30克、薏苡仁30克、虎杖20克，14剂，每日1剂，水煎服。

调护：嘱患者忌食煎炒炙煿及肥甘厚腻之品，注意休息，适当运动，锻炼身体，积极配合治疗，放松心情。

2002年4月5日二诊。患者服上药2周后，头痛减轻，鼻咽臭秽味减轻，痰微黄带血，耳鸣，听力下降，口干，二便调，舌质红，苔黄，脉细滑。今天开始在华侨医院行放射治疗。

处方：法半夏10克、胆南星15克、瓜蒌仁15克、栀子15克、黄芩15克、菊花15克、桃仁15克、茯苓15克、重楼15克，冬瓜仁30克、生薏苡仁30克、天花粉15克、葛根30克，14剂，每日1剂，水煎服。

2002年4月21日三诊。放疗第16天，头痛减轻，口干，咽喉疼痛，吞咽不利，胃纳欠佳，大便较少，舌红苔白，脉细。专科检查见咽黏膜充血，咽颊部有散在溃疡点。

处方：桑白皮12克、地骨皮12克、毛冬青15克、桔梗10克、甘草5克、沙参15克、龙脷叶10克、天花粉20克、太子参15克、茯苓15克、麦冬15克，7剂，每日1剂，水煎服。

外治法：①清金开音片2瓶，含服，4片，每日3～4次。

②银连含漱液2瓶，含漱用。

2002年4月28日四诊。放疗第23天，仍口干咽痛，吞咽疼痛较甚，胃纳较差，大便仍较少，颈部灼热疼痛，舌质淡红，苔白厚，脉细。专科检查：咽部红肿，散在溃疡点，颈部皮肤轻度红肿渗液。

处方：黄连5克、黄芩15克、法半夏10克、党参15克、茯苓15克、牡丹皮15克、生地黄15克、丹参15克、五指毛桃30克、甘草15克、薏苡仁30克，7剂，每日1剂，水煎服。

外治法：①银连含漱液2瓶，含漱用。

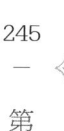

②清金开音片2瓶，含服，4片，每日3～4次。

③取鲜芦荟汁涂颈部皮肤，每日数次。

2002年5月13日五诊，患者放疗结束后，仍有视蒙，复视，听力下降，口干无津，不能进食干饭，间有头晕，胃纳差，低热，睡眠欠佳，面色无华，消瘦，颈部痒痛。舌红绛无苔，脉细数。专科检查见：鼻咽顶有黄色分泌物附着，双耳后及颈部皮肤粗糙脱皮，左眼球活动度较差，外展运动障碍。CT检查示鼻咽癌放疗后改变，颅底骨质破坏（破裂孔扩大）。EB病毒VCA–IgA为1：320。

处方：桑白皮12克、地骨皮12克、麦冬15克、玄参15克、沙参15克、白芍15克、蒲公英15克、葛根30克、重楼30克、太子参30克，全蝎6克、僵蚕10克。

随症加减，连服3个月。

2003年1月5日六诊。患者口干明显减轻，易疲劳，疲劳时有复视，胃纳可，睡眠好，二便调，舌红少苔，脉细。

处方：桃仁12克、红花10克、当归12克、川芎10克、柴胡12克、生地黄15克、麦冬15克、白芍15克、制何首乌18克、黄精18克、太子参30克、黄芪30克。

随症加减，连服2个月。

2003年3月5日随访。患者头晕、视蒙、复视等症状基本消失，听力恢复正常，左眼球、颈部活动自如，EB病毒VCA–IgA为阴性。患者已恢复了往日正常的生活和工作，坚持爬山锻炼身体。

病案分析

患者确诊鼻咽癌后自2002年3月至2003年3月在我科门诊配合中医治疗。1年来的治疗可分为放射治疗前、放射治疗期间及放射治疗后三个阶段。

第一阶段，鼻咽癌放疗前。患者痰涕稠黄带血，污秽腥臭，头痛甚，大便干，小便黄，舌苔黄厚，脉弦滑，鼻咽有多量脓稠分泌物附着，颈部有较大恶核、质硬。从整体与局部相结合辨证，证属痰火郁结，如《外科正宗·卷之四》曰："失荣者……或因六欲不遂，损伤中气，郁火相凝，隧痰失道停结而成。"治疗拟清热解毒，祛痰散结为法，方选清气化痰丸合柴胡清肝汤加减。方中重楼、黄芩、栀子、野菊花、虎杖苦寒泻热毒；法半夏、胆南星、桃仁、瓜蒌仁、冬瓜仁祛痰浊，散结聚；茯苓、生薏苡仁以健脾渗湿；柴胡、白芍行气疏肝。本阶段为放射治疗准备阶段，中医治疗以攻邪为主。

第二阶段，鼻咽癌放疗期间。放疗初期，拟前方去野菊花加菊花，去虎杖、重楼加天花粉、葛根，以防苦寒伤阴，养阴生津以防治放射性热损伤；随着放射剂量的增加，患者出现了口干、咽喉疼痛、口腔黏膜溃疡、进食困难，胃纳差，颈部皮肤红肿疼痛渗液等放疗的急性副反应，此时，方药以养阴清热、益气解毒、消肿止痛为治则，王士贞常用泻白散、沙参麦冬汤、甘草泻心汤加五指毛桃、太子参等，配合银连含漱液漱口、芦荟汁外涂颈部。本阶段放疗配合中医治疗，以减轻放射线的毒副作用，增强放疗的敏感性，促进癌瘤的消散。内外合治，患者顺利完成了放射治疗疗程。

第三阶段，鼻咽癌放疗后。此阶段的中医治疗在于治疗放疗的毒副反应及后遗症。现患者出现口干无津，便秘，面色无华，消瘦，低热，同时仍有复视、听力下降，左咽隐窝饱满，EB病毒阳性等表现，为放疗后元气耗伤，肺胃阴津亏损，而癌瘤未彻底消散所致，在治疗上应攻补兼施，扶正祛邪，立益气养阴生津、清热解毒为法，方药以泻白散和沙参麦冬汤加减，方中桑白皮、地骨皮、葛根、石斛、麦冬、沙参、生地黄、太子参以养阴益气，清热生津，辅助机体正气恢复；重楼、蒲公英清热解毒以清余邪；僵蚕、全蝎解毒祛邪镇痉，缓解颈肌之痉挛，促进眼肌运动。放射治疗后的一段较长时间，患者表现时有变化，如夜睡欠佳，气短乏力，精神疲倦，焦虑烦躁，口干舌燥等，多为气血亏虚。治疗以调补为主，拟益气养血滋阴，活血通络为法，予桃红四物汤加疏肝理气，益气滋阴之品。

中医辨证治疗1年后随访，患者诸证悉除，正常生活和工作。

本例患者病虽属晚期，但积极配合中西医结合治疗，1年后取得了满意的疗效。王士贞认为患者在疾病不同的阶段，证型也呈动态的变化，本病例的辨证用药特点，体现了王士贞临证时把辨病与辨证有机地结合起来，注重扶助正气，攻邪不伤正，内外治疗相结合，身心合治的诊疗思路。

（邱宝珊　整理）

● 病案二

林某，男，45岁。

2015年11月13日初诊。主诉：因患鼻咽癌行放、化疗，于2015年10月23日结束治疗。来诊时症见：口干甚，左耳有堵塞感，左侧面部麻木感不适，低头时下肢有触电感，痰黏，胃纳一般，大便干结。患者精神疲倦，面色稍黯滞。脉细滑，舌质淡暗，舌苔白略厚。专科检查：双外耳道耵聍栓塞，清洁后见双耳鼓膜增厚、潮红、浑浊，标志不清。双下鼻甲淡红、微肿，双中鼻道未见分泌物引流。咽黏膜充血干亮，鼻咽充血，见少许脓性分泌物附着。纯音测听结果示：左耳混合性聋。声导抗检查报告示：左耳"C"型鼓室图。

诊断：鼻咽癌放化疗后。

辨证分型：气阴亏虚，痰湿困聚。

治法：益气养阴，除湿化痰。

处方：五指毛桃30克、太子参15克、茯苓15克、白芍15克、沙参15克、百合15克、毛冬青15克、瓜蒌仁15克、陈皮6克、柴胡10克、蔓荆子10克、白术19克、龙脷叶10克、山海螺15克、甘草6克，7剂，每日1剂，水煎服。

调护：嘱患者起居有时，饮食有常，心情舒畅，保持良好心态，适当运动。

2015年12月26日二诊。仍口干甚，右侧面部仍有麻木感，低头下肢有触电感，痰少，左耳堵塞感明显减轻，精神尚好，时有烦躁不安。胃纳、二便尚调。脉细滑，舌质淡暗，舌苔白略厚。专科检查：鼻咽充血，见少许分泌物附着。双耳鼓膜潮红，增厚、浑浊。

处方：五指毛桃30克、太子参15克、茯苓15克、白芍15克、沙参15克、百合15克、麦冬15克、浮小麦30克、蝉蜕5克、地龙干10克、白蒺藜15克、丹参15克、猫爪草15克、龙脷叶10克、甘草6克，7剂，每日1剂，水煎服。

2015年1月14日三诊。口干症状较前有明显减轻，仍稍有低头触电感，左耳有少许堵塞感，胃纳一般，大便干结。脉细滑，舌质淡暗，舌苔白。专科检查：鼻咽稍充血，无分泌物附着。双耳鼓膜增厚、浑浊。

处方：五指毛桃30克、太子参15克、茯苓15克、白术10克、白芍15克、沙参15克、百合10克、猫爪草15克、麦冬15克、浮小麦30克、桃仁10克、益智仁10克、石菖蒲10克、柴胡10克、甘草6克，15剂，每日1剂，水煎服。

2017年9月13日来诊。患者1年多来自取2015年1月14日方，每周服1～2剂作为调理，平时无明显不适。有按时到肿瘤医院复查，医师告知无复发，无须特别服药。近日偶有牙龈酸疼，下肢稍有麻木感，口不甚干，胃纳常，二便调。脉细，舌质淡红，舌苔白。专科检查：鼻咽见少许分泌物附着，光滑。牙龈萎缩。双耳鼓膜浑浊、凹陷。

处方：五指毛桃30克、太子参15克、茯苓15克、白芍15克、沙参15克、百合15克、山慈菇15克、毛冬青15克、鸡血藤30克、老桑枝30克、怀牛膝15克、柴胡10克、龙脷叶10克、甘草6克，14剂，每日1剂，水煎服。

患者于2017年10月18日、2018年2月8日、2018年5月21日均有来诊取药。告知无明显不适，精神佳，胃纳、二便调。

病 案 分 析

鼻咽癌患者，行放、化疗的同时，亦耗损体内正气。津伤则津液不能上承，口干便结。津血亏虚则不能濡养四肢筋骨，则肢麻，低头有触电感。脾虚运化不力，湿浊上聚，则耳胀不适，痰黏。精神疲倦，面色黯滞，脉细，舌淡苔白厚，为脾肾亏虚，气血不足之象。故辨证为气阴亏虚，痰湿困聚。

治疗予益气养阴为主。方中五指毛桃、太子参补气健脾益气，养阴液；茯苓健脾渗湿，宁心安神；白芍养血敛阴，调肝理脾；沙参、百合养阴润肺，养胃生津，以上六味药为益气养阴之基础方，并以此方为基础随症灵活加减运用。如痰多、舌苔白厚，可选加瓜蒌仁、猫爪草、山海螺、山慈菇等药以祛痰浊，散结聚；耳胀甚者加石菖蒲、柴胡、蔓荆子以清利头目，通耳窍；口干、烦躁，可选加麦冬、浮小麦养阴液，安心神；面麻肢麻、低头有触电感，可选加鸡血藤、老桑枝、益智仁、怀牛膝以养肝肾，滋阴液，通脉络；面色黯滞、舌暗，提示血气不足，运行不畅，可适当选加毛冬青、丹参、桃仁等以活血祛瘀通血脉。

王师答疑 请老师谈谈山海螺、猫爪草、山慈菇三药。

王老师回答："山海螺见于《本草纲目拾遗》，有养阴润肺，排脓解毒，补虚通乳作用，常用于治疗阴虚咳嗽，肺痈，痈疮肿毒；猫爪草见于《中药材手册》，有化痰散结，解毒消肿的作用，常用于治疗瘰疬痰核；山慈菇见于《本草纲目拾遗》，有消肿散结，化痰解毒的作用，常用于治疗痈疮疔毒，瘰疬结核，喉痹肿痛。三药的共同特点是均有解毒消肿，化痰散结的作用，耳鼻喉科王德鉴老前辈在治疗癌肿患者时，喜选用之。"

本例鼻咽癌放、化疗患者，3年多来经中医辨证治疗及身心调理，生活质量良好。

（高健莹　整理）

● 病案三

卢某，男，14岁。

2005年12月13日初次查房。患者因反复鼻出血4月余，发现双侧颈部肿块3个月。遂于2005年10月11日在阳江市中医院行电子纤维鼻咽喉镜检查并取鼻咽顶部肿物组织送病理检查，结果提示：低分化鳞状细胞癌。

2005年10月17日鼻咽MRI结果示：考虑鼻咽癌合并咽旁间隙、颈动脉鞘区淋巴结转移。故于2005年11月28日开始到广州军区总医院行放射治疗，2005年12月13日转入我科住院，同时继续行放射治疗。查房时症见：放射治疗期间，口干欲饮，鼻塞流黏脓涕，胃纳欠佳，睡眠尚可，二便尚调。患者形体偏瘦，面色萎黄，脉弦细滑，舌质淡红，舌苔白略腻。专科检查：咽黏膜充血，双下鼻甲充血肿胀。双侧颈部见肿块，右侧肿块大小约1.5厘米×1厘米，左侧大小约1厘米×0.8厘米。

诊断：鼻咽癌放疗期间。

辨证分型：气阴不足，痰浊困结。

治法：益气养阴，化痰散结。

处方：太子参30克、茯苓15克、白芍10克、沙参15克、麦冬15克、猫爪草20克、辛夷花10克、桑白皮15克、甘草6克、鸡内金10克，6剂，每日1剂，水煎服。

外治法：①复方辛夷滴鼻液（本院制剂）2支，滴鼻。

②鼻窦灌注液（本院制剂）20毫升，超声雾化喷鼻，每日2次。

调护：嘱患者注意饮食清淡，忌食煎炒炙煿肥甘厚腻之品，注意口腔卫生，适当运动锻炼身体。

2005年12月19日二次查房。自觉口干稍有减轻，仍鼻塞流脓涕，胃纳稍差，二便尚可。脉弦细滑，舌质淡红，舌苔白腻。专科检查：咽黏膜充血，双下鼻甲肿胀充血。

处方：守2005年12月13日方，7剂，每日1剂，水煎服。

外治法：同初次查房。

2005年12月25日三次查房。精神可，仍口干，鼻塞有少许脓涕，胃纳一般，二便调。脉弦细滑，舌质淡红，舌苔白腻。专科检查：咽黏膜充血，双下鼻甲肿胀充血。

处方：太子参30克、茯苓15克、白芍10克、沙参15克、麦冬15克、猫爪草20克、辛夷花10克、桑白皮15克、甘草6克、鸡内金10克、浙贝母15

克、丹参15克、砂仁6克（后下），7剂，每日1剂，水煎服。

外治法：同初次查房。

2005年12月31日四次查房。放射治疗第24次，口干较甚，咽喉疼痛不适，胃纳差，进食半流食物。少许鼻塞，鼻干，涕少，二便可。脉弦细滑，舌质淡红，舌苔白腻，专科检查：咽黏膜充血，双下鼻甲稍肿胀。

处方：黄芪15克、党参15克、白术10克、茯苓15克、法半夏10克、砂仁6克（后下）、柴胡10克、浙贝母10克、白芍10克、丹参15克、猫爪草20克、鸡内金10克、甘草6克，7剂，每日1剂，水煎服。

外治法：①复方薄荷油滴鼻液2支，滴鼻。

②清金开音片2瓶，含服，3片，每日3～4次。

③银连含漱液2瓶，含漱，每日3～4次。

2006年1月9日五次查房。已放射治疗29次，精神一般，咽喉疼痛，口干，胃纳较差，进食半流食物，鼻腔干燥感，二便尚可。脉弦细滑，舌质淡红，舌苔白腻。专科检查：双侧颈部皮肤潮红，少许溃破渗液。

处方：黄芪15克、党参15克、白术10克、茯苓15克、法半夏10克、砂仁6克（后下）、柴胡10克、辛夷花10克、浙贝母10克、丹参15克、白芍10克、鸡内金10克、猫爪草15克、甘草6克，7剂，每日1剂，水煎服。

外治法：①同2005年12月31日。

②嘱患者取鲜芦荟汁涂抹颈部患处。

2006年1月16日六次查房。今天放射治疗结束，咽喉疼痛，口干鼻干，胃纳较差，进食半流食物，二便调。脉弦细滑，舌质淡红，舌苔白腻。专科检查：咽黏膜充血，鼻咽黏膜充血，少许分泌物附着，鼻咽肿块已消失。双侧颈部皮肤稍潮红，皮肤溃破已基本愈合。

处方：黄芪15克、太子参15克、白术10克、茯苓15克、法半夏10克、陈皮6克、龙脷叶10克、猫爪草20克、毛冬青10克、谷芽30克、甘草6克，7剂。带出院。

中成药：养肺润燥颗粒冲剂4瓶，带出院。

外治法：复方薄荷油滴鼻液6支、清金开音片6瓶、银连含漱液3瓶，均带出院。

调护：嘱患者出院后注意饮食清淡，注意口腔卫生，锻炼身体增强体质。定期到门诊复查。

病 案 分 析

病因病机分析：本例鼻咽癌患者，年少体弱，正气虚弱，复受外邪，正虚毒滞，日久致痰浊结聚，经络受阻，积聚于颃颡及颈部而成癌肿。患者于确诊鼻咽癌后即进行放疗，放射线属于热毒之邪，极易伤阴耗气，特别以肺胃之阴损伤最甚。故本案患者见形体偏瘦、口干欲饮、胃纳不佳，皆因气阴两虚使然。然患者刻下兼见鼻塞流浊涕、颈部包块、舌淡红苔白腻、脉弦细滑等实证，可见此乃虚中夹实，痰浊之邪仍交结于内，故辨证为气阴不足，痰浊困结。

辨证论治分析：该患者放疗初期，邪气未散，正气已伤，应两相兼顾，以益气养阴、化痰散结为法。初诊方中太子参益气生津，沙参与麦冬共养肺胃之阴，白芍配甘草酸甘化阴，辛夷花散邪通窍，桑白皮清泻肺热，而猫爪草主攻化痰散结，鸡内金合茯苓共奏健脾消食开胃，全方虚实兼济，攻守兼顾，泻实而不伤正，补虚而不留邪。同时配合复方辛夷滴鼻液与鼻窦灌注液外用以助通窍排脓。守方13剂后，三诊时患者浊涕减少，口干说明仍有伤阴之征，但精神可，可加强攻克之力，在原方基础上加上浙贝母、丹参以加强活血化痰散结之效，砂仁辛温芳香，化湿豁浊，同时也醒脾开胃助纳。四诊时已到放疗中后期，出现咽喉疼痛，需进食半流质食物，这是放疗常见的并发症，但究其根本仍以痰浊困结为主，而痰浊何生，皆因脾虚失运，故取香砂六君子以健脾化痰，但单用党参、白术健脾益气恐力有不逮，故加黄芪补气，猫爪草、浙贝母化痰散结，丹参、柴胡、白芍活血理气，鸡内金消食开胃。外用配合复方薄荷油滴鼻液以润泽鼻部黏膜，减轻鼻干不适，清金开音片配合银连含漱液清热化痰，利咽止痛。五诊时已放疗达29次，刻下仍有口鼻干燥，舌脉仍指向痰浊，故以前方为基础，加上辛夷花以加强散邪通窍之功。颈部肿块破溃，嘱以芦荟汁涂抹以清热解毒，促进烧伤皮肤愈合。六诊之际已完成放疗，放疗期间由于中医药内外合治而无严重并发症，诸症平稳。鼻咽部肿物消失，当以扶正为主，益气养阴，兼以清热化痰收尾，方选陈夏六君子加减。方中以太子参易党参以益气生津，黄芪、白术、茯苓健脾益气，陈皮、半夏化痰散结，猫爪草合毛冬青清热化痰，龙脷叶润肺燥，谷芽健脾开胃，全方清润平和，寓培土生金之意。

王士贞对鼻咽癌的治疗，主张西医放疗的同时，应配合中医治疗调理。以扶正驱邪为总则，放疗初期邪实正虚，应两相兼顾，而后期邪却正虚则以扶正为主。同时，放疗为火热之邪，最易伤及肺胃之阴，但不应单从养阴论治，盖脾土不运，津从何生，一味养阴反酿成灾。应注意患者脾胃功能，试从脾论治，法培土生金，反事半功倍。

（邱宝珊　林丹茵　整理）

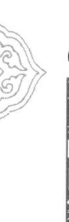

● 病案四

麦某，男，34岁。

1984年6月21日初诊。因"鼻咽癌放射治疗后2周"来诊。患者于1984年3月底在中山医学院附属肿瘤医院确诊为鼻咽癌，并行放射治疗，于6月4日放射治疗结束，要求到我科门诊配合中医治疗。来诊时症见：口干喜饮，痰黏，间有鼻塞，头晕耳鸣，面色苍白，胃纳欠佳，二便尚调，舌质淡红，苔白，脉弦。专科检查：双下鼻甲稍肿胀、淡红，各鼻道未见分泌物引流。鼻咽黏膜充血水肿。

治疗经过：患者于1984年6月至1986年11月在我科门诊配合中医辨证治疗，2年多的治疗过程可分为三个阶段。

第一阶段：1984年6月21日—1984年9月4日。主要表现为：口干欲饮，咽痛，痰多微黄，间有鼻塞、头晕，舌质淡红，苔白，脉弦滑。专科检查见咽黏膜及鼻咽黏膜充血、水肿。

诊断：鼻咽癌放疗后。

辨证分型：津液耗伤，肺胃阴虚。

治法：清肺养胃，兼清热化痰。

基本处方：太子参15克、玄参15克、白芍15克、沙参15克、葛根30克、麦冬15克、浙贝母10克、瓜蒌仁10克、山海螺30克、谷芽30克。

第二阶段：1984年9月6日—1985年2月20日。主要表现为：口干明显减轻，但出现低头触电感，左耳鸣呈高音调，夜尿频（每夜3～4次），舌质淡红，苔白，脉细滑。专科检查见鼻咽黏膜充血。

辨证：气阴两虚，脑失所养。

治法：益气养阴，滋肾养髓。

基本处方：党参15克、黄芪15克、茯苓15克、白术15克、白芍15克、墨旱莲15克、女贞子10克、枸杞子12克、覆盆子12克、山海螺30克。

第三阶段：1985年3月1日—1986年11月30日。主要表现为：口微干，间或痰中有痂块，全身情况良好，无明显不适，舌质淡红，苔白，脉弦细。专科检查见鼻咽或可见少许分泌物、痂块附着。治疗上继续益气养阴，以巩固疗效。

基本处方：党参15克、黄芪15克、茯苓15克、白术10克、白芍15克、墨旱莲15克、女贞子10克、枸杞子10克、山海螺30克。

在以上三个阶段治疗过程中，除运用基本处方外，临证时还根据患者出现不同情况，随证加减：口干引饮甚者，选加石斛、玄参、沙参、玉竹、葛根；咽痛不适，选加桑白皮、桔梗、牛蒡子、岗梅根、甘草；痰多黏稠难咯，选加瓜蒌仁、浙贝母、法半夏、僵蚕、陈皮；头晕耳鸣，低头四肢有触电感，选加鸡血藤、怀牛膝、制何首乌、山萸肉；头痛，选加白蒺藜、蔓荆子、菊花、柴胡、川芎。解毒散结药如猫爪草、重楼、山海螺等可轮流使用。山海螺消肿解毒，且有益气的作用，故较多选用。猫爪草化痰散结解毒，重楼清热解毒，可适当选用。

随访：2004年1月、2008年1月随诊，患者身体各方面情况良好，20多年来，保持了很好的生活质量。

病 案 分 析

本例患者鼻咽癌放射治疗后，经过2年多的中医辨治调理。放疗后初期，邪热耗伤肺胃阴津，体内津液不足，不能内溉脏腑，外濡腠理孔窍，治疗宜清肺养胃，润燥生津，内有痰热，则兼以清热化痰之品。服药2个月后，口干诸症已大减，但又出现低头有触电感、耳鸣、夜尿频等症，此为邪热伤及肺肾之阴，脑失所养，故治疗予益气养血，滋肾养髓，通窍醒脑为主。调治后患者低头触电感消失，头晕耳鸣等症渐除。

本例在治疗过程中，没有用大量苦寒的中草药，而是通过辨证治疗，更好地调整了患者的全身的功能状态，对缓解放疗毒副反应，减轻患者痛苦，提高患者的生活质量，巩固放疗效果，起到了积极的作用。

（邱宝珊　整理）

● 病案五

谭某，女，41岁。

2005年6月13日初次查房。患者因双耳堵塞感1月余，到我科门诊求治，电子鼻咽喉镜检查示：鼻咽右侧壁见新生物，即予活检组织送检，病理报告示：鼻咽低分化鳞癌。实验室检查，EB病毒VCA-IgA抗体结果示：1∶80，确诊为鼻咽癌，由门诊医师收入院，进一步配合放射治疗。查房时症见：神志清醒，精神尚可，双耳有堵塞感，自听增强，耳鸣呈持续性低音调，面色苍白，无疼痛及涕血，胃纳一般，二便调。脉细滑，舌质淡红，舌苔白腻。间接鼻咽镜检查见鼻咽右侧壁新生物，约2厘米×2厘米×1厘米大小，表面凹凸不平，触之易出血。入院后做放疗前准备，预约于6月16日到广州军区总医院进行放射治疗。

诊断：鼻咽癌。

辨证分型：痰浊结聚。

治法：健脾利湿，化痰散结。

处方：太子参15克、土茯苓15克、白术10克、泽泻15克、猫爪草15

克、瓜蒌仁10克、浙贝母10克、夏枯草15克、法半夏10克、麦冬15克、毛冬青10克、甘草5克，7剂，每日1剂，水煎服。

调护：嘱患者忌食生冷、煎炒炙煿及肥甘厚腻，注意作息，放松心态，配合治疗。

2005年6月20日二次查房。放射治疗第4天，双侧腮区稍疼痛，双耳堵塞感减轻，口微干，胃纳一般，二便调，睡眠可。脉细，舌质淡红，舌苔白腻。广州军区广州总医院有关检查结果如下，ECT：全身骨显像未见明显异常；鼻咽MRI示：鼻咽癌，鼻咽黏膜及右侧翼内肌浸润，右乳突炎，双侧筛窦及上颌窦炎。

处方：守6月13日方5剂，每日1剂，水煎服。

2005年6月27日三次查房。放射治疗第11天，感觉口干较甚，无咽痛，睡眠可，胃纳一般，大便少。脉细，舌质淡红，舌苔白灰（染色）。

诊断：鼻咽癌放疗期间。

辨证分型：阴虚肺热。

治法：养阴清肺，化痰利咽。

处方：桑白皮12克、地骨皮12克、毛冬青15克、桔梗10克、甘草5克、沙参15克、玄参15克、制何首乌25克、龙脷叶10克、猫爪草15克、太子参15克、茯苓15克，7剂，每日1剂，水煎服。

2005年7月4日四次查房。放射治疗第18天，口干较甚，咽微痛，口味改变（口酸），胃纳较前差，大便少，脉细，舌质淡红，舌苔白厚。专科检查：咽黏膜稍红，未见溃疡。

处方：桑白皮12克、地骨皮12克、毛冬青15克、桔梗10克、甘草5克、葛根30克、玄参15克、瓜蒌仁15克、龙脷叶10克、猫爪草15克、太子参15克、谷芽30克，7剂，每日1剂，水煎服。

外治法：清金开音片（本院制剂）2瓶，含服，4片，每日3～4次。

2005年7月11日五次查房。放射治疗第25天，口干，睡眠可，胃纳一般，大便少，小便调。无头晕头痛，无恶心呕吐。脉细，舌质红，舌苔白腻。专科检查：咽黏膜充血，无溃疡。

处方：桑白皮12克、地骨皮12克、土茯苓15克、桔梗10克、甘草5克、葛根30克、瓜蒌仁15克、龙脷叶10克、猫爪草15克、谷芽30克，7剂，每日1剂，水煎服。

外治法：①银连含漱液（本院制剂）2瓶，含漱。

②清金开音片2瓶，含服，4片，每日3～4次。

2005年7月18日六次查房。放射治疗第30天，口干，睡眠可，胃纳、二便调，大便稍干。脉细，舌质红，舌苔白腻。专科检查：咽黏膜充血，无溃疡。

处方：桑白皮12克、地骨皮12克、土茯苓15克、桔梗10克、甘草5克、葛根30克、瓜蒌仁15克、龙脷叶10克、猫爪草15克、谷芽30克，7剂，每日1剂，水煎服。

外治法：①银连含漱液2瓶，含漱。

②清金开音片2瓶，含服，4片，每日3～4次。

2005年7月25日七次查房。放射治疗第32天，口干较甚，咽痛，咽灼热感，睡眠可，胃纳、二便调。脉细，舌质较红，舌苔白腻。专科检查：咽黏膜充血，双侧腭舌弓可见少许淡黄色溃疡点。会厌充血，未见溃疡及肿胀。

处方：桑白皮12克、地骨皮12克、桔梗10克、甘草5克、瓜蒌仁15克、龙脷叶10克、猫爪草15克、玄参15克、赤芍15克、麦冬15克、知母10克、牡丹皮10克，7剂，每日1剂，水煎服。

外治法：①银连含漱液2瓶，含漱。

②清金开音片2瓶，含服，4片，每日3～4次。

③双料喉风散1支，吹咽黏膜。

2005年8月1日八次查房。放射治疗结束。口干咽喉疼痛灼热不适，吞咽不利，睡眠可，胃纳、二便调。脉细，舌质红，舌苔白腻。专科检查：咽黏膜充血，双侧腭舌弓可见少许散在淡黄色溃疡点。会厌稍充血，无溃疡及肿胀。

处方：桑白皮12克、地骨皮12克、桔梗10克、甘草5克、瓜蒌仁15

王士贞
耳鼻喉医案精选

克、龙脷叶10克、猫爪草30克、玄参15克、太子参15克、毛冬青15克、茯苓15克，7剂，每日1剂，带出院。

中成药：①养肺润燥颗粒2瓶。

②银连含漱液2瓶。

③清金开音片4瓶。

调护：嘱患者注意饮食清淡，注意口腔卫生，适量进行体育运动，保持心情舒畅。出院后继续门诊治疗，定期复查。

病案分析

该患者因脾胃虚弱，正气虚衰，邪毒乘虚而入，脾失健运，痰浊内生，蕴积结聚颃颡乃成岩。痰浊蒙蔽清窍，故双耳堵塞、自听增强、耳鸣、纳差、苔白腻、脉细乃脾虚之征。鼻咽局部肿物凹凸不平，易出血，为痰浊结聚的局部表现，故在放疗前及放疗初期辨证为痰浊结聚，治以健脾利湿，化痰散结为法。放射线在治疗鼻咽癌的同时，对人体的正常组织亦造成损伤，损耗人体的气血津液，故随着放疗的开始与剂量的增加，进入放疗期间，患者则出现口干、咽部灼热甚至疼痛、纳差、大便干、舌红脉细等一派阴虚肺热之象，辨证为阴虚肺热。

辨证论治分析。初诊、二诊是放疗前及放疗初期阶段，辨证为痰浊结聚，治以健脾利湿，化痰散结为主，方中猫爪草、浙贝母化痰散结；土茯苓、夏枯草、毛冬青清热解毒。但一味苦寒容易伤正，故配辛温之法半夏以防凉遏，白术健脾益气，配泽泻利湿以助通窍，太子参、麦冬养阴益气。三诊之时，患者放疗已11天，症见咽干，胃纳一般，大便偏少，脉细，四诊合参，可知主要矛盾已非痰浊结聚，而为阴虚肺热，故治予养阴清肺，化痰利咽，方选泻白散加减，方中以桑白皮、地骨皮泻肺中伏热；龙脷叶加强清肺热、润肺燥之力；沙参、玄参养阴清热；制何首乌补肝肾，益精血，润肠通便；太子参、茯苓益气健脾；猫爪草化痰散结；桔梗宣肺利咽，并载药上行。四诊之时放疗已过半，见咽干痛，故以葛根易沙参，葛根生津止渴，鼓舞脾胃清阳之气；患者大便少，加瓜蒌仁清热润肠通便，谷芽健脾助运，消食开胃。五诊与六诊时，患者平稳，无严重并发症，唯见口干、大便偏少偏干，舌红苔白腻，故可宗于原旨，在上方基础上，去太子参、毛冬青、玄参，加土茯苓清热解毒。七诊时放疗已接近尾声，咽部灼热疼痛，且见溃疡点，瘀热灼咽，故加玄参、赤芍、牡丹皮凉血利咽，麦冬、知母生津润燥。末次就诊时，虽仍咽干咽痛，但放疗已结束，还应清中有补，加强益气养阴，辅以化痰散结，用桑白皮、地骨皮、龙脷叶清肺泻热；太子参、茯苓益气健脾；玄参养阴清热；猫爪草、瓜蒌仁清热化痰散结；桔梗、甘草宣肺利咽。

中医治疗可贯穿在鼻咽癌整个治疗过程中，但临证应注意主症的变化，视疾病不同阶段演变论治。王士贞认为，本例鼻咽癌患者的中医辨证治疗可分为两大阶段，一为放疗前及放疗初期，二为放疗期间。放疗前及放疗初期主症为原发病所致的鼻塞、涕血、耳堵塞感、淋巴结肿大等，此乃痰浊结聚局部表现，应以化痰散结为法，此时期的辨证治疗，以祛邪为主，为放射治疗做好准备。而随着放疗剂量增加，症见咽干、咽部灼热、皮肤潮红溃烂等急性皮肤黏膜反应，为此乃阴虚肺热之证，常以养阴清肺法，方用泻白散加减，同时随证配合益气养阴或化痰散结之药。放疗期间的辨证治疗，可减轻放疗的毒副作用，使患者能顺利完成放射治疗。放疗前及初期的辨证治疗在整个治疗期间，配合含漱等外治法，减轻放疗对局部黏膜的损伤，内外合治，相得益彰。

（邱宝珊 林丹茵 整理）

● 病案六

许某，男，53岁。

2002年6月3日初诊。鼻咽癌放疗后1周。患者发现左颈淋巴结肿大1年余，涕血1个月，在我科行鼻咽部肿物活检确诊为鼻咽癌，并在广州军区总医院进行放射治疗，现在为放疗后1周，来诊时症见：咽痛，吞咽时咽痛尤甚，口干引饮，胃纳一般，二便调。神志清，发育中等，精神可，面色苍白微黄。脉弦细滑，舌质红，舌苔白。专科检查：鼻咽充血，可见脓性分泌物附着，咽黏膜充血，有少许溃疡白膜。双下鼻甲不大，淡红，无引流。放疗前病理报告示：未分化鳞状细胞癌。放疗前鼻咽CT扫描示：鼻咽左侧壁新生物。

诊断：鼻咽癌放疗后。

辨证分型：肺经蕴热，肺阴亏虚。

治法：清泻肺热，养阴生津。

处方：桑白皮15克、地骨皮15克、桔梗10克、甘草6克、赤芍15克、牡丹皮15克、知母12克、枇杷叶12克、浙贝母12克、龙脷叶12克、生地黄20克、牛蒡子12克、重楼25克，14剂，每日1剂，水煎服。

2002年7月25日二诊。仍口干甚，口微苦，吞咽不利，胃纳、二便常。脉细，舌质红，舌苔白。专科检查：咽黏膜充血干亮，鼻咽充血。

处方：桑白皮12克、地骨皮12克、桔梗12克、甘草6克、石斛15克、玄参15克、麦冬15克、生地黄15克、浙贝母15克、白花蛇舌草30克，14剂，每日1剂，水煎服。

2002年8月15日三诊。仍口干甚，但较前有减轻，痰白黏少，时有鼻塞，胃纳、二便调。脉细，舌质淡红，舌苔薄白。专科检查：双下鼻甲稍肿，淡红，无引流，咽充血干亮，鼻咽充血。

处方：桑白皮15克、地骨皮15克、菊花15克、毛冬青15克、沙参15克、麦冬15克、辛夷花10克、牡丹皮15克、龙脷叶10克、枇杷叶10克、赤芍15克、猫爪草15克，20剂，每日1剂，水煎服。

2002年10月28日四诊。口干减轻，时有鼻塞，间有声嘶，精神佳，胃纳、二便常。脉细，舌质淡红，舌苔薄白。专科检查：咽黏膜轻度充血，干亮，鼻咽充血，干净。

处方：太子参15克、茯苓15克、白芍15克、蝉蜕10克、沙参15克、麦冬15克、木蝴蝶10克、龙脷叶10克、猫爪草15克、毛冬青15克、甘草5克，20剂，每日1剂，水煎服。

2004年1月5日，追踪复查：患者精神佳，口不干，胃纳、二便常，工作正常。

病 案 分 析

本例鼻咽癌患者，素体蕴热，在接受放射性治疗的同时，亦受火热之邪的侵袭，内外邪热搏结，燔灼咽喉及鼻咽黏膜，致咽喉疼痛、黏膜溃烂、口干、痰黏等，表现为肺热阴伤之征。

治疗始终贯以养阴清肺之法，初邪热内盛，治以清泻肺热为主，用泻白散加减。热势大减，则重在养阴清肺，用泻白散合沙参麦冬汤加减，二方合用，清热不过于苦寒，养阴不过于滋腻。患者经4月余调理，服药60余剂，恢复良好。

（邱宝珊　整理）

● 病案七

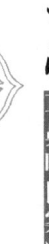

尹某，男，52岁。

1997年6月10日初诊。患者于1997年4月在东莞人民医院确诊为鼻咽低分化鳞癌，并于5月27日开始行放射治疗，现在为放疗期间，已放疗12次。来诊时症见：口干、口痛较甚，吞咽不利，间有恶心呕吐，二便调。脉弦细滑，舌质红，舌边暗，舌苔薄白。专科检查：鼻咽黏膜充血，鼻咽左顶后壁可见黄豆大小新生物，有脓性分泌物附着，左侧颊部黏膜充血，见溃疡点，双侧颈部未触及肿块。

患者几年来在门诊中医治疗，故分为鼻咽癌放疗期间（1997年6月10日—1997年7月16日）和鼻咽癌放疗后（1997年8月—2002年5月）两个阶段进行治疗总结。

诊断：鼻咽癌放疗期间。

辨证分型：肺经热盛。

治法：清泻肺热为主，兼养肺胃之阴。

基础方：桑白皮12克、地骨皮12克、土茯苓15克、沙参15克、麦冬15克、法半夏12克、竹茹12克、重楼12克、葛根30克、牡丹皮12克、知母12克、砂仁6克（后下）、甘草6克。

放疗期间以基础方为主方，临证时根据不同情况，加减用药：①咽及颊部黏膜溃疡，选加海桐皮、白鲜皮、岗梅根。②出现头晕不适，选加太子参、墨旱莲、女贞子以益气养阴。③出现头皮刺痛，加柴胡、升麻、蜈蚣以清散余邪，通络止痛。

鼻咽癌放疗后（1997年8月—2002年5月）。每月来诊1～2次。

症见：仍有口干不适，间有头皮刺痛感，精神较疲倦，胃纳一般，脉细，舌质红嫩，少苔。专科检查：咽黏膜干亮、充血，鼻咽充血，有涕痂附着。

辨证分型：气阴亏虚。

治法：益气养阴。

基础方：五指毛桃（或黄芪）20克、太子参20克、沙参15克、百合15克、猫爪草20克、桔梗10克、甘草6克、陈皮6克。临证时可加减用药，如胃纳欠佳可选加谷芽、麦芽、炒扁豆等以健脾醒胃；烦躁不安，夜睡欠佳可选加远志、夜交藤、浮小麦等以养心安神；低头有触电感，肢麻可选加威灵仙、鸡血藤以舒筋通络。

2002年11月6日来诊。主诉：时有声音嘶哑已有4个月，鼻痒、喷嚏、流清涕，口干甚，胃纳、二便调。脉弦细滑，舌质红嫩，少苔。专科检查：鼻咽黏膜充血，有痂块附着，右侧声带不完全性麻痹。胸片：心肺膈未见异常。

辨证分型：气阴两虚，脉络闭阻。

治法：益气养阴，祛风化痰，通络开音。

处方：太子参15克、茯苓15克、白芍15克、蝉蜕10克、木蝴蝶10克、全蝎10克、咸竹蜂10克、猫爪草25克、沙参15克、百合15克、钩藤15克、甘草5克。临证时化痰利咽开音药可灵活选用，如浙贝母、僵蚕、龙脷叶、射干等。前后共服药24剂，声嘶明显减轻。继续中药调理2个月，声嘶消失。电子纤维喉镜复查结果示：双侧声带运动良好，鼻咽光滑，无新生物。

2010年9月19日随访，患者全身情况良好。

病 案 分 析

患者自鼻咽癌放射治疗期间至放疗后，10多年来一直在门诊配合中医辨证治疗。

患者放疗期间主要出现口干、咽痛、口痛，甚则吞咽不利等副作用，以口腔黏膜溃疡较为突出。因放疗期间，内外邪热搏结，肺胃热盛，上蒸咽喉口腔而致。患者舌边瘀暗，为热毒夹瘀之象，故以清热泻肺，养阴活血为宜，方用泻白散加养阴增液之品，如沙参、麦冬之类；活血常用牡丹皮、赤芍以清血分瘀热；口腔黏膜溃疡选用白鲜皮、海桐皮、土茯苓以清热解毒除湿以利溃疡愈合；头皮刺痛加蜈蚣以搜风通络止痛。临证时注意清热解毒不宜过于苦寒，养阴不宜过于滋腻，活血不宜过于攻破。

患者于2002年8—9月出现声嘶（检查见右侧声带不完全麻痹，胸片未见异常），为气血虚，脉络痹阻。辨治方面，除益气养阴外，还配合祛风化痰，通络开音，选加全蝎、咸竹蜂、蝉蜕、僵蚕等虫类药。

临床观察提示：鼻咽癌患者，在整个放疗期间以及放疗后一段较长时间内，其机体状况处于一个不断变化的过程，所表现的证型亦随机体的变化而变化，因此，辨证论治是十分重要的，治疗上首先要进行辨证，灵活选方及加减用药。

（邱宝珊　整理）

● 病案八

招某，男，50岁。

患者于1975年4月确诊为鼻咽癌，并在中山医学院附属肿瘤医院行放射治疗，放疗期间及放疗后一直坚持中医治疗，全身情况良好，多年来坚持全天工作。1982年年初，患者常感眩晕不适，遇劳则甚，动作较迟钝，健忘，间觉有复视，吞咽不利，声音嘶哑。专科检查：鼻咽光滑，无新生物复发，右侧声带麻痹。经辨证治疗后，眩晕、复视、吞咽不利等症状消失，仍有声音嘶哑未能改善，全身情况良好，坚持全天工作。至1987年9

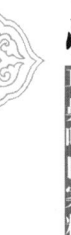

月，突然发生旋转性眩晕，呛咳，说话不清等症状，经对症处理后，眩晕好转，即来诊。来诊时症见：眩晕呈晃动感，说话发音不清，声音嘶哑，饮水呛咳，并见口干欲饮，夜睡梦多，腰膝酸软，舌尖红嫩，苔薄白而干，脉细。专科检查：鼻咽光滑，未见新生物复发，右侧声带麻痹固定旁正中位，右侧软腭上提差，右侧舌肌萎缩，伸舌偏右。颅底X线摄片报告：颅底骨质未见破坏。

诊断：鼻咽癌放射治疗后脑干型放射性脑病。

辨证分型：肾经亏虚，脑失所养，脉络瘀阻。

治法：补肾填精，养血活血，通络开窍。

处方：基础方，桃仁10克、红花10克、黄芪15克、女贞子15克、熟地黄15克、白附子12克、石菖蒲12克、制何首乌30克、猫爪草30克。

临证加减用药：复视、舌肌萎缩，可选加白蒺藜15克、蜈蚣3条、壁虎10克或全蝎10克；四肢不利，选加鸡血藤30克、威灵仙15克；咳嗽声嘶，舌质红，选加黄芩15克、桑白皮15克、浙贝母15克，木蝴蝶10克；痰多黏稠，选加天竺黄12克、瓜蒌仁15克，苦杏仁12克；胃脘不适，胃纳欠佳，选加砂仁6克（后下）、佛手花10克、神曲15克、谷芽30克；口干甚，大便干结，加玄参20克，麦冬15克。

服药3个月后，眩晕消失，精神好转，复视、吞咽不利明显减轻，病情基本稳定。再服药调理半年，眩晕未见发作，复视消失，但吞咽仍间有呛咳，声音嘶哑如前。专科检查见右侧软腭上提稍差，右侧声带麻痹，右侧舌肌萎缩，伸舌偏右。1987—1988年仍坚持工作，1989年退休，生活状况良好。

患者至1995年仍继续服药调理，后因吸入性肺炎于1998年死亡。

病 案 分 析

放射性脑脊髓病是头颈部恶性肿瘤放射治疗后的一种严重后遗症。其潜伏期自3个月至7年不等，病情有轻有重，病机颇为复杂，经治疗往往不能短期恢复或完全恢复，严重者，病情急剧发展，预后极差。现代医学对于放射性脑脊髓病，目前尚无逆转的妥善办法，而中医药防治方面，亦鲜见报道。

本例患者放疗后7年开始出现放射性脑脊髓病，因正气亏虚，又复受放射治疗损伤，而致气血津液亏耗，脉络痹阻不通，脑失所养。治疗以活血祛瘀，补气养血，滋肾益髓，通窍醒脑为治则，经治疗后，症状有不同程度的减轻或消失。患者服用中药25年，能正常工作和生活，说明中医药对减缓放射性脑脊髓病病情的发展，提高生活质量，延长生命起到积极的作用。

王士贞针对正气亏虚，瘀血阻络所致的放射性脑脊髓病而拟的治疗基础方。方中桃仁、红花活血祛瘀，消肿止痛，黄芪为补气要药，与活血祛瘀药桃仁、红花同用，有补气活血通络之功，对因虚致瘀尤为适宜；熟地黄补气血，滋肾水，益真阴；女贞子补养肝肾；制何首乌补肝肾、益精血，缓泻通便，补而不腻；白附子燥湿化痰，祛风止痉，解毒散结；石菖蒲开窍宁神，化湿和胃；猫爪草化痰散结解毒。诸药合用，具有补气血，益肝肾，活血祛瘀，解毒散结之功。全方既不偏温燥，也不过于滋腻，活血祛瘀、解毒散结之中又不过于破散，对放射性脑脊髓病患者，有调整机体阴阳平衡，扶正固本，活络通窍醒脑的作用。

（邱宝珊　整理）

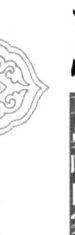

第七节　梅核气

梅核气是指以咽部异物感如梅核梗阻，咯之不出，咽之不下为主要特征的疾病。西医学的咽部神经官能症或癔球症可参考本病进行辨证施治。《金匮要略·妇人杂病脉证并治》最早描述了"妇人咽中如有炙脔"的症状，《赤水玄珠·卷三》更明确指出"生生子曰：梅核气者，喉中介介如梗状。又曰：痰结块在喉间，吐之不出，咽之不下者是也"，在古代医籍中尚有梅核、梅核风、回食丹等别名。本病多发于中年女性，尽管并不影响呼吸、吞咽等正常生理功能，但由于咽喉的异物感，常令患者忧心忡忡，精神负担过重，甚至有严重的恐癌心理，以致影响正常的工作和生活。中医学认为，本病多与七情郁结、气机不利有关，常见证型有肝郁气滞，痰气互结，治疗以疏肝理气、散结解郁，行气导滞、散结除痰为法。

王士贞认为，本病病机核心在于肝脾不和，多由于肝气不舒，致脾胃功能失调，并由此产生气滞痰凝，影响咽喉气机，哽哽不利而发病。因此，临床上以调和肝脾，疏肝健脾为主要的治则治法，常用逍遥丸、柴胡疏肝散、半夏厚朴汤化裁。此外，辨证用药时可灵活选用降逆顺气药，如降肺气药可选用枇杷叶、紫苏叶、苦杏仁等；降胃气药可选用砂仁、柿蒂、枳壳、陈皮、佛手等；降肝气药可选用香附、紫苏梗、柴胡、佛手、郁金等。而在使用行气化痰药时，须注意防止温燥伤阴，可酌情配合滋养肺胃阴津之药，如沙参、麦冬、玄参等。

另外，咽喉哽哽不利是临床常见病症，近年来，因咽喉哽哽不利而来门诊求治者众多，患者痛苦不堪。我们从临床诊治中得到提示：除梅核气外，还可见于病程较长的喉痹、乳蛾，此外也见于内科的咳嗽、呃逆、郁病、胃病、胁痛等病证，临证时应注意询问病史，了解病情及症状特点，认真做好各项必要的检查，只要排除相关器质性疾病，即可将咽喉哽哽不利症状作为一个病证来诊治，不必拘泥于什么病。我们必须拓宽视野，才能更准确地辨证治疗。王士贞认为，咽喉哽哽不利多由于七情所伤，或饮食不节，或外邪侵犯所致，导致肺、脾胃、肝等脏腑的气机不畅，脏腑之气上逆而为病，内治重在调和脏腑，疏畅气机，配合针灸疗法、熏蒸疗法、熨法及导引按摩等特色疗法，并应予耐心的心理疏导和饮食指导，均能取得好的疗效。

验 案 举 例

● 病案一

吴某，女，39岁。

2019年9月4日初诊。主诉：咽喉不适反复发作约10年。患者述约10年前因"照顾小孩"操劳及工作压力大，出现咽喉不适，有堵塞感，时有"吭喀"，反复发作，时轻时重，痛苦不堪。平时口干引饮，痰不多，烦躁易怒，胸闷，胃纳一般，大便干结，脉细滑，舌质淡暗，苔白。专科检查：咽黏膜无明显充血。电子鼻咽喉镜：鼻咽、喉部正常。

中医诊断：梅核气。

辨证分型：肝郁气滞，痰气互结。

治法：调和肝脾，散结除痰。

处方：柴胡10克、茯苓15克、白芍15克、法半夏10克、陈皮6克、太子参20克、枇杷叶10克、紫苏叶10克、龙脷叶10克、砂仁6克（后下）、柿蒂15克、麦冬15克、浮小麦30克、瓜蒌仁10克、甘草6克，7剂，每日1剂，水煎服。

针灸疗法：咽部穴位贴敷。取穴：天突、廉泉、双人迎、大椎等穴。

调护：嘱患者调整心态，心情舒畅。不熬夜，饮食清淡。

2019年9月19日二诊。上述咽部诸症减轻，异物感减轻，干咳较少，时有"吭喀"较前减少，仍口干，程度较前减轻，胃纳、二便尚调。脉细滑，舌质稍暗红，苔白。

处方：柴胡10克、茯苓15克、白芍15克、法半夏10克、陈皮6克、太子参20克、枇杷叶10克、紫苏叶10克、龙脷叶10克、砂仁6克（后下）、柿蒂15克、藿香10克、麦冬15克、浮小麦30克、五指毛桃20克，10剂，每日1剂，水煎服。

针灸疗法：咽部穴位贴敷1次，取穴同9月4日。

2019年9月26日三诊。咽部症状减轻，天气变化时咽部稍有堵塞感，咳嗽及"吭喀"减少，痰少，胃纳一般，二便调，稍有胸闷不适，脉细滑，舌质淡红，苔白。

处方：柴胡10克、茯苓15克、白芍15克、法半夏10克、陈皮6克、党参20克、枇杷叶10克、紫苏梗10克、龙脷叶10克、砂仁6克（后下）、柿蒂15克、香附10克、浮小麦30克、合欢皮15克、甘草6克，10剂，每日1剂，水煎服。

针灸疗法：咽部穴位贴敷1次。

2019年10月9日四诊。咽部症状减轻，咽部仍有堵塞感，时有咳嗽，痰少，口微干，胃纳一般，二便调，少许胸闷、烦躁，脉弦细滑，舌质稍红，苔白。

处方：柴胡10克、白芍15克、茯神20克、法半夏10克、陈皮6克、党参15克、沙参15克、百合15克、枇杷叶10克、紫苏梗10克、龙脷叶10克、砂仁6克（后下）、香附10克、苦杏仁10克、浮小麦30克、甘草10克，10剂，每日1剂，水煎服。

2019年10月24日五诊。咽部症状减轻，偶尔有异物堵塞感，时有咳嗽，痰少，口微干，胃纳、二便调，胸闷减轻，无烦躁，脉细，舌质淡红，苔白。

处方：五指毛桃20克、党参20克、茯神20克、白术10克、炙甘草6克、法半夏10克、陈皮6克、香附10克、砂仁6克（后下）、枇杷叶10克、紫苏梗10克、龙脷叶10克、柿蒂15克、麦冬15克、浮小麦30克，10剂，每日1剂，水煎服。

针灸疗法：咽部穴位贴敷1次。

2019年11月6日六诊。停药后自觉咽喉不适，咽部稍有堵塞感，近日口微干，痰少，胃纳、二便调，夜寐可。脉细滑，舌质淡略暗，苔白。专科检查：咽黏膜无明显充血。

处方：柴胡10克、茯苓15克、白芍15克、枳壳10克、法半夏10克、陈皮6克、五指毛桃20克、党参20克、枇杷叶10克、紫苏梗10克、龙脷叶10克、麦冬15克、浮小麦30克、香附10克、柿蒂15克、甘草6克、前胡10克，10剂，每日1剂，水煎服。

2019年11月14日七诊。患者自觉咽喉稍有"气"堵塞感觉，时有"呃喀"，少许咳嗽，痰少，口不甚干，经前头晕不适，胃纳、二便调，夜寐可。脉细滑，舌质淡暗，苔白。专科检查：咽黏膜正常。

处方：柴胡10克、茯苓15克、白芍15克、枳壳10克、法半夏10克、陈皮6克、五指毛桃20克、党参20克、枇杷叶10克、紫苏叶10克、龙脷叶10克、香附10克、桔梗10克、甘草6克，10剂，每日1剂，水煎服。

针灸疗法：咽部穴位贴敷（天突、人迎、大椎等穴）1次。

病 案 分 析

患者咽部有异物堵塞感，咽喉哽哽不利反复发作约10年，咽喉部检查未见明显异常，符合梅核气诊断。本例患者因"照顾小孩"操劳过度，生活及工作压力大，心情不舒，肝郁气滞，肝郁日久，肝脾不和，痰气互结，上逆咽喉而为病。正如《金匮玉函要略辑义·卷五》所说："此病得于七情，郁气凝涎而生……妇人情性执着，不能宽解，多被七气所伤，遂致气填胸臆，或如梅核，上塞咽喉，甚者满闷欲绝。"患者感觉咽喉堵塞感不适，胸闷不舒，烦躁易怒为肝郁气结之表现；口干引饮为肝火上灼，咽喉失养；舌淡苔白，脉细滑为脾虚有湿之象。

治宜疏肝理气，除痰散结。初诊方中柴胡、白芍疏肝解郁；法半夏、陈皮燥湿化痰，理气和中；枇杷叶、紫苏叶降肺胃上逆之气，利咽化痰；砂仁、柿蒂健脾化湿，降逆利咽；法半夏合麦冬润肺胃而降逆气、清虚热而化痰浊；太子参、茯苓养阴健脾；龙脷叶清肺利咽；浮小麦益气清心除烦；瓜蒌仁利气宽胸，清痰散结，润肠通便。并予咽部穴位贴敷，疏通咽喉局部经气。二诊时咽异物感及胸闷减轻，去瓜蒌仁、甘草，加藿香、五指毛桃加强健脾化湿之力。三诊偶有胸闷不舒，加香附、合欢皮疏肝理气。四诊时有咳嗽、口微干，加沙参、百合、苦杏仁润肺止咳。五诊胸闷减轻，无烦躁，去柴胡、白芍，加党参、五指毛桃、白术加强本方健脾补气之功。六诊、七诊继续予初诊方药，随症加减。

　　本例患者经过2月余辨证治疗，郁解气顺痰消，咽喉畅利，获得满意疗效。

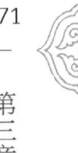

（邱宝珊　项秀英　整理）

● 病案二

林某，女，49岁。

2002年4月12日初诊。主诉：咽异物感伴胸闷3个月。患者3个月来咽喉有异物感，吐之不出，吞之不下，并无痰咳出，进食无梗阻感，伴胸闷，喜叹息，眠差，睡后易醒，醒后难以入睡，多梦，口干口苦，月经紊乱，上一次月经是3个月前，血量少，色暗红，无瘀块，易汗出，易疲倦，纳欠佳，时有嗳气，大便时软时硬，小便正常。舌暗红，苔薄黄，脉弦细。面色较暗，斑点较多，形体偏瘦，皮肤稍干。询问其因工厂转制，已提前退休，现为家庭主妇，一儿一女在读大学，先生还在上班，除买菜做饭，并无其他太多的社会活动，有空常在家看电视。专科检查：咽充血（+），双扁桃体Ⅰ度肿大，咽后壁淋巴滤泡少许增生，色暗红。电子喉镜检查见鼻咽光滑，未见明显新生物，咽后壁及舌根滤泡增生，声带无明显红肿，闭合可，内镜诊断为慢性咽炎。胸片及食道钡餐检查均未见明显异常。心电图为正常心电图。

中医诊断：梅核气。

辨证分型：肝郁化火，脾虚生痰。

治法：疏肝清热，健脾化痰。

处方：柴胡10克、当归尾10克、白芍20克、薄荷6克、茯苓30克、生姜10克、大枣15克、牡丹皮10克、栀子10克、浮小麦30克、郁金10克、法半夏10克、炙甘草10克，7剂，每日1剂，水煎服（双煎）。

针灸疗法：耳穴贴敷1次。取穴：左耳（肝、脾、三焦、内分泌、神门），嘱患者自行按压，每天最少3次，共不少于5分钟。

调护：嘱患者保持心情舒畅，改变生活方式，减少看电视时间，增加运动时间，慢跑或快走。早睡早起，饮食清淡。

2002年4月19日二诊。患者诉胸闷减轻，睡眠改善，晚上醒1次，可再次入睡，仍梦多，余症同前，大便稍干。自诉已增加运动时间，早晚各快走30～60分钟。专科检查见咽充血，舌质暗淡，苔白稍干，脉弦细。

处方：上方去生姜，加枳壳15克，14剂，每日1剂，水煎服（双煎）。

针灸疗法：耳穴贴敷1次。取穴：右耳（肝、脾、肺、大肠、内分泌、神门），嘱患者自行按压，每天最少3次，共不少于5分钟。

2002年5月10日三诊。患者诉诸症明显减轻，咽异物感时有时无，无明显胸闷，眠可，仍时有梦，无明显口干口苦，无嗳气，月经1周前曾来1次，量少，色淡红，2天干净，无明显胃胀嗳气，二便正常，面色较前明亮。五一假期儿女均回家，干活比以前多，但无明显疲倦感。舌质淡，苔薄白，脉弦滑。

处方：柴胡10克、当归10克、白芍20克、茯苓30克、大枣15克、浮小麦30克、郁金10克、法半夏10克、党参15克、白术15克、炙甘草10克，14剂，每日1剂，水煎服（双煎）。

针灸疗法：耳穴贴敷1次。取穴：左耳（肝、脾、肾、内分泌、神门），嘱患者自行按压，每天最少3次，共不少于5分钟。

病 案 分 析

本例患者为更年期妇女，已退休，儿女在外，精神无以寄托。肝失疏泄，肝气郁结，致咽喉哽哽不利，伴胸闷，喜叹息，月经紊乱；肝郁化热，而致眠差，多梦，口干口苦；肝郁横逆犯脾，致肝脾不和，脾气虚则易汗出，易疲倦，纳欠佳，时有嗳气，大便时软时硬；舌暗红苔薄黄，脉弦细，面色较暗，斑点较多，形体偏瘦，皮肤稍干均为肝郁脾虚之表现。治以疏肝清热，健脾化痰。拟丹栀逍遥散合甘麦大枣汤加减。配合耳穴贴敷，并嘱调节生活节奏，顺天时而行，加之儿女陪伴更使郁结之肝气得以疏泄而收效。

（刘春松　整理）

附：咽喉哽哽不利病案四例

● 病案一

卢某，女，29岁。

2018年9月12日初诊。主诉：咽喉哽哽不利4月余，加重半月。患者诉咽喉不适，有异物堵塞感，时有"吭喀"已有4月余，痛苦不堪。半个月前感冒后又感咽喉不适加甚，伴有咽痒咳嗽，痰黏难咯，口干欲饮，心情郁闷，烦躁不安。胃脘偶有饱胀，饮食过饱时则嗳酸打嗝，大便稍干结，胃纳一般，夜睡欠佳。患者平时工作压力较大，较喜甜食。脉细滑，舌质淡红，舌苔白略厚。专科检查：咽黏膜稍暗红。电子鼻咽喉镜检查报告示：鼻咽、喉部正常。

中医诊断：咽喉哽哽不利。

辨证分型：肝脾不和。

治法：疏肝健脾。

处方：柴胡10克、茯苓15克、白芍15克、法半夏10克、陈皮6克、五指毛桃20克、枇杷叶10克、紫苏叶10克、龙脷叶10克、砂仁6克（后下）、柿蒂15克、苦杏仁10克、前胡10克、甘草6克、薄荷6克（后下），7剂，每日1剂，水煎服。

外治法：清金开音片（本院制剂）2瓶，含服，每次2片，每日3次。

针灸疗法：咽部穴位贴敷1次。

调护：嘱其注意饮食有节，忌食生冷、肥甘厚腻之品。保持心情舒畅，少生气。注意预防感冒。

2018年9月19日二诊。咽喉哽哽不利较前减轻，稍有咽喉堵塞感，微咳痰少，口较干，夜睡欠佳，偶有打嗝。胃纳一般，二便尚调。脉细滑，舌质淡红，舌苔白。

处方：柴胡10克、茯神20克、白芍15克、法半夏10克、陈皮6克、太子参20克、砂仁6克（后下）、柿蒂15克、麦冬15克、浮小麦30克、木蝴蝶10克、龙脷叶10克、甘草6克，7剂，水煎服，每日1剂。

针灸疗法：咽部穴位贴敷1次。

2018年10月10日三诊。咽喉哽哽不利明显减轻，已无咽喉堵塞感，偶有咽痒咳嗽几声，痰黏少，口干，打嗝少，夜睡仍稍差，胃纳一般，大便欠畅。脉细滑，舌质淡红，舌苔白。

处方：五指毛桃30克、太子参20克、茯苓15克、白芍15克、沙参15克、百合15克、白术10克、炙甘草6克、益智仁15克、砂仁6克（后下）、陈皮6克、瓜蒌仁15克、枇杷叶10克、紫苏叶10克、龙脷叶10克，7剂，每日1剂，水煎服。

针灸疗法：咽部穴位贴敷1次。

2019年5月8日随诊。患者因感冒来诊。告知2018年10月10日来诊服7剂药后，半年来，注意饮食有节，心情舒畅，咽喉哽哽不利等症已无复发。

病 案 分 析

患者因"咽喉哽哽不利4月余"来诊，分析其因，一方面，工作压力大，思虑伤脾，饮食不节，脾胃受损；另一方面，因工作压力大，肝气不舒，又病后心情焦虑，肝郁气滞。脾主运化，肝主疏泄，肝与脾相互为用，脾失健运，可影响肝失疏泄，导致“土壅木郁”，肝失疏泄，则气机郁滞，易致脾失健运。故患者既有脾虚失运，又有肝失疏泄，两种情况同时存在。肝之经气不利，郁火上炎，肺失肃降，上犯咽喉，则咽喉不利，咳嗽、痰黄；气滞于胃，脾胃升降失常，咽喉失养，致咽喉哽哽不利，咽喉有堵塞感，郁闷烦躁；气郁于胃，则致嗳气打嗝。故辨证为肝脾不和。

治疗宜疏肝健脾和胃。初诊方用四逆散合二陈汤加减运用。方中柴胡、白芍疏肝柔肝，法半夏、陈皮、茯苓、甘草燥湿化痰，理气和中；砂仁、柿蒂健脾化湿，降逆利咽；枇杷叶、紫苏叶、龙脷叶降肺胃上逆之气，化痰利咽；苦杏仁、前胡宣肺降气，祛痰利咽；薄荷清头目，利咽喉，疏肝解郁；五指毛桃补气健脾祛痰。全方疏肝理气宣肺，降气利咽。二诊，因患者诉口干，夜睡不安，为胃阴不足，故去茯苓加茯神以宁心安神，加太子参、麦冬以养胃阴，浮小麦养阴除烦。三诊以益气养阴之剂巩固疗效。理法方药，环环相扣，取得佳效。

（高健莹　整理）

病案二

苏某，男，36岁。

2005年11月11日初诊。咽干痒，微痛，咽喉哽哽不利反复发作1年余，因工作繁忙，很少到医院系统诊治。近1个月来自觉症状加重。来诊时症见：咽喉痰黏感，常“吭喀”，口干但不甚欲饮，平时常感腹微胀痛，大便溏，每日3～4次，胃纳一般。专科检查：形体偏瘦，面色微黄，咽黏膜轻度充血，咽后壁少许散在淋巴滤泡，鼻咽光滑，舌质淡红偏暗，苔白略厚，脉弦细滑。

中医诊断：咽喉哽哽不利。

辨证分型：肝脾不和，咽喉失养。

治法：调和肝脾。

处方：陈皮5克、白芍15克、白术10克、防风10克、柴胡10克、麦冬

15克、法半夏10克、郁金10克、薏苡仁30克、蝉蜕5克、龙脷叶10克、茯苓15克、甘草5克，7剂，每日1剂，水煎服。

2005年11月18日二诊。服上方7剂后，咽仍微干痒微痛，痰黏不适，腹微胀，大便溏，每日2次，舌质淡暗，苔白略厚，脉弦细滑。

处方：上方去蝉蜕、薏苡仁、茯苓，加砂仁6克（后下），7剂，每日1剂，水煎服。

2005年11月25日三诊。药后自觉咽症明显减轻，夜间有黏痰，咽微干，胃纳一般，大便每日2次，但不溏，舌质淡红偏暗，苔白略厚，脉弦细滑。

处方：2005年11月18日方加党参15克，4剂，每日1剂，水煎服。

2005年11月30日四诊。仍有少许黏痰，咽微痒，无咽痛，大便不溏，每日1～2次，舌质淡暗，苔白，脉弦细滑。

处方：仍守2005年11月25日方，7剂，每日1剂，水煎服。

病 案 分 析

患者因工作繁忙，压力大，思虑过度，劳伤脾胃，土虚木乘，肝脾不和，脾虚肝郁而致病，其特点是咽干咽痒、咽微痛，口干但不引饮，咽喉哽哽不利，平素常有腹痛腹胀，大便溏。《医方考》云："泻责之脾，痛责之肝，肝责之实，脾责之虚，脾虚肝实，故令痛泻。"舌质淡红，舌苔薄白，脉弦细为脾虚之象。

治宜调和肝脾为主，方用痛泻要方加味。痛泻要方出自《丹溪心法》，本方由白术、白芍、陈皮、防风四味药组成，方中白术苦甘而温，补脾燥湿而治土虚；白芍柔肝缓急而止痛，与白术相配于土中泻木；陈皮理气燥湿，醒脾和胃；防风为风中之润药，具有升散之功，四药合用，柔肝理气止痛。临证时，加法半夏、麦冬，养脾胃，行津液以润肺，滋润而不腻；龙脷叶、蝉蜕清肺利咽；郁金辛、苦、寒，归肝、胆、心经，入血分之气药，凉血活血，行气止痛，解郁清心，本例患者舌质偏暗，为久病入络夹瘀，故用之；柴胡疏肝，引药上行；茯苓、薏苡仁健脾利湿。二诊咽痛减，去蝉蜕、薏苡仁、茯苓，加砂仁以加强方中醒脾行气之功。三诊加党参以加强方中健脾补气之力。本病案紧抓病机，理、法、方、药环环相扣，辨证得当而取效。

（高健莹　整理）

● 病案三

张某，男，38岁。

2019年12月5日初诊。主诉：咽喉不适，哽哽不利半年余。近日夜间咽喉干痛，咽喉哽哽不利来诊，伴有口干引饮，咯痰色黄，讲话声音低沉。胃纳一般，嗳酸打呃，二便调。脉细滑，舌质暗淡，苔白。有鼻鼽病史5～6年。患者平时经常熬夜，工作压力大，饮食不节。专科检查：双下鼻甲淡红，肿胀。咽黏膜无明显充血，双扁桃体Ⅱ度肿大，无明显充血。电子纤维鼻咽喉镜检查结果示：左中鼻道见引流，鼻咽、喉部正常。

中医诊断：咽喉哽哽不利。

辨证分型：肝脾不和。

治法：调和肝脾。

处方：柴胡10克、茯苓15克、白芍15克、枳壳10克、法半夏10克、陈皮6克、枇杷叶10克、紫苏叶10克、龙脷叶10克、砂仁6克（后下）、柿蒂15克、麦冬15克、浙贝母10克、岗梅根15克、甘草6克，7剂，每日1剂，水煎服。

外治法：咽部穴位贴敷1次（双人迎、天突、廉泉）。

调护：嘱患者忌食生冷及肥甘厚腻，注意不熬夜。

2019年12月12日二诊。咽痛有所减轻，但吞咽时有咽异物感，痰少，讲话不能持久，伴有口微干，胃纳一般，二便调。鼻鼽每天有发作。脉细滑，舌质淡暗，苔白。专科检查：咽黏膜无明显充血。

处方：柴胡10克、茯苓15克、白芍15克、法半夏10克、陈皮6克、太子参20克、白术10克、防风10克、辛夷花10克、枇杷叶10克、紫苏叶10克、龙脷叶10克、砂仁6克（后下）、柿蒂15克、浙贝母10克、岗梅根15克、甘草6克，7剂，每日1剂，水煎服。

外治法和调护同初诊。

2019年12月25日三诊。咽痛减轻，仍有口干，痰少，胃纳一般，二便调。鼻衄症状改善。脉细滑，舌质淡暗，苔白。专科检查：咽黏膜无明显充血。双下鼻甲淡红，微肿。

处方：柴胡10克、茯苓15克、白芍15克、枳壳10克、法半夏10克、陈皮6克、枇杷叶10克、紫苏叶10克、龙脷叶10克、砂仁6克（后下）、柿蒂15克、香附10克、麦冬15克、浮小麦30克、毛冬青15克、甘草6克，14剂，每日1剂，水煎服。

外治法和调护同初诊。

2020年1月8日四诊。自诉：咽异物感已明显减轻，偶有咽干痛，鼻咽部稍胀感，口干，已无鼻衄发作。胃纳、二便调。脉略细滑，舌质稍暗红，苔白略厚。

处方：柴胡10克、茯苓15克、白芍15克、枳壳10克、法半夏10克、陈皮6克、浙贝母10克、毛冬青10克、猫爪草15克、仙鹤草15克、枇杷叶10克、紫苏叶10克、龙脷叶10克、砂仁6克（后下）、柿蒂15克、麦冬15克、甘草6克，15剂，每日1剂，水煎服。

外治法和调护同初诊。

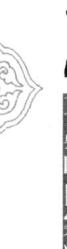

病案分析

患者咽喉不适半年余，近日夜间咽喉干痛，咽喉哽哽不利来诊。患者平时经常熬夜，工作压力大，情志不舒，肝气郁结。又平素饮食不节，有嗳酸打呃症状，为胃失和降，胃气上逆。患者情志不舒，肝气横逆犯脾，肝郁脾滞，气郁痰聚，痰气互结于咽喉，则出现咽喉干痛，哽哽不利之症状。讲话低沉，不能持久为肺脾气虚，阴液不足的表现。辨证为肝脾不和。

治宜调和肝脾。方用四逆散合二陈汤加减。四逆散（柴胡、白芍、枳实、甘草）为疏肝理脾之剂，柴胡配合白芍以条达肝气，疏肝解郁，枳壳加强舒畅气机之功效。陈皮、法半夏、茯苓可补脾健胃，理气化痰。枇杷叶为清肃肺胃之药，既能化痰止咳，又能降逆和胃，清热除烦，配伍紫苏叶行气宽中除滞气，龙脷叶加强方中清肺宣肺润肺之功。香附、砂仁均有理气调中的作用，柿蒂尤长于降气止呃，加麦冬养胃阴，浙贝母、岗梅根化痰利咽喉。二诊加太子参益气养阴。三诊、四诊加毛冬青、猫爪草以加强化痰利咽喉。配合外治法，行咽部穴位贴敷，使药物直接作用于咽部，疏通咽部脉络。王士贞强调整体辨证治疗，通过调理脏腑，并予饮食指导，本例患者取得了满意的疗效。

（徐慧贤 欧芹 整理）

● 病案四

朱某，女，72岁。

2013年12月4日初诊。主诉：咽喉哽哽不利，咽喉微痛微干，颈部不适反复5年余。5年来因咽喉不适痛苦不堪，因恐咽喉生癌做过多次电子鼻咽喉镜检查，咽喉部及鼻咽部均未见肿块。来诊时症见：咽喉哽哽不利，咽中微痛，微干，痰黏少，形体略瘦，神情郁郁寡欢，善太息，平时或有胸臆及胃胀打嗝，胃纳一般，二便调，脉弦细，舌质稍红，苔薄黄。

中医诊断：咽喉哽哽不利。

辨证分型：肝郁气滞，胃气上逆。

治法：疏肝解郁，降气利咽。

处方：柴胡10克、茯苓15克、白芍15克、法半夏10克、陈皮6克、枇杷叶10克、紫苏子10克、麦冬15克、太子参15克、五指毛桃15克、砂仁6克（后下）、柿蒂15克、合欢皮15克、甘草6克，7剂，每日1剂，水煎服。

针灸疗法：①穴位注射1次：维生素B$_{12}$ 0.5毫升+2%利多卡因5毫升行双人迎穴、天突穴穴位注射。②咽部穴位贴敷1次，穴位：双人迎、天突、廉泉。③右耳穴贴压王不留行籽1次（取穴：咽、喉、肝、脾、心、神门、内分泌、肾上腺）。

调护：诊治过程中并予解释疏导，嘱其保持心情舒畅，调整心态。

2013年12月11日二诊。仍感觉咽喉不利，咽喉微痛微干，口微干苦，偶有打嗝，胃纳、二便调，脉弦细，舌苔薄黄。

处方：柴胡10克、茯苓15克、白芍15克、法半夏10克、陈皮6克、枇杷叶10克、紫苏叶10克、麦冬15克、太子参15克、五指毛桃15克、砂仁6克（后下）、柿蒂15克、甘草6克、浮小麦30克、黄芩15克、毛冬青15克，7剂，每日1剂，水煎服。

穴位注射、咽部穴位贴敷及耳穴贴压同2013年12月4日。

2013年12月18日三诊。咽喉异物堵塞感明显减轻，口干减轻，咽喉微痛时有时无，痰黏白、少，胃纳一般，二便调，脉弦细，舌质淡红，舌苔薄白。

处方：守二诊方去柿蒂、毛冬青，加郁金15克、丹参15克，7剂，每日1剂，水煎服。

穴位注射、咽部穴位贴敷及耳穴贴压同2013年12月4日。

2013年12月25日四诊，已无咽喉异物堵塞感，但仍时有咽喉微痛（吞咽时少许咽痛），口微苦，脉弦细，舌质淡红，苔白。

处方：守三诊方7剂，每日1剂，水煎服。

穴位注射、咽部穴位贴敷及耳穴贴压同2013年12月4日。

2014年1月22日复诊。1个月来基本无咽喉哽哽不利的感觉，偶有咽喉微干微痛，余无明显不适。

病 案 分 析

该患者为老年女性，形体略瘦，平素郁郁寡欢，恐咽喉生癌，心情不舒，肝失条达，不得疏泄，肝气上逆，阻结于咽喉，故出现咽喉哽哽不利；肝气不舒，气机不畅，经络受阻，故出现咽喉微痛微干，口苦，颈部不适；木克土，肝木太过，易犯脾胃，脾气不升，胃气不降，胃气上逆则致胸臆及胃胀打嗝，咽喉堵塞不利；肝性刚烈，易郁而化热，耗伤阴液，故有脉弦细，舌质稍红，苔薄黄等肝阴不足的表现。

治疗以疏肝解郁为主，兼以和胃降逆利咽。初诊方中柴胡、白芍、合欢皮疏肝柔肝，解郁安神；法半夏、陈皮、砂仁、柿蒂、紫苏子、枇杷叶理气疏滞，降逆利咽；五指毛桃、太子参、麦冬补气健脾养阴，全方共奏疏肝解郁，益气养阴，调理气机，通利咽喉之功。

二诊与初诊相比，肝气郁结、胃气上逆有所缓解，郁热仍存，因而去合欢皮，加浮小麦、黄芩、毛冬青以清热解郁。其中黄芩清上焦之热，浮小麦疏肝解郁，毛冬青清热利咽。毛冬青为岭南中草药，为冬青科植物毛冬青的根，其性平，味微苦甘，具有活血祛瘀，清热解毒，利咽消肿的功效。三诊时患者抑郁化热之象渐去，肝郁胃气上逆之象较前缓解，所以三诊时去清热利咽的毛冬青、性味苦涩之柿蒂，加郁金、丹参以加强疏肝活血解郁。四诊时肝气郁结，胃气上逆之象正在逐渐好转，因此效显守方。1个月后再诊时咽喉哽哽不利的感觉消失。

在治疗过程中配合穴位注射、咽部穴位贴敷、耳穴贴敷及心理疏导，通过中药与针灸疗法相结合及身心调治，患者虽然患病日久，但予得当的诊治，咽部哽哽不利7周后也逐渐治愈。

（徐慧贤　整理）

第三章　咽喉科医案

口疮是指以口腔黏膜出现类圆形溃疡，灼热疼痛为主要特征的疾病，男女老幼均可发生，但以青壮年为多见，常易反复发作，病程可达数年乃至数十年。西医的复发性阿弗他溃疡等疾病与本病相类似。

口疮之病名首见于《黄帝内经》，《素问·气交变大论》记载："岁金不及，炎火乃行……民病口疮。"指出其发病与气候变化有关。此后，历代医家对口疮的认识不断加深，对后世颇有启发。如隋代《诸病源候论·卷之三十》指出口疮与热乘心脾的关系，唐代《备急千金要方》指出口疮容易反复发作的特点，内服方多为清热之剂，外治有含漱、噙化等治法。宋代提到"元脏虚冷上攻口疮"，认识到有阳虚型口疮。明清时代，重视口疮的虚实辨证，脏腑辨证，强调治病必求于本，对口疮的治疗，采用内外治疗相结合，逐渐形成了从病因病机到辨证论治系统而全面的理论。

王士贞认为，口疮属于口腔黏膜病，自古属于中医耳鼻咽喉科学诊治范畴，本专科同仁应该掌握其辨证论治规律。口疮辨证重在审"火"，火可为实火或虚火，实火多见心火及脾胃之火，虚火多见肺肾阴虚之阴虚火旺、心肾不交及肾阳虚火不潜阳等，临证时应详询病史，注意观察溃疡覆盖的腐物及黏膜的色泽等情况，结合全身症状及舌、脉，四诊合参，以便综合分析，辨其寒热虚实。如白膜厚浊，周边黏膜红赤者，多为湿热蕴积之实证；若白膜较薄，周边黏膜色淡滑润，则多为虚证，或脾虚湿困，或脾肾阳虚。治疗方面，在传统选方用药之外，注重甘草泻心汤的使用，认为甘草泻心汤对虚实夹杂，寒热错杂之口腔黏膜疾病为首选之剂。此外，

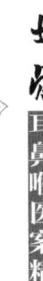

白鲜皮、海桐皮也是王士贞治疗口疮的常用专药。

验 案 举 例

● 病案一

廖某，女，36岁。

2014年11月5日初诊。患者口腔溃疡反复发作2～3年，1～2个月发作1次，近1周口腔溃烂，灼热疼痛，妨碍饮食，口干欲饮，痰黏微黄，胃纳一般，二便尚调。平时畏冷，有眩晕病史，时有眩晕呈晃动感、恶心欲呕。舌质淡红，苔白，脉细略数。专科检查：上唇、软腭及左侧舌边见多个黄豆或绿豆大溃疡，伪膜色微黄较厚，周边红。

中医诊断：口疮、眩晕。

辨证分型：脾胃虚弱，痰湿内困。

治法：温中和胃，除湿降浊。

处方：五指毛桃20克、党参15克、茯苓15克、法半夏10克、陈皮6克、白芍15克、白术10克，桂枝10克、黄芩15克、黄连10克、怀牛膝15克、毛冬青15克、龙脷叶10克、白鲜皮10克、海桐皮10克、甘草6克，7剂，每日1剂，水煎服。

外治法：①银连含漱液（本院制剂）1瓶，含漱用。

②清金开音片（本院制剂）1瓶，含服，2片，每日4次。

2014年11月12日二诊。药后口腔溃疡处灼热疼痛明显减轻，但这两天眩晕呈晃动感，眩晕时伴恶心欲呕，畏冷，口不干，胃纳一般，二便调。脉细，舌质淡红，苔白。专科检查：原上唇及左舌边溃疡已消失，但软腭仍有一小溃疡，伪膜变白薄，周边稍红。

处方：五指毛桃30克、党参20克、茯苓15克、法半夏10克、陈皮6克、白芍15克、桂枝10克、白术10克、黄连10克、怀牛膝15克、夜交藤30克、天麻15克、钩藤15克、海桐皮15克，7剂，每日1剂，水煎服。

外治法：继续用银连含漱液含漱，清金开音片含服。

2014年11月20日三诊。口腔已无疼痛，眩晕轻，时有恶心，口不干，胃纳一般，二便调，夜睡梦多。脉细，舌质淡红，苔白。专科检查：口腔溃疡已愈合。

处方：五指毛桃30克、党参20克、茯苓15克、法半夏10克、陈皮6克、白芍15克、桂枝10克、黄连5克、怀牛膝15克、夜交藤30克、远志15克、白鲜皮15克、龙眼肉10克、甘草6克、干姜5克，14剂，每日1剂，水煎服。

2014年12月10日四诊。口腔溃疡痊愈未再发作，精神佳，无眩晕，胃纳、二便调。取药调理以巩固疗效。

处方：五指毛桃30克、党参20克、法半夏10克、陈皮6克、白芍15克、桂枝10克、砂仁6克、白术10克、怀牛膝15克、干姜10克、甘草6克、龙眼肉10克，7剂，每日1剂，水煎服。

病 案 分 析

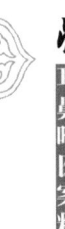

本例患者久病体虚，长期患口疮、眩晕，病情反复，久延不愈。患者因久病脾胃虚弱，脾失健运，不能运化水湿，内生痰饮，痰浊阻遏中焦，则气机升降不利，清阳不升，浊阴不降，清窍为之蒙蔽，发为眩晕。患者眩晕呕哕，畏冷，舌淡，脉细略滑，为脾阳虚，痰浊中阻之征；由于痰浊内困，久蕴化热，上蒸于口，发为口疮。从口疮局部辨证，口腔溃疡灼热疼痛，伪膜色微黄厚，周边红，口干欲饮，为内蕴湿热之象。辨证为脾胃虚弱，痰湿内蕴。其证虚中夹实，寒热错杂，虚实夹杂。

治法予温中和胃，除湿降浊。初诊方中以五指毛桃、党参、白术、甘草、茯苓健脾补气；法半夏、陈皮理气和中，涤痰止眩；白芍、桂枝调和营卫，健脾益气，温化脾阳；并加黄芩、黄连（即半夏泻心汤之意）和胃降逆，调和寒热；口疮伪膜色黄而较厚，则加白鲜皮、海桐皮、毛冬青、龙脷叶以清热利湿敛疮，并以怀牛膝引热下行。二诊口腔溃疡疼痛明显减轻，但眩晕发作，守初诊方去毛冬青、龙脷叶、黄芩、白鲜皮等清热利湿药，加天麻、钩藤平肝息风止眩，夜交藤养血安神。三诊口腔已无疼痛，溃疡愈合，眩晕也已明显减轻，仍守二诊方，因夜睡差，去天麻、钩藤，加远志、龙眼肉，养心安神。四诊口腔溃疡愈，眩晕无发作，继续以温中和胃之剂调理，巩固疗效。

王师答疑 请老师谈谈海桐皮、白鲜皮两味药。

王老师回答："白鲜皮有清热燥湿，祛风解毒之功；海桐皮辛散苦燥，入血分能祛风燥湿，又能杀虫，两药常用于治疗湿热疮毒、疥癣等疾病。中医老前辈王德鉴教授喜用这两味药治疗口腔溃疡疼痛、白膜厚者。"

本例口疮、眩晕病，从脾论治，补气温阳，除湿降浊，口疮、眩晕并愈，疗效满意。

（邱宝珊 高健莹 整理）

● 病案二

廖某，男，46岁。

2019年10月12日初次查房。主管医师汇报：患者因"吞咽疼痛、吞咽不利约2个月，加重15天"入院，电子鼻咽喉镜检查结果示：会厌、咽侧壁、双侧软腭及扁桃体溃疡，于10月9日由门诊拟"口疮"收入院治疗。查房时症见：感觉咽喉灼热疼痛，吞咽时疼甚，口干，痰及唾液稠黏，烦躁不安，夜睡欠佳，胃纳一般，可进全流或一些半流饮食，小便调，大便溏，每日2次。患者告知平时喜食肥甘厚腻之品，有烟酒嗜好，工作压力大，经常熬夜，本次发作也是饮食不节而起，有口腔溃疡发作史十余年。形体壮实，面色红赤。舌质稍红，舌苔白略厚腻，脉弦细滑。专科检查：左侧软腭，双扁桃体窝见溃疡，白膜较厚，周边较红，会厌未窥。

中医诊断：口疮。

辨证分型：脾胃湿热，虚实夹杂。

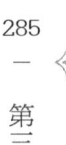

治法：清脾利湿。

处方：甘草10克、法半夏10克、黄芩15克、黄连5克、陈皮6克、五指毛桃20克、白术10克、白芍15克、防风10克、海桐皮15克、白鲜皮15克、白及15克，6剂，每日1剂，水煎服。

外治法：①银连含漱液（本院制剂）1瓶，含漱，每日3～4次。

②双料喉风散1支，吹患处，每日3次。

③夜睡前中药泡脚1次。

调护：嘱患者注意改正不良生活习惯。

2019年10月19日二次查房。服上药6剂后，吞咽时仍感觉有疼痛，但较前已明显减轻，口干不甚引饮，痰少，胃纳佳，可进饭食，夜睡可，二便调。脉细滑，舌质淡红，舌苔白略厚。专科检查：口腔溃疡基本愈合。2019年10月18日行电子鼻喉镜检查：会厌黏膜仍见少许溃疡，白膜薄。

处方：甘草10克、法半夏10克、陈皮6克、黄芩15克、黄连5克、五指毛桃20克、党参20克、茯苓15克、猪苓15克、白术10克、白及10克、浮小麦30克，5剂，每日1剂，水煎服。

外治法同2019年10月12日。

患者于2019年10月24日出院，带2019年10月19日方7剂。嘱患者今后注意饮食有节，忌食肥甘厚腻、煎炒炙煿之品，起居有常，特别忌熬夜，防病于未然。

病 案 分 析

本例口疮，患者因平时饮食不节，起居无常，脾胃积热内困，脾胃火热上蒸于口，而致口疮。正如《焦氏喉科枕秘·口疮图》说："此症因劳碌、乃食火酒炙爆椒姜之物而起。"该患者咽喉灼热疼痛，吞咽困难，口腔黏膜溃疡多、范围较广，白膜厚，溃疡周边较红，脉弦滑，舌红，舌苔厚腻，为脾胃积热，实证热证的表现；然临证时也要注意到患者脾胃积热久困，脾胃也已受损，而致口疮反复发作难愈，大便溏，又为脾虚湿困之征。故辨证为脾胃积热，但实热之中又带有虚象，虚实夹杂。

因脾胃有实热，故治疗宜清脾利湿。初次查房方中黄芩、黄连苦寒降泻除其热；生甘草清热解毒止疼痛；海桐皮、白鲜皮清热祛湿解疮毒；法半夏、陈皮理气和中，祛痰滑浊；五指毛桃、白术、防风健脾补气祛湿浊；白及敛疮生肌。二次查房时口腔溃疡已明显好转，故守初次查房方中加减用药，湿热之症渐去，加党参以健脾补气，托湿浊之邪外出，去海桐皮、白鲜皮清热解毒之品，加猪苓以甘平利水渗湿，加浮小麦养心安神，益气阴除烦热。二次查房方5剂药后，口疮愈出院。

> **王师答疑** 请问老师，患者实证热证尤盛，为何方中用五指毛桃、党参、白术、白芍、法半夏、陈皮等偏于温补辛燥的药？

王老师回答："本例患者，形体壮实，面色红赤，口腔黏膜溃疡疼痛，且溃疡范围较多，确为实证热证之表现，但其患病已久，反复发作，从脉舌来看，脉弦滑中带细，舌质稍红而不是红赤，舌苔白而不黄厚，说明虚象已露，故辨证时要注意病之新久，辨其虚实，方能准确遣方用药而取得佳效。"

（王培源 高健莹 整理）

● 病案三

代某，女，44岁。

2014年11月7日初诊。主诉：咽喉、口腔疼痛反复发作1年余。患者为家庭主妇，平素家务事繁多。近11个月来因家中老人生病需要照顾，又兼孩子升学需要陪伴，咽喉、口腔疼痛发作，疼痛难忍，妨碍饮食，口微干，胃纳欠佳，大便时溏，畏冷，焦虑，睡眠不安。舌质淡红略暗，苔白略厚，脉细略浮滑。专科检查：咽黏膜稍潮红，硬腭见一0.5厘米×0.5厘米大小溃疡，白色伪膜较厚，周边红。

中医诊断：口疮。

辨证分型：肝脾不和，湿浊困结。

治法：疏肝健脾，祛湿化浊。

处方：柴胡10克、茯苓15克、白芍15克、党参15克、五指毛桃20克、枇杷叶10克、紫苏叶10克、龙脷叶10克、黄芩15克、桂枝5克、香附10克、灯心草2克、白鲜皮15克、浮小麦30克、怀牛膝15克、毛冬青15克、甘草6克，7剂，每日1剂，水煎服。

外治法：银连含漱液（本院制剂）1瓶，含漱，每日2～4次。

2014年11月14日二诊。服药后咽喉、口腔疼痛减轻，口微干，胃纳欠佳，畏冷，大便时溏。舌质淡红略暗，苔白略厚，脉细。专科检查：咽黏膜稍红，硬腭溃疡缩小至0.2厘米×0.3厘米大小，白色伪膜变薄，周边稍红。

处方：守上方去白鲜皮、浮小麦、毛冬青，加火炭母15克，7剂，每日1剂，水煎服。

外治法：继续用银连含漱液，含漱。

2014年11月28日三诊。咽有微痛，时有腹痛，大便仍溏，口不干，胃纳稍差。舌质淡红，苔白，脉细滑。专科检查：咽充血轻，左侧软腭见一0.2厘米×0.2厘米大小溃疡，白膜薄，周边色淡红。

处方：柴胡10克、茯苓15克、白芍15克、党参15克、五指毛桃20克、法半夏10克、防风10克、桂枝5克、砂仁6克（后下）、柿蒂15克、灯心草1克、火炭母15克、怀牛膝15克、甘草6克，7剂，每日1剂，水煎服。

2014年12月6日四诊。口腔溃疡已基本愈合，咽喉、口腔疼痛消失，口不干，但仍偶有腹微胀痛，大便稍溏，胃纳一般。脉细，舌质淡红，苔白。专科检查：左侧软腭小溃疡白膜浅薄，周边颜色淡红。

处方：守三诊方去火炭母、怀牛膝、甘草，加陈皮6克、白术10克、浮小麦30克、炙甘草6克，7剂，每日1剂，水煎服。

2014年12月12日五诊。已无咽喉、口腔疼痛，精神好，胃纳、二便调，口腔已无溃疡。取健脾益气之剂调理，以巩固疗效。

处方：守四诊方加炒扁豆10克，党参、桂枝各加5克，14剂，每日1剂，水煎服。

2015年3月随访，告知口疮没有复发。

病 案 分 析

患者口疮反复发作1年余，属慢性疾患。缘患者为中年女子，平素家务事情繁多，易抑郁和焦虑不安。肝郁太过，木乘土，使脾胃失和，脾失健运，胃失通降，气机升降失常，水湿不运，蕴而化热，循经上犯口腔而发生口疮，出现口腔溃疡，疼痛。口腔溃疡日久亦会妨碍饮食，水谷无法进入人体到达脾胃，脾胃功能不能善全。脾胃失司，不能升清泌浊，故出现大便溏，津液无法上至口腔，则口微干。脾虚水谷运化失常，痰湿内蕴，易耗伤人体阳气，日久脾阳不足，不能温达四肢，故出现肢冷。结合舌脉，病机应为肝脾不和，湿热上蒸。

因此治疗以疏肝健脾，清利湿热为法。

初诊，患者因木郁太过，肝郁犯脾而致病，肝郁为标，脾虚为本，本虚标实，以实为主，故治疗上以"柴胡疏肝散"为主方加减。其中柴胡、白芍、香附疏肝解郁，畅达气机；茯苓、党参、五指毛桃益气健脾和胃；紫苏叶理气醒胃；桂枝归肝经、肺经，既可以温经通脉，又可以舒畅气机；白鲜皮、毛冬青、黄芩清热利湿；枇杷叶、龙脷叶清热利咽止痛；灯心草、浮小麦清心火以除烦；怀牛膝引火下行；生甘草调和诸药、清热解毒。全方既有疏肝，亦有健脾，同时又随症使用了大量治疗标实的清热药。

二诊，患者咽喉、口腔疼痛减轻，口微干，胃纳欠佳，畏冷，大便时溏。脉细，舌质淡红略暗，苔白略厚。经过治疗，患者热证较前减轻，遂去掉白鲜皮、毛冬青等寒凉药物，改性味平和的火炭母以清湿热；患者无焦虑，故去浮小麦。

三诊，患者咽痛较前明显缓解，辨湿热大势已去，故去枇杷叶、龙脷叶、黄芩等清热利咽之品；时有腹痛，大便仍溏，口不干，胃纳稍差，治疗应以巩固脾胃为主，故加用"痛泻要方"之防风，易香附、紫苏叶改柿蒂，砂仁行气调中、和胃醒脾、化湿。

四诊，结合舌脉，患者已无咽喉、口腔疼痛，口不干，湿热之邪已完全祛除，遂去火炭母、怀牛膝，因仍偶有腹微胀痛，大便稍溏，胃纳一般，故治以健脾益气，将生甘草易为炙甘草，陈皮、白术加强健脾益气；浮小麦以补益心神。

五诊，患者已无咽喉、口腔疼痛，精神好，胃纳、二便调，口腔已无溃疡。继续取健脾益气之剂以巩固疗效，去灯心草，加炒扁豆健脾利湿。

由上可见，患者辨为肝脾胃不和，湿热上蒸证型，治疗以疏肝健脾，清利湿热为法。初诊，患者肝郁、湿热上蒸偏重，治疗上应先治标，以疏肝解郁、清热利湿为主，使用大量清热药，同时佐以健脾和胃之药。后随着病情的改变，随着肝郁、湿热之象渐去，脾虚凸显，治疗上应逐步巩固脾胃以治本。此案例很好地体现了"急则治标，缓则治本"的治疗原则。辨证施治时应当审时度势，分清孰轻孰重，而不是一味地守方治疗。

（徐慧贤　整理）

● 病案四

张某，男，33岁。

2019年3月5日初次查房。患者咽痛、口痛，口腔黏膜反复溃烂疼痛2年，加重10天，于2月28日由门诊拟"口疮"收入院治疗。查房时症见：咽喉口腔灼热疼痛剧，影响吞咽和饮食，讲话不清，唾液多，夜睡差，口不甚干，胃纳一般（半流饮食），大便量少。患者近2年来经常熬夜，咽喉口腔黏膜反复溃烂疼痛多次，每次发作均到当地医院口服或静滴消炎药才能缓解。本次因春节期间熬夜，加上过食肥甘厚腻、抽烟、喝酒等，口腔溃疡复发。患者形体偏瘦，面色苍白。脉弦滑略细，舌质淡胖，舌苔白厚中剥。专科检查：软腭及喉底见溃疡十多处，大如花生米，小如绿豆，有白膜覆盖，白膜较厚，周边稍红。

中医诊断：口疮。

辨证分型：脾虚湿困，积热蕴结。

治疗：健脾除湿，清热解毒。

处方：甘草15克、五指毛桃30克、党参20克、陈皮6克、白术10克、

海桐皮15克、白鲜皮15克、黄芩15克、黄连5克、毛冬青15克、生姜6克、法半夏10克、扁豆花10克、茯神15克，6剂，每日1剂，水煎服。

外治法：银连含漱液（本院制剂），含漱，每日3～4次。

针灸疗法：①咽穴贴敷，取穴：廉泉、天突、双大迎穴。

②耳穴贴敷，取穴：咽、喉、口、脾、胃、肝、神门、内分泌。

调护：嘱其清淡饮食，忌熬夜，保持心情舒畅。

2019年3月12日查房。服上药4剂后，疼痛已明显减轻，口腔溃疡明显减少，已于2019年3月9日带2019年3月5日方5剂出院。

病 案 分 析

本例口疮，患者脾虚湿困，积热蕴结而致。患者经常熬夜，入夜人的阳气应该收敛，潜于阴，在睡眠当中恢复生长，熬夜行为不利于阳气的恢复生长。长期熬夜容易引起阳气不足，"脾为后天之本"，所以长期熬夜首先损伤的是脾阳，脾阳不足，不能正常地运化水谷，使水湿困阻，加之嗜食肥甘厚腻，湿蕴化热，湿热循经上犯口腔，引起咽喉口腔灼热疼痛剧，影响吞咽和饮食，讲话不清；脾虚失摄，则唾液多；脾胃运化失调，则胃纳一般，大便量少；脾胃虚，水谷精微无法生成，无以化生精血，则面色苍白；脾虚失运，无法输运水谷精微至全身，则形体偏瘦；舌质淡胖，舌苔白厚中剥，脉弦滑略细亦为脾虚湿困，积热蕴结之证。故辨证为脾虚为主，兼有湿热蕴结之证。

治疗上以健脾除湿，清热解毒为法，主方以甘草泻心汤加减。方中大量的生甘草以补益脾胃，缓急止痛；五指毛桃、党参增其补中之力；陈皮、白术燥湿健脾；海桐皮祛风胜湿止痛；白鲜皮清热燥湿；黄芩、黄连苦寒清胃中邪热；毛冬青清热解毒，活血通络止痛；法半夏、生姜温中散寒以除湿；扁豆花芳香健脾化湿；茯神健脾安神。诸药相合，使虚得以补，热得以清，湿得以除，脾胃健而中州运。

除中药以外，还辅以中医特色疗法，如咽部穴位贴敷廉泉、天突、双大迎穴以清热利咽；加之耳穴贴敷咽、喉、口、脾、胃、肝、神门、内分泌等穴调理脾胃、通利咽喉。外治法以银连含漱液清热解毒利咽。嘱患者清淡饮食，忌熬夜，保持心情舒畅，以调理体质的方式达到治疗口疮的作用。

（徐慧贤　整理）